Über den Autor:

Marc Barasch studierte an der Yale University Psychologie und Anthropologie. Heute schreibt er für mehrere große Magazine, u. a. Esquire,
Geo, Psychologie Today, USA Today. Er lebt in Boulder, Colorado.

Marc I. Barasch

Ich suchte meine Seele und wurde gesund

Heilung als Reise nach innen

Aus dem Englischen von
Marion Balkenhol

Knaur

Die englische Originalausgabe erschien 1993 unter dem Titel »The Healing Path« bei G. P. Putnam's Sons, New York.

Vollständige Taschenbuchausgabe Oktober 1998
Droemersche Verlagsanstalt Th. Knaur Nachf., München
Copyright © 1993 Marc Ian Barasch
Copyright © 1996 der deutschsprachigen Ausgabe
Scherz Verlag, Bern
Umschlaggestaltung: Susannah zu Knyphausen
Druck und Bindung: Ebner Ulm
Printed in Germany
ISBN 3-426-76181-5

2 4 5 3 1

Inhalt

Vorwort

C. G. Jung bemerkte einmal, daß eine klinische Diagnose für den Arzt wohl unverzichtbar sei, selten jedoch dem Patienten weiterhelfe. Das eigentlich Wichtige sei die Geschichte, denn sie allein zeige den menschlichen Hintergrund und das menschliche Leid. Erst an diesem Punkt könne die Therapie des Arztes ansetzen.

Das vorliegende Buch ist ein hervorragendes Beispiel für diese essentielle Wahrheit, denn es verknüpft ein paar aussagestarke Geschichten miteinander. Da ist zum einen der bewegende Bericht des Autors über seinen eigenen Kampf gegen Krankheit, der uns erhellende Einsichten in die inneren Dimensionen des Heilungsprozesses gestattet. Zum anderen geht es hier um die oft verblüffenden «Reisen» von Patienten, die mit jenem Mitgefühl wiedergegeben werden, das nur ein «Mitreisender» aufzubringen vermag, der selbst die Härten von Krankheit durchlebt hat, der auf dem schmalen Pfad des Leidens auf ein Leben zugegangen ist, das die spirituelle Dimension miteinbezieht.

Krankheit kann uns lehren zu leben, indem sie uns mit der jedem Leben innewohnenden Sterblichkeit konfrontiert. Wenn wir den Mut aufbringen, unserem Schicksal bereitwillig zu folgen, kann eine großartige Wiedergeburt stattfinden. Leider sind viele Ärzte auf diesem Weg nicht unbedingt hilfreich für den Patienten. Wir Ärzte lernen in unserer Ausbildung noch immer nicht, das Innenleben eines Menschen in der Krise zu würdigen. Die medizinische Betrachtungsweise entpersonifiziert den Patienten im Zuge der Therapie. Der Ärztestand lernt erst jetzt ganz allmählich, sich den eigentlichen Bedürfnissen der Kranken zu öffnen. Mein Leben als Arzt änderte sich von Grund auf, als ein Patient zu mir sagte: «Ich will vor allem wissen, wie ich *zwischen* den Terminen beim Arzt leben soll.»

Welche Hilfe brauchen Patienten? Sie müssen lernen – *wir* müssen lernen –, die Zügel zu lockern und den intuitiven, authentischen Weg nach Hause und damit zu unserer Heilung zu finden. Dieser Weg, den der Autor so treffend den «Weg über die Seele» nennt, ist weit davon entfernt, jede einzelne Krankheit zu kurieren. Er ist hingegen untrennbar verbunden mit Heilung, denn er ist das Leben selbst. Solange wir *im* Leben stehen, *in* unserem Körper, läßt es sich nicht vermeiden, daß wir Schmerz erfahren. Wenn wir aber Krankheit bewußt angehen, erleben wir sie als Wehen unserer Wiedergeburt, und wir können im Hier und Jetzt neu zu leben beginnen. Dann wird die medizinische Behandlung – ganz gleich, für welche Form wir uns entscheiden – Teil eines existentiellen Wandlungsprozesses.

Das vorliegende Buch wirft ein einzigartiges, alles durchdringendes Licht auf diesen schwierigen Wandlungsprozeß. Hier hat ein hervorragender Publizist einen schmerzlichen Aspekt menschlichen Daseins aus erster Hand erfahren und ist anschließend mit großer Ausdauer seiner tieferen Bedeutung nachgegangen. Sieben Jahre lang hat Marc leidenschaftlich nach einem zugrundeliegenden Muster gesucht, so daß seine Erfahrung und die anderer Menschen uns allen zugute kommt. Klar und aufrichtig deckt er auf, woran ich fest glaube: Heilung tritt nicht erst dann ein, wenn man aus dem Gefängnis von Krankheit und Schmerz befreit ist. Sie kann schon beginnen, wenn man noch im Gefängnis sitzt, und sie kann dieses Gefängnis in einen Ort der Liebe und Ganzheit verwandeln.

Dieses Buch behandelt ein sehr ambivalentes Thema und ist gerade deshalb ein ausgezeichneter Wegweiser, geschrieben von einem Forschungsreisenden für alle, die gern auf Entdeckungsfahrt gehen – und überdies ein hilfreicher, ehrlicher Weggefährte.

Dr. Bernie S. Siegel

Einführung

Am Anfang meiner Geschichte steht ein Ereignis, das mein Leben aus der Bahn warf, so gewaltsam, wie ein Erdbeben den Lauf eines Flusses verändert. «Krebs», der medizinische Ausdruck dafür, sagt da nur wenig. Ebenso wie andere Worte, mit denen versucht wird, tiefgreifende menschliche Erfahrungen wie Liebe, Haß, Freude, Trauer zu beschreiben, verdeckt er nur die Ungeheuerlichkeit, die er benennen soll. Was uns ganz persönlich berührt, widersetzt sich der Erfassung durch die Sprache. Nichts gehört so unbeschreiblich nah zu uns wie Krankheit. Sie ist ein fester Bestandteil unserer unverwechselbaren Geschichte, dem wir fast zwangsläufig einen eigenen Namen geben müssen.

Doch Krankheit mit der eigenen Persönlichkeit in Verbindung zu bringen gleicht einem Sakrileg. Als ich erkrankte, hatte ich wie die meisten Menschen das Gefühl, von einem fremden Wesen heimgesucht worden zu sein, das kaum eine Beziehung zu meinem «wirklichen Ich» hatte. Ich war schockiert, als die Krankheit in mich eindrang, und mobilisierte alle ungelösten emotionalen Probleme, jeden kleinsten Hoffnungsschimmer, alle schwelenden Ängste, alle körperlichen und geistigen Kräfte, um Schmerzen ertragen und genesen zu können. Der Krebs stürzte mich in eine andere Realität, die mir trotz langjähriger innerer Suche so fremd war wie die erdabgewandte Seite des Mondes.

Im Bereich des Heilens glaubte ich mich damals gut auszukennen. Als Chefredakteur des *New Age Journal* kannte ich die Grundprinzipien der Ganzheitlichkeit in- und auswendig. Ich wußte – oder glaubte zu wissen –, daß Geist und Körper eine nahtlose Einheit bilden, daß Gehirn, Drüsen und Organe sich auf geheimnisvolle Weise miteinander austauschen, daß Gedanken und Gefühle von Zellwänden abprallen. Doch derartige Formulierungen – inzwischen unter

11

Stichworten wie «Psychoneuroimmunologie» zu finden und von Fachbegriffen aus der Molekularbiologie nur so strotzend – halfen mir nicht weiter. Bei dem Versuch zu erklären, warum ein körperlicher Zustand zu einem unausweichlichen Fiasko für den Geist werden kann, versagten sie kläglich.

Mein Problem war teilweise kulturell bedingt: Wissenschaft und Religion der westlichen Welt haben die Grenze zwischen Bewußtsein und materieller Existenz so lange kontrolliert, daß selbst unsere subjektive Wahrnehmung umgrenzt, ja, geradezu abgeschnitten scheint. Es gibt jedoch auf den hinterhältigen Verrat des Körpers auch eine instinktive Reaktion: Ablehnung. Krankheit ist eine grauenhafte, kafkaeske Metamorphose. Eines Morgens starrte ich in den Spiegel und sah ein Gesicht, das nicht die gewohnten Züge annehmen wollte. Ich blinzelte, doch was da zurückblinzelte, war das Abbild eines unglückseligen Kranken. In solchen Augenblicken stehen wir wie gelähmt vor dem Spiegelbild unserer eigenen unvermuteten Zerbrechlichkeit. Wen wundert es da, wenn wir am liebsten den Blick abwenden und das Spiegelbild als eine Erscheinung erklären würden, die außerhalb unserer Lebenswirklichkeit existiert.

«Zunächst kümmern Sie sich mal um das physische Problem», höre ich noch den Rat meines Arztes. «Und dann können Sie anfangen, sich um Ihr Innenleben zu sorgen». Damals erweckte ich mit meiner zögerlichen Haltung gegenüber einer sofortigen Behandlung den Eindruck eines Menschen, der sich in aller Seelenruhe mit einem guten Buch zurücklehnt, wenn das Haus schon lichterloh brennt. Krankheit löste nach herrschender ärztlicher Meinung den totalen Krieg aus. Jegliches Ausscheren aus dem militärischen Glied konnte sich als tödlich erweisen. Alle inneren Reserven mußten an die Front, Nachforschungen gleich welcher Art waren einstweiliger strenger Zensur unterworfen. Unter diesem Blickwinkel, angesichts einer Bedrohung der nackten körperlichen Existenz, war ein Ergründen der Psyche ein Luxus, den ich mir nicht leisten konnte.

Von meinem heutigen Standpunkt aus – der jenem der Stammeskulturen nahekommt, die Krankheit als Störung der allumfassenden Lebensharmonie betrachten – würde ich genau umgekehrt argumentieren: Gerade in kritischen Augenblicken bedürfen wir der inneren Zentrierung am meisten. Erst dann können wir zwischen jenen Aspekten unserer selbst unterscheiden, die unser Wohlbefinden bekämpfen, und solchen, die es fördern; erst dann sind wir in der Lage zu verstehen, wo die Wurzeln von Gesundheit und Krankheit liegen. Diese «innere Arbeit» kann zuweilen sogar die verborgenen Kräfte der Körper-Geist-Einheit wecken. So stellte ein Mediziner nach über zehnjähriger Beobachtung fest, daß Frauen mit metastasierendem Brustkrebs doppelt so lange überlebten, wenn Gruppentherapie und Eigenhypnose mit der Behandlung einhergingen.

Die Frauen dieser inzwischen als klassisch geltenden Studie wurden nicht durch Zauber geheilt. Ihr Leben wurde verlängert; doch nur zwei der ursprünglich sechsundachtzig Frauen haben überlebt. Aus dem dunklen Labyrinth der Krankheit führt kein einfacher Fluchtweg. Jede Kreuzung auf unserer Reise bedeutet eine neue Wahlmöglichkeit, einen neuen Wendepunkt: Sollen wir uns von der eigenen Erfahrung lösen, oder sollen wir das, was geschieht, so schrecklich es sein mag, als festen Bestandteil unseres Entwicklungsprozesses betrachten? Wenn wir unser Leben in vollem Umfang bejahen können zu einem Zeitpunkt, an dem es äußerst schmerzhaft eingeengt ist, zugleich aber auch voller Möglichkeiten steckt, wenn wir, obwohl die Füße uns ins Ungewisse tragen, eher mit offenen denn mit fest zusammengekniffenen Augen weiterschreiten, erst dann wird es uns möglich sein, einen Weg zu erkennen, der kreative Antworten für uns bereithält.

Ich will auf keinen Fall Krankheit romantisieren und als eine Art «Wahren Pfad zur Erleuchtung» darstellen. Wir können unseren inneren Schatz auch auf anderem Wege ausfindig machen und müssen ihn uns nicht wie mit einem Bagger aus dem Fleisch graben. Und auch die ernsthafteste Selbsterfahrung führt nicht unbedingt zu körperlicher Heilung. Dennoch haben auch andere außer mir die Erfahrung gemacht, daß Krankheit eine unverhoffte Forderung an uns stellt: Wir sollen uns dem zuwenden, was man im allgemeinen mit Seele bezeichnet.

Mit dem Begriff «Seele» meine ich nicht irgendeine körperlose, unsterbliche Substanz, ein astrales Gegenstück, das eines Tages unsere sterbliche Hülle verlassen und wie der Schmetterling aus seiner Puppe entweichen wird. Mit «Seele» soll hier eher eine bestimmte subjektive Erfahrung umschrieben werden, eine Lebenshaltung, die Elemente unseres Seins umfaßt, die häufig voneinander getrennt werden: Emotion und Verstand, Denken und Empfinden, das gesellschaftliche und das persönliche Ich. Krankheit stellt uns vor ein Paradoxon: Um Verlorenes zurückzufordern, müssen wir etwas benutzen, von dem wir vielleicht nicht einmal wissen, daß wir es bereits besitzen. Wir sind sichtbar in Einzelstücke zerfallen, und wir müssen unser gesamtes Selbst – Herz, Verstand, Körper und Geist – der Aufgabe der Genesung widmen, um wieder zu einem einheitlichen Ganzen zu werden. Heilung findet nur über die Wiedergewinnung der Seele statt, wie dieses Schamanen schon seit jeher behaupten.

In den vergangenen fünf Jahren habe ich durch wissenschaftliche Studien, Befragungen anderer Patienten und gewissenhafte Selbsterfahrung versucht, die Rolle der Seele oder Psyche in Krankheit und Heilung besser zu verstehen. Das war für mich nicht etwa eine rein akademische Aufgabe, sondern eine Überlebensstrategie: Ich suchte dringend nach einer Möglichkeit, zu mir selbst zu finden, die Nachbeben meiner eigenen Katastrophe heil zu überstehen, die Bruchstücke eines Lebens, das plötzlich zerfetzt wurde, wieder zusammenzufügen. Beinahe zufällig merkte ich, daß sich – in groben Zügen zwar, doch unmißverständlich – wie auf einer Landkarte der Weg der Heilung abzuzeichnen begann.

Die Straßenkarte zeigt weder Geländeformen, noch kann sie als Führer dienen. Sie ist eher so etwas wie eine *Interpretation*. Manche Karten zeigen die Topographie, andere die Geographie und Geologie, wieder andere die Bevölkerungsdichte oder die Vegetation eines Landes. Auf jeder Karte wird die Wahrheit anders formuliert, wird ein und dasselbe Gebiet auf andere Weise wahrgenommen. Mit jeder Reise entsteht somit notwendigerweise eine neue Kartographie.

Was man dann in der Hand hält, sind Feldnotizen – Vermutungen, Gedanken und Skizzen von Mitreisenden. Die Karte kann und soll keine Richtung vorschreiben: Der Weg, der für den einen zur Heilung führt, kann sich für den anderen als verheerend erweisen; was des einen Leben zerstört, kann den anderen vor dem Tod bewahren. Doch bestimmte Formen sind offenbar allen Landschaften der Heilung gemeinsam. Was mich in besonderer Weise berührte, war, daß viele, die eine Krankheit überlebt hatten, berichteten, sie hätten mitten in ihrer schrecklichen Prüfung unverhofft eine Entfaltung des authentischen Ich erfahren.

Im Verlauf meiner eigenen Suche habe ich mehr als vierzig Menschen befragt, die über ungewöhnliche Heilungserfahrungen verfügten; es zog mich, den Amateurforscher, bald hin zu medizinischen Bibliotheken, bald ergriff ich regelrecht die Flucht aus Arztpraxen. Ich bekam Antworten zu hören, die mich bewegten und wunderten, nüchterne und zutiefst erschütternde. Am merkwürdigsten jedoch – abwechselnd tröstlich und quälend, aufschlußreich und verwirrend – waren die wilden Exkursionen in mein eigenes, noch dunkles und unbekanntes Innere. Um darüber sprechen zu können, muß ich meine Träume schildern.

Prolog: Wo alle Leitern ihren Anfang haben

Jetzt, da meine Leiter verschwunden ist,
muß ich mich dort niederlegen,
wo alle Leitern ihren Anfang haben:
im stinkenden Morast und
im tiefsten Herzensgraben.

William Butler Yeats

Im Morgengrauen des Tages, an dem meine Tochter neun Jahre alt wird, habe ich einen Alptraum.

Man hat mir drei saubere, blutige Löcher in den Schädel gebohrt und einen Eisentopf mit rotglühenden Kohlen unter das Kinn gehängt. Die Arme hat man mir mit langen, durchsichtigen Plastikschläuchen gefesselt. «Wir werden Ihnen das Hirn ausbrennen», verkündet einer meiner unsichtbaren Folterknechte. Er spricht unpersönlich, sachlich; er ist Techniker, kein Sadist. Ich spüre, wie mir die Hitze den Hals versengt, und ich schreie, heiser werdend, eine rohe, tierische Verzweiflung aus mir heraus, während die Kohlen an meinem Kehlkopf nagen. «Bitte, o Herr» – obwohl ich in diesem Augenblick nicht an Gott glauben kann – «Bitte . . .» Ein Gefühl überkommt mich, das ich im Wachzustand nicht kenne – absolute Hoffnungslosigkeit, schwarze, ausweglose Verzweiflung. Als ich in Schweiß gebadet und mit wild klopfendem Herzen aufwache, merke ich, daß ich laut schreie.

Ich versuche immer noch, diesen Alptraum abzuschütteln, als das Telefon läutet. Es ist meine Freundin Susan, die mich aus Colorado anruft. Ich werfe einen Blick auf die Uhr: Bei ihr ist es fünf Uhr früh, sieben Uhr hier in Boston. Warum ist sie so früh schon auf den Beinen? »Liebling, ist alles in Ordnung?« fragt sie unsicher. Ihre Stimme zittert.

«Ich habe Krebs», bricht es aus mir heraus, bevor ich noch überlegen kann. «In meinem Hals wächst ein Krebsgeschwür.» Noch Monate später, als meine Krankheit unser beider Leben einer Lawine gleich überrollte, fragte ich mich, wieso ich mir damals so sicher gewesen war.

Ich hatte in jenem Jahr eine ganze Reihe merkwürdiger Träume – nicht solche, die ein flüchtiges Gefühl des Unbehagens hinterlassen, sondern, wie Robert Louis Stevenson sie einst bezeichnete, «Alpträume von skalpierten Köpfen und bluttriefenden Knochen». Bestimmte Themen – Halswunden, Enthauptungen, Opfergänge – wiederholten sich so oft in den schreiendsten Farben, daß ich sie nicht vergessen konnte. In einem Traum hatte ich mir selbst in den Hals geschossen, und ein chinesischer Chirurg in mittleren Jahren entfernte ein Geschoß, das mit einer langen, subkutanen Spritze versehen war. In einem anderen versuchte ich wie wahnsinnig, einem mörderischen Roboter, der mich töten wollte, den Kopf abzuschrauben. Dann wieder träumte ich, daß ich durch den Staub knochengefüllter Gänge einer alten Maya-Nekropolis in Form einer gekappten – kopflosen – Pyramide kroch. «Neck-cropolis?» (*neck* = Hals, *crop* = abtrennen) überlegte ich damals, doch ich war zu beschäftigt – und zu beunruhigt durch die Morbidität dieser nächtlichen Heimsuchungen –, um auch nur den Versuch einer Entschlüsselung zu unternehmen.

Ich lebte seit etwas über einem Jahr in Boston. Der Grund dafür war der Anruf eines Freundes, der beim *New Age Journal* arbeitete, einer damals noch kleinen Zeitschrift über gesunde Ernährung, die langsam aber sicher auf den Bankrott zuschlitterte. Ein junger, reicher Erbe, PR-Mann aus Boston – «ein sozial engagierter Aristo», wie mein Freund ihn nannte –, war bereit, eine Bürgschaft in Höhe von einer halben Million Dollar zu leisten und einen Neuanfang zu wagen, aber sie brauchte noch einen Chefredakteur.

Die Sache reizte mich. Schon lange, bevor der Begriff «New Age» zu einer marktwirtschaftlichen Goldader wurde, hatte die Zeitschrift das damals noch zur Gegenkultur gehörende Feuer von Umweltschutz, Ganzheitsmedizin und humanistischen Idealen gehütet. Diese Zeitschrift war eine ernstzunehmende Mischung aus sozialem

Engagement und Selbsterfahrung, die allerdings zuweilen von transzendentalem Feenstaub verschleiert wurde.

Ende der sechziger Jahre, während meines Studiums an einer Elite-Universität, war ich Linksaktivist, bis ich nach ein paar Jahren Demonstrieren in Colorado bei einem buddhistischen Lama aus Tibet landete.

Als dann plötzlich Ehe und Kinder angesagt waren, begann ich, wie andere ehemalige Radikale, auf der Karriereleiter emporzuklettern, so schnell meine Hände die nächste Sprosse erreichen konnten. Rasch wurde aus dem überqualifizierten Gelegenheitsarbeiter und verhinderten Mönch ein aufsteigender Stern am Verlagshimmel. Obwohl ich meine buddhistischen Studien weiterführte, fand ich nur wenig Anklang mit meinem nörgelnden Idealismus, von dem etliche Gruppierungen des aufkeimenden Yuppie-Gemüses der frühen Reagan-Ära unangenehm berührt abrückten.

Als die Herausgeber des *New Age Journal* mich nun um eine kurze Einschätzung der Lage baten, verfaßte ich aus dem Stegreif ein wortreiches, engagiertes Manifest, in dem ich meine Gedanken darüber darlegte, wie die Zeitschrift «das neue Paradigma» einem breiten Publikum näherbringen könnte. Zu meiner Überraschung war man begeistert und bot mir den Job per Telefon an. Spontan sagte ich zu. Es bedeutete, daß ich innerhalb von nur wenigen Wochen mein gewohntes Leben aufgeben mußte: meine Tochter Leah, die in regelmäßigen Abständen zwischen den Häuserblocks hin und her pendelte, die mich und meine geschiedene Frau trennten, und die Beziehung zu Susan, die jenen schwindelerregenden «Höhepunkt» erreicht hatte, bei dem es um die Frage «zusammenziehen oder nicht?» ging. Wir waren beide unfähig zu entscheiden, ob wir von hier aus zurückklettern oder den Sprung ins Ungewisse wagen sollten. Vielleicht würden sich die Dinge irgendwie von selbst regeln, wenn ich mich in ein Leben stürzte, das ich halb scherzhaft, halb ernst, ein «öffentliches Leben» nannte.

Ich betrat das Büro am Rande von Boston und setzte meine drei altersschwachen Krokokoffer, angefüllt mit Drehkarteien und Aktenordnern, ab. «Der Exorzist kommt!» tönte ein Witzbold, sobald meine Silhouette im Türrahmen auftauchte. Als ich in den nächsten Tagen entdeckte, welches Durcheinander ich da erben sollte, wollte ich schon, einem ersten Impuls folgend, auf der Stelle kehrtmachen und wieder nach Hause fahren. Das *New Age Journal* war nicht viel mehr als ein Firmenschild und ein paar frisch gestrichene Räume über einem schäbigen Einkaufszentrum am Stadtrand. Für die Startausgabe in knapp einem Monat lag nicht ein einziger Artikel vor; der Mitarbeiterstab der Redaktion war nur noch rudimentär vorhanden; und, was noch schlimmer war, die guten Journalisten waren schon längst gegangen («Ihr mit eurer Rettet-die-Wale-Litanei», schnaubte einer verächtlich, als ich ihn anrief und um einen Artikel bat).

Im Handumdrehen steckte ich in einer nervenaufreibenden Ein-Mann-Show. Ich aß an meinem Schreibtisch zu Abend, zeichnete, redigierte und schrieb, wenn nötig, jede Geschichte neu, jede Spalte, jede Überschrift. Zuweilen übernachtete ich auf der Sprungfedercouch im Büro. «Sie müssen wirklich in Ihre Arbeit vernarrt sein», pflegte der Herausgeber flapsig zu bemerken, wenn er um Punkt siebzehn Uhr aus dem Haus ging, um in seinem Fitneßclub Squash zu spielen. Doch als die Einhundert-Stunden-Wochen zu Monaten wurden, glich ich mehr und mehr dem Mann, der zitternd und bebend an einem Starkstromkabel klebt und nicht loslassen kann.

Die Beziehung zwischen Susan und mir verkam zu einer Pendlerromanze, die, ebenso wie die Beziehung zu meiner Tochter, von gelegentlichen Wochenendflügen und Vierzig-Dollar-Telefonaten aufrechterhalten wurde. Anfangs hatte ich versprochen, nur ein paar Monate als Berater in Boston zu bleiben. Doch wie bei einem Vulkanausbruch wurden Energien freigesetzt, die ein Leben lang zurückgehalten worden waren. Ich hungerte geradezu nach Anerkennung. Die Arbeit setzte mich unter Strom und ließ mich erstrahlen. Mein Motor lief auf Hochtouren.

Susan machte sich Sorgen: «Wenn du an einem Herzinfarkt stirbst, wirst du nichts mehr tun, fühlen, wollen oder erledigen können», schrieb sie mir nach ein paar flüchtigen Telefonaten während der Endphase einer Ausgabe, in der es immer besonders heiß herging. «Geist und Körper haben viele Abwehrmechanismen und werden dir nicht erlauben, noch lange so weiterzumachen wie bisher. Wenn es kein Herzinfarkt oder Krebs ist, wird es ein Autounfall sein. Merkwürdig, daß jemand, den ich als klug, sanft und intuitiv kenne, sich so grausam mißhandeln kann.»

Für mich war sie einfach nur kleinmütig: Das Mädchen in der Heimat, dem die Gerüchte von der Front zu schaffen machen. Schließlich und endlich zahlte sich die schwere Arbeit ja aus. Die Zahl der Abonnenten hatte sich verdoppelt. Die Zeitschrift kam bei den Kritikern immer besser weg.

Als Susan mich das nächste Mal besuchte, warf ich ihr eines Abends mit heftigen Worten vor, sie könne wohl nicht verstehen, daß ich im Begriff sei, eine neue nationale Institution aufzubauen, daß ich jetzt – wie beispielweise Walter Mondale – im Rampenlicht stehe; ich könnte nicht einfach mitten in der Kampagne meinen Hut nehmen. Es dauerte eine Weile, bis ich merkte, daß sie sich ausschütten wollte vor Lachen. «Walter Mondale?» platzte es aus ihr heraus, wobei sie den Namen des zum Scheitern verurteilten Hoffnungsträgers des Präsidenten genußvoll in die Länge zog. «Du willst wie Walter *Mon*-dale sein?» Ich brauchte eine Weile, um zu begreifen, doch dann brüllten wir beide vor Lachen, bis wir keine Luft mehr bekamen.

Es war jedoch nicht wirklich lustig. Angestachelt von Ruhmesvisionen und unsicher, ob ich nun das Wunderkind in der Zeitschriftenbranche war oder nur ein Hinterwäldler, der sich hoffnungslos übernahm, hatte ich völlig außer acht gelassen, daß alles, was ein normales menschliches Dasein ausmacht, aus meinem Leben verschwunden war. Die Zeitschrift war die perfekte Falle für einen Idealisten, der – obwohl ich es damals noch nicht wußte – nie richtig gelernt hatte zu lieben.

Als man mir eine ordentliche Beteiligung an der Zeitschrift anbot, falls ich bliebe, versuchte ich meine geschiedene Frau zu überreden, mit meiner Tochter Leah nach Boston zu ziehen. Auch Susan beschloß zu kommen; den letzten Anstoß habe eine streunende Katze gegeben, die an ihrer Hintertür auftauchte: Sie habe einen Fetzen Zeitungspapier im Maul gehabt, auf dem die Sonderpreise für den Flug nach Boston standen. Ich begann, mich darauf zu freuen, daß das Leben nach der schrecklichen Plackerei mit Terminen und meiner Einsamkeit, die sich über ein Jahr hingezogen hatte, nun wieder normalere Züge annehmen sollte.

Ich hatte mich darauf gefreut, den Geburtstag meiner Tochter zu feiern, den ersten in ihrem neuen Zuhause, doch der quälende Traum von meinem angesengten Hals überschattete das Fest. Ein paar Wochen später stellte ich eines Morgens plötzlich fest, daß ich vor Erschöpfung kaum aus dem Bett kam. Ich hatte das Gefühl, meine Knochen steckten voll Blei. Heftige Nierenschmerzen setzten ein; ich begann zuzunehmen. Susan, die ein paar Wochen später eintraf, war besorgt und bestand darauf, daß ich mich einer Generaluntersuchung unterzog.

Als ich dem Arzt, einem bärtigen Mann, der seine Assistenzzeit offenbar noch nicht lange hinter sich hatte, mitteilte, ich habe wohl Krebs, blickte er mich spöttisch an. «Sie haben nicht einmal geschwollene Drüsen», sagte er, als er meinen Hals abtastete. «Ihre Blutwerte liegen alle im normalen Bereich. Wahrscheinlich ist es nur eine Grippe.» So verrückt es auch klingen mochte, ich erzählte ihm von meinen Träumen, die mich inzwischen fast jede Nacht quälten und immer verworrener wurden; so auch von dem Traum, in dem schwarze und indianische «Medizinmänner» sich im Kreis um mich herum versammelt und mir subkutane Spritzen in eine Art «Hals-Hirn» gesteckt hatten, wie sie es nannten. Ich sah förmlich die Sprechblase – *aha, ein Hypochonder* – über dem Kopf des Arztes schweben, doch als ich darauf bestand, setzte er eine Generaluntersuchung an.

Dabei entdeckte er dann den Knoten. «Darüber müssen Sie sich keine Gedanken machen», sagte er und versetzte mir einen freundschaftlichen Klaps. «Doch wir sollten vorsichtshalber röntgen.»

«Was denn?» wollte ich wissen. Seltsam, ich hatte keine Angst, sondern befand mich eher in der Art gehobener Stimmung, die eintritt, wenn die Achterbahn auf dem ersten hohen Punkt ankommt und zu ihrer magenumstülpenden Schußfahrt nach unten ansetzt. «Ihre Schilddrüse», sagte er und lächelte dann zögernd. «Ihr Hals-Hirn.»

Die Röntgenuntersuchung, bei der ich radioaktive Pillen schlucken mußte, die kalt und schwer wie Metallkugeln durch die Speiseröhre hinabglitten, ergab, daß im linken Schilddrüsenlappen ein deutliches Knötchen saß. Mein Arzt schob mich mit fröhlichen Worten, die seine ernste Miene Lügen strafte, zum Untersuchungstisch. «Es ist sehr wahrscheinlich gutartig», sagte er tröstend. «Das ist in neunzig Prozent der Fälle so.»

Doch ich wußte, daß er unrecht hatte. Nahezu jede Nacht war ich aufrecht sitzend auf durchnäßten Bettlaken aufgewacht. In der Regel wurde ich gejagt: von Nazis, von blonden Kindern mit Messern, von einem Monster, das als «der größte Massenmörder in der Geschichte der Menschheit» angekündigt wurde, von einem Henker, der mich in einen Warenaufzug zog, um mir mit der drohend erhobenen Axt den Kopf abzuschlagen, von einem schwarzen Jeep, der aus dem brasilianischen Urwald auf mich zuraste, eine Maske des hinduistischen Totengottes Yama auf der Kühlerhaube.

Während die Träume mich unablässig Nacht für Nacht heimsuchten, standen meine Tage zunehmend im Zeichen von Arztgesprächen. Mein Arzt hatte bereits angedeutet, man wolle die Schilddrüse ganz entfernen, selbst wenn sich herausstellen sollte, daß der Knoten gutartig war. Es sei, wie er sagte, der sicherste Weg. Er behauptete, die Funktionen der Schilddrüse könnten locker von «täglich einer kleinen Tablette» übernommen werden, die ein synthetisches Hormon enthalte.

Doch die Hormontabletten, die mir meine Ärzte zur Probe verschrieben, machten mich reizbar wie die Diätpillen, die ich einmal während der Abschlußprüfung am College eingenommen hatte. Ich warf sie nach einer Woche fort. Ich begann, alles mögliche über die Schilddrüse zu lesen, «eine saftige, blutige Drüse», wie mein Arzt sich ausdrückte, die zu beiden Seiten des Kehlkopfs sitzt. «Das Schilddrüsensekret reguliert die Lebensenergie», hieß es in einem Buch. Hat man zuviel davon, schwirrt man als Nervenbündel durchs Leben. Zuwenig ist der Grund dafür, daß Menschen «dumpf und langsam und auffallend bedächtig» werden. Menschen mit angeborenem Mangel an diesem Hormon sind, wie ein Mediziner es beschrieb, «eine Art ‹menschliche Maschine› ... apathisch, gleichgültig, schmutzig, unangenehm, offensichtlich idiotisch ... ein Zustand, in dem die Fackel des Lebens nur noch blakt, schwelt und raucht». Fehlt das Hormon überhaupt, tritt Koma und schließlich der Tod ein.

Allein der Gedanke, ich müßte mir ein so lebenswichtiges Organ entfernen lassen und hätte nur noch eine Pille, die mich vor einem Zustand bewahrt, in dem es, oben erwähntem Buch zufolge, «keinen zusammenhängenden Gedanken mehr geben kann, keinen Lernprozeß, kein entsprechendes Reaktionsvermögen», war entsetzlich genug. Daß meine Ärzte diese einschneidende Veränderung des Körpers als «lediglich einen Routineeingriff» einstuften, beschwichtigte meine Angst keineswegs. Ich beschloß, eine diagnostische Biopsie zu verschieben, denn ich spürte, daß sich in dem Augenblick, in dem ich sie zuließe, ein Vorgang verselbständigen würde und daß ich dem Druck, sich mit den «Normverfahren» der Ärzte arrangieren zu müssen – sich der eindrucksvollen, gut geölten Maschinerie der Medizin unterwerfen zu müssen –, nicht würde standhalten können.

Ich erinnerte mich noch gut daran, wie rasch die Dinge ins Rollen kamen, als bei meiner Schwester vor zehn Jahren Leukämie festgestellt wurde. Sie war College-Studentin und angehende Konzertflötistin und mußte eine ganze Reihe aggressiver Chemotherapien über sich ergehen lassen, die ihr Leben um ein kostbares, zerbrechliches Jahr verlängert hatten. Als ihre Remission, die therapiebedingte scheinbare Besserung, in sich zusammenfiel, schaffte man sie eilig ins Krankenhaus zu experimentellen Behandlungen. Nachdem sie bestrahlt worden war, um das von Krebs befallene Knochenmark unschädlich zu machen, und nach einer Transfusion von Frischzellen von meinem Bruder hatte man sie in einer sterilen Umgebung nach dem Vorbild der keimfreien Räume, die im US-Raumfahrtprogramm eingesetzt werden, isoliert. Man gestattete uns hin und wieder einen Besuch; in weißen Mänteln und mit Mundschutz standen wir hinter einer weißen Linie und versuchten, das Brummen des Luftfilters zu übertönen, oder ihr mit unbeholfenen Gesten klarzumachen, daß wir sie liebten. Ich weiß noch, daß mein Vater mit den Händen Schaufelbewegungen vor der Brust machte. Ein verzweifeltes Lächeln zerrte an den Ecken seines Mundschutzes.

Noch bis zu dem Zeitpunkt, da sie ins Koma fiel, behaupteten die Ärzte, sie habe eine Chance. Ich war an jenem Nachmittag dort; sah durch das dickverglaste, rechteckige Fenster über ihrer Essensklappe, wie es geschah: Der Kopf sank zurück, die Augen rollten wie zwei weiße Murmeln, als sie versuchte, den Mund zu einem schiefen Lächeln zu verziehen – rührend und voller Selbstvorwürfe, als wolle sie sagen: «Tut mir leid, entschuldige bitte, aber ich sterbe jetzt.» Und bald darauf, während einer weiteren Untersuchung, ging sie von uns.

Nicht ganz. Ihr Körper, alabastergleich, die grünvioletten Einstichstellen verblassend, das blonde Haar aus dem Gesicht gestrichen, blieb zurück, die Brust immer noch sanft seufzend. Als man sie schließlich aus der Isolation entließ, erlaubte man uns, sie zu berühren. Doch sie wachte nicht mehr auf. Sie war der zwölfte Fehlschlag des Krankenhauses bei zwölf Versuchen.

Mein Vater und ich hatten einmal im Korridor des Krankenhauses einen Mann gesehen, der eine übergroße Halloween-Maske zu tragen schien. Er kam auf uns zu, ein Gestell mit Infusionsflaschen vor sich her schiebend, und als er vorbeischlurfte, sahen wir, daß der lose herabhängende, gummiartige Lappen an seiner unteren Gesichtshälfte alles war, was nach einer operativen Entfernung des Unterkiefers zurückgeblieben war. «Sollte ich jemals gezwungen sein, so etwas mit mir machen zu lassen», flüsterte mein Vater mir aufgeregt zu, während der Mann ohne Unterkiefer sich still entfernte, «bringe ich mich um.» Ich stritt damals mit ihm über seine Aussage, über die absolute Unantastbarkeit des Lebens. Doch jetzt, zehn Jahre später, als ich meine eigene Alternative zu einer Operation suchte, stand ich auf einmal in einer Telefonzelle in New York und stritt vom entgegengesetzten Standpunkt aus mit ihm.

«Du denkst doch nicht etwa im Ernst daran, dich *nicht* operieren zu lassen?» schleuderte er mir wütend entgegen. «Wenn, dann sage ich dir auf den Kopf zu, daß du verrückt bist.»

Seine Heftigkeit überraschte mich. «Sieh mal», sagte ich beinahe flehentlich, der durchlöcherte Plastikhörer am Ohr war mir plötzlich unangenehm, «was ich jetzt am dringendsten brauche, ist deine Liebe. Hab doch ein wenig Vertrauen. Ich brauche deine Unterstützung.» Schweigen in der Leitung.

«Wenn das heißen soll, daß du ernsthaft überlegst, dich nicht einem Routineeingriff unterziehen zu wollen», entschied mein Vater schließlich, «dann kann ich dich nicht unterstützen.»

Es sollten fast drei Jahre vergehen, bevor wir wieder miteinander redeten. Rückblickend vermute ich, daß mein Vater Angst hatte. Selbst meine abenteuerlustigsten Freunde wiederholten nur, was die Ärzte sagten. «Spiel hier nicht den Rebellen, Mann», sagte mir ein Journalist und Vietnam-Veteran. «Du setzt damit alles aufs Spiel».

Ich suchte einen Kopfchirurgen an einem führenden New Yorker Krankenhaus auf, um eine zweite Meinung einzuholen. Er war eine Koryphäe auf seinem Gebiet und naturgemäß ausgebucht. Die Patienten wurden auf vier kleine Untersuchungsräume verteilt; das jeweilige Krankenblatt steckte in einem Plastikschlitz neben der Tür. Hin und wieder bekam ich ihn flüchtig zu sehen, wenn er von einer

Zelle zur anderen schwebte, sich eine Akte schnappte und immer dieselbe scherzhafte Begrüßung schmetterte: «Guten Morgen! Wie geht's denn dem Hals?» Da ich nichts zu tun hatte, stoppte ich die Zeit zwischen Hinein- und Herausrauschen. Seine Konsultationen dauerten im Schnitt zweieinhalb Minuten.

«Eine winzige Narbe, und Sie sind in einer Woche wieder draußen», sagte er zu mir, während er die Gaze fortwarf, die er benutzt hatte, um an meiner Zunge zu ziehen, und stellte sein Instrumententablett mit einem nachdrücklichen Klacken zur Seite. «Sie werden gar nicht merken, daß sie weg ist.» Als ich ihn zögernd fragte, ob er je erlebt habe, daß ein Tumor das Wachstum einstellte und schrumpfte, schenkte er mir ein dünnes, mechanisches Lächeln. «Nein», sagte er.

«Einer dieser Ganzheitsfanatiker», hörte ich ihn seiner Assistenzschwester zuraunen, bevor er sie nach dem nächsten Patienten fragte. Beim Verlassen des Wartezimmers schreckte mich eine merkwürdige, mißtönende elektronische Stimme auf, die hinter mir ertönte. Als ich mich umwandte, fiel mein Blick auf eine Patientin, die ein Gerät fest an den Hals drückte – den künstlichen Ersatz für den operativ entfernten Kehlkopf.

Noch immer schob ich den Gedanken an eine diagnostische Biopsie von mir, nicht sicher, ob ich mich einem wenn auch noch so kleinen Eingriff unterziehen wollte, unsicher, ob ich überhaupt Bescheid wissen wollte. Selbst wenn ich Krebs hatte, was mir zunehmend wahrscheinlicher vorkam, wollte ich etwas anderes ausprobieren. Obwohl die Welt der Alternativmedizin nur schwer durchschaubar war, voll von Quacksalbern und unzureichend dokumentiert, schien sie mir immer noch vielversprechend genug. Die auf diesem Gebiet Praktizierenden legten Wert darauf, die körpereigene Abwehr zu stärken, anstatt den Patienten mit dem vollen Waffenarsenal der Medizin zu bombardieren. Je mehr ich mich mit der Materie befaßte, um so mehr schien es mir, als ob verschiedene Methoden zumindest gelegentlich funktionierten. Ich lernte eine Frau kennen, die behauptete, sie habe sich im Frühstadium von Gebärmutterhalskrebs selbst geheilt, nachdem sie sich mit einem Karottenentsafter in die Wüste von New Mexico zurückgezogen habe; dann einen Mann, der für einen anscheinend erfolgreich verlaufenen «geistchirurgischen Eingriff» eines Hirntumors auf die Philippinen gereist war. Manchmal hatte es während der Leidenszeit meiner Schwester den Anschein gehabt, als hätten Geistheilmethoden ihr drastisch verschlechtertes Blutbild verbessert. Und der Vermerk «Spontanremission» war ein anerkannter, wenn auch nicht erläuterter (und äußerst selten auftauchender) Begriff in offiziellen Krebsberichten. Ich begann, mir einen Aktionsplan zurechtzulegen. Ich dachte mir anhand der Literatur, die ich über unorthodoxe Krebsbehandlung gelesen hatte, einen Diätplan aus: Gemüse mit hohem Mineralstoffgehalt, Vollkorn, Höchstdosen an Kalium und Vitamin C; kein Öl, keine Milchprodukte, weder Salz noch Zucker, noch rohes Fleisch. Mein Kühlschrank, für gewöhnlich ein Sammelsurium aus chinesischen Fertiggerichten und halbvollen Eiscreme-Kartons, quoll jetzt über von frischem Grünzeug.

Schon nach wenigen Wochen ging es mir spürbar besser. Susan, die mir auf Anraten eines Akupunkteurs jede Nacht heiße Ingwerkompressen auf die schmerzenden Nieren legte, verkündete, mein Körper sei der eines Neunzehnjährigen geworden: Die zugenommenen zwanzig Pfund wäßrigen, wabbligen Fetts waren wie weggeschmolzen. «Na bitte, die Krebsdiät», scherzte ich. Ich ließ mich beurlauben. Vorübergehend befreit von dem ständigen Druck eines, wie ich nun einsah, unmöglichen Jobs, begann ich, lange Spaziergänge zu unternehmen, und entdeckte zum ersten Mal, daß meine Wohnung nur wenige Häuserblocks von einer hübschen Wohngegend mit Alleen und alten Bostoner Herrenhäusern entfernt lag.

Die Suche nach Alternativen zu einer Operation ging weiter. Ich konsultierte einen berühmten tibetischen Arzt, der behauptete, er habe Krebs nach einer uralten pflanzlichen Arzneimittelliste, die in einem medizinischen Ausbildungslabor an krebskranken Mäusen erprobt worden sei, erfolgreich behandelt. Er fühlte meinen Puls – seine fünf Finger spielten auf meinem Handgelenk wie auf einer kleinen Orgel – und untersuchte meine Urinprobe, indem er sie mit einem Strohbüschel verquirlte und kurz daran roch. «Ich glaube nicht, daß Sie Krebs haben», sagte er und stellte in verschnörkelter tibetischer Schrift ein Rezept aus.

Als ich ihn zu meinen Träumen befragte, nickte er nachdrücklich. «Jede Störung im ‹Halszentrum› ruft Träume hervor, die sehr wirklich erscheinen», sagte er. Er fügte hinzu, daß es nach tibetischer Tradition viele Arten von Träumen gebe, wobei die wichtigsten an

Vergangenes anknüpften, vor körperlichen Erkrankungen warnten oder «an die Zukunft erinnerten».

«Und wie soll ich meine Träume einschätzen?» fragte ich.

«Betrachten Sie sie so wie das wache Leben auch», erwiderte er.

Ich sah ihn verständnislos an.

«Wie Samsara», sagt er. «Wie Illusionen von Hoffnung und Angst.»

Ich nahm die Tabletten, die er mir gab – hübsch anzusehende Kunstprodukte in rosa Seide, versiegelt mit zierlich beschriftetem Wachs, nach weihrauchähnlichen Kräutern uralter, untergehender Welten duftend. Doch überzeugt war ich nicht. Schließlich rang ich mich zu der Einsicht durch, daß ich eine klare Diagnose brauchte, einen Namen, einen Anhaltspunkt. Ich nahm an einem «Spiel um Leben und Tod» teil, und die Einsätze hatten schwindelerregende Höhen erreicht.

Als ich meinen Arzt nach dem besten Diagnostiker fragte, empfahl er mir Dr. Wang, einen in China geborenen Arzt, der einer der führenden Schilddrüsenchirurgen des Landes war, bekannt für seine «messerscharfen» Biopsien. Als ich ihm im Krankenhaus in Massachusetts gegenübersaß, fiel mir mit Schrecken ein seltsamer Traum ein, den ich im Sommer vor meiner Krankheit geträumt hatte. Darin hatte ein Chinese mittleren Alters an meinem Hals herumoperiert und ein großes, mit einer Nadel bestücktes Geschoß herausgeholt.

«Ganz gleich, ob sich Ihr Tumor als gutartig oder bösartig herausstellt», sagte Dr. Wang, «es ist ein ernsthaftes körperliches Leiden, und das sollten Sie richtigen Ärzten überlassen.» Er fügte hinzu, er bezweifle die Macht des Geistes über den Körper durchaus nicht. Als junger Medizinstudent habe er eine Studie über den ungewöhnlich gleichmäßigen Herzschlag buddhistischer Mönche in Taiwan durchgeführt. «Doch das hier ist kein geistiges Problem mehr.» Dann wiederholte er wortwörtlich, was der Chirurg in meinem Traum gesagt hatte: «Das erledige ich schon.»

Er bestand darauf, daß ich, unabhängig von den Ergebnissen, auf der Stelle einen Termin für einen Eingriff mit ihm vereinbarte; er sei ziemlich ausgebucht, sagte er. Ich wollte meine Chance nicht verpassen. Es ist ja nur eine Vorsichtsmaßnahme, räsonierte ich mit mir, denn ich war ein wenig beunruhigt, als ich einen Termin bekam, der mir noch sechs Wochen Zeit ließ; im übrigen würde es meine Familie und meine Freunde beruhigen, die mich schon für verrückt erklärt hatten, als sie erfuhren, daß ich die Behandlung hinauszögerte. Ich warf einen kurzen Bick auf die Karte – das Datum im Februar fiel auf den Geburtstag meiner Mutter (ganz passend, wenn ich an ihren unerschütterlichen Glauben an die Medizin dachte).

Doch immerhin war erst Weihnachten, und ich beschloß, daß ich nach meiner fieberhaften Suche eine Verschnaufpause brauchte. Ich verbrachte den größten Teil der Woche mit meiner Tochter, las ihr Geschichten vor und schöpfte ein wenig Atem. Eines Abends sahen wir uns den Film *Ein Weihnachtslied* nach der gleichnamigen Erzählung von Charles Dickens an. Da war Scrooge, der sich unter seine Bettdecke verkroch und sich an seine Laken klammerte in dem verzweifelten Versuch, die Nachtgespenster abzuwehren, die ihm sein verpfuschtes Leben vorführten. Erstaunt stellte ich fest, daß ich mich mit ihm identifizierte. Auf heutige Verhältnisse übertragen, war Scrooge ein klassisches Arbeitstier. Er verachtete Beziehungen aller Art und fürchtete menschliche Nähe.

«Gibt es denn keinen anderen Weg, ihr Geister?» fragte er mit übertrieben zittriger Stimme. «Warum zeigt ihr mir das alles, wenn doch keine Hoffnung mehr für mich besteht?»

«Wenn du diese Heimsuchungen nicht erleidest», lassen sich die Geister vernehmen, «besteht keine Hoffnung, deinem Schicksal zu entrinnen.»

Ich drückte Leahs Hände und begann plötzlich hemmungslos zu weinen – Scrooge war keine Karikatur mehr, die nichts mit mir zu tun hatte.

«Wirst du sterben, wenn dein Tumor bösartig ist, Papa?» fragte Leah ohne Umschweife. Inzwischen wußte sie genau, worum es ging, wenn wir von «der Krankheit» sprachen.

«Ja, Liebes, doch dazu wird es nicht kommen, das verspreche ich dir», sagte ich und gab mir Mühe, überzeugend zu klingen.

«Papa», überrumpelte sie mich, «wenn du stirbst, bin ich nicht total traurig, weil wir ja meine ganze Kindheit zusammen verbracht haben.» Mit Schrecken erkannte ich, daß Leah sich bereits einzurichten begann und sich einen festen Standpunkt für die Zukunft sicherte, wenn alles auf die eine oder andere Weise gelöst sein würde. «Aber wenn du stirbst», fügte sie hinzu, «bin ich doch für den Rest meines Lebens traurig.»

Als die Untersuchungsergebnisse ein paar Wochen später auf Krebs hindeuteten – «vermischte Papillar- und Follikularzellen» hieß die offizielle Diagnose –, war ich nicht sonderlich überrascht. Meine intuitive Furcht hatte Gestalt angenommen. So seltsam es war, die Gewißheit erleichterte mich.

Zufällig hielt sich an jenem Tag ein anderer tibetischer Arzt in Boston auf. Ich suchte ihn auf. Auch er fühlte sorgfältig meinen Puls, den Kopf vorgestreckt, als lausche er intensiv. «Sie haben keine Anzeichen von Krebs», ließ mir der Mann über seinen Dolmetscher sagen. Ich schilderte ihm die Resultate der Biopsie, und er blickte mich eine Zeitlang unverwandt an.

«Wenn die westlichen Mediziner sagen, daß Sie Krebs haben, sollten Sie vielleicht eine Operation in Betracht ziehen.»

Ich war wie vor den Kopf gestoßen. «Sagt er das», fragte ich den Dolmetscher, «weil er glaubt, ich hätte nicht genug Vertrauen in seine Methoden?»

«Nein», widersprach er meiner Vermutung. «Er sagt, es gehe nicht um Vertrauen. Er sagt, er glaube nicht, daß Sie Krebs haben. Doch die westlichen Ärzte sagen es. Er sagt, Sie müssen wählen.»

«Wie denn?» Ich war gründlich verwirrt.

«Was Sie auch unternehmen», erwiderte der Dolmetscher, als der Heiler das Ende das Gesprächs signalisierte, «Sie sollten, sagt er, einen Großen Geist haben.»

Wie groß aber mußte mein Geist sein, um immer mehr unvereinbare Widersprüche aufzunehmen? Ich wußte nicht mehr, wem ich überhaupt noch vertrauen sollte. Den Ärzten etwa, die, mit der Diagnose in der Hand, einen widerlichen Eifer an den Tag legten, mir ein lebenswichtiges Organ zu entreißen? Meiner Freundin? Sie zog sich immer mehr in sich selbst zurück, verängstigt, schlaflos, halbe Tage weinend im Bett verbringend, kurz vor einem emotionalen Zusammenbruch stehend. Meinen Träumen? Nacht für Nacht betrat ich eine andere Welt, die einerseits niederschmetternd klar, andererseits zum Verrücktwerden mehrdeutig war. Die Trennlinie zwischen Wachen und Träumen – sogar zwischen Gegenwart und Zukunft – verwischte sich immer mehr.

Eines Nachts träumte ich von einem «heiligen Seestern» in meinem Hals. Am nächsten Tag, als ich, einem plötzlichen Impuls folgend, dem Naturwissenschaftlichen Museum von Boston einen Besuch abstattete, drückte mir ein Student, der sich als Museumsführer betätigte, einen lebendigen Seestern in die Hand. «Das erstaunliche an ihnen ist», sagte er, während das kleine Tier sich sanft auf meiner Handfläche bewegte, «daß ihnen verletzte Gliedmaßen nachwachsen.»

Da fiel mir die tibetische Deutung von Träumen als «Erinnerungen an die Zukunft» ein. Ich dachte über Hoffnung und Angst nach. Später stieß ich auf eine Beschreibung von C. G. Jung, die exakt auf meine Situation zutraf: Auch ich fühlte mich wie ein Auge in einem tausendäugigen Universum und zugleich unbeweglich wie ein Kieselstein auf der Erde. In dem Maße, in dem ich meine Machtlosigkeit der äußeren Welt gegenüber empfand, zog ich mich nach innen zurück.

Ich begann, Bücher über die sogenannte Krebspersönlichkeit zu lesen. Menschen, die zu Krebserkrankungen neigen, weisen Charakterzüge auf wie niedriges Selbstbewußtsein, ein tiefsitzendes Bedürfnis nach Anerkennung; eine Tendenz zu Beziehungen, die auf Abhängigkeit und auf einem eher verzweifelten als normalen Liebesbedürfnis beruhen. Der Psychologe Lawrence LeShan hat in einem vielbeachteten Ratgeber für Krebspatienten festgestellt, daß Krebspersönlichkeiten dazu tendieren, «‹gigantische Forderungen› an sich selbst zu stellen . . . ‹Wenn ich meine Ziele verwirklichen kann›, scheinen sie sagen zu wollen, ‹dann müssen die anderen mich akzeptieren und lieben.›» Anderen Untersuchungen zufolge verharrt der sogenannte «C-Typ» in nicht intakten Beziehungen, will um jeden Preis gefallen, ist übermäßig gewissenhaft und aufopfernd.

Ich beschloß, sofort einen Termin mit Dr. LeShan zu vereinbaren. Als ich seine spärlich beleuchtete Praxis betrat, fühlte ich mich zum ersten Mal seit Beginn meiner Leiden sicher. Alles an ihm – seine spitzen Finger, der Eulenblick, das wohltuende Durcheinander in seinem Büro – sagte mir: Es wird schon gut werden. Ich verstehe. Wir werden das gemeinsam schaffen.

Begierig, mich seiner Hilfe zu versichern, schilderte ich ihm rasch die Ereignisse der vergangenen Monate und begann anschließend, auf sein sanftes Drängen hin, die letzten zehn Jahre meines Lebens zu beschreiben: eine unglückliche Mußehe, eine bittere Scheidung, das dringende, verzweifelte Bedürfnis nach Erfolg. Nach einer Viertelstunde stoppte er meinen Redefluß. «Ich glaube nicht, daß es der

Tod in Ihren Träumen ist, mit dem wir uns beschäftigen müssen, mein Lieber», sagte er in seiner freundlichen, offenen Art. «Es ist der Tod in Ihrem *Leben*. Es stinkt geradezu nach Selbstverleugnung.»

Als er mich zur Tür brachte, legte er seinen Arm um meine Schultern und sagte eindringlich: «Sie müssen aus der Falle heraus, aus den eisernen Schranken. Doch irgendwie scheint der einzige Fluchtweg blockiert.» Ich blieb wie angewurzelt stehen.

«Sie haben einen inneren Saboteur», fuhr er fort und drückte zur Betonung meine Schultern. «Er meint es nicht gut mit Ihnen. Sie müssen herausfinden, wer er ist, bevor er Sie völlig vernichtet.»

Der Gedanke klang schaurig, aber wahr. Doch wer war der Verräter? Der Teil von mir, der die Operation nicht wollte? («Du hattest immer schon eine gewisse Todessehnsucht», ermahnte mich ein Freund, mit dem ich früher gemeinsam Liedtexte verfaßt hatte. «Wenn ich so ein Ungeheuer in meinem Hals hätte, würde ich Himmel und Hölle in Bewegung setzen, es morgen schon entfernen zu lassen.») Oder der Teil von mir, der meine körpereigene Heilkraft anzweifelte? Auf jeden Fall begann ich, meine Krebserkrankung als persönliche Botschaft zu betrachten, grausam wie die Notiz eines Entführers, zusammengesetzt aus großen Zeitungslettern:

ÄNDERE DICH ODER STIRB.

An diesem Punkt jedoch schien der innere Wandel von sekundärer Bedeutung. In der nur allzu wirklichen äußeren Welt zerfiel mein Körper, so wie der Rest meines Lebens. Susan hatte mir abrupt verkündet, daß sie nach Colorado zurückkehren wolle. «Tut mir leid», sagte sie mit einer Stimme, die aus einem verborgenen Abgrund emporzuschweben schien. «Ich geh kaputt.» Der Herausgeber des *New Age Journal* hatte mich zum Essen eingeladen – wie ich vermutete, um unser sich dahinschleppendes Arbeitsverhältnis zu beenden; ohne lange Vorreden teilte er mir mit, man habe mir gekündigt.

Als dann ein Freund von der Westküste anrief und mich in einen Ort nördlich von San Francisco einlud – «Im Zweifelsfall immer Kalifornien», schlug er fröhlich vor –, schien mir das, wenn nicht eine Lösung meiner Probleme, so doch zumindest ein gangbarer Weg. Boston zu verlassen, seine schnell gerinnenden Erinnerungen und seine grauen, matschigen Winter einzutauschen gegen ein paar ziellose, sonnige Wochen, war eine gute Idee.

Von dem Haus aus, in dem mein Freund mich untergebracht hatte, genoß ich einen wunderschönen Blick auf Mount Tamalpais. Die langen Abende dufteten nach Geißblatt. Eines Tages nahm mich mein Gastgeber – ein freundlicher, wenn auch ein wenig arroganter Millionär – zu einer indianischen Schwitzhüttenzeremonie auf dem Anwesen eines Freundes mit, das nur ein paar Fahrstunden weiter im Norden lag.

Der alte Medizinmann – ich habe seinen Namen oder seinen Stamm nicht verstanden – war ein freundlicher, zahnloser Herr in Jeans und abgetragenem, rotkariertem Hemd. Ich mochte ihn auf Anhieb. Zusammen mit seinem Sohn errichtete er den ganzen Nachmittag ein luftdichtes Kuppeldach aus gebogenen jungen Zweigen und Leinwand. Bei Sonnenuntergang krochen wir zu zehnt hinein. Auf einem gegabelten Stock wurden glühendheiße Steine aus vulkanischem Basalt hereingereicht. Eine heilige Pfeife machte die Runde. Das Wasser, das in die Vertiefung in der Mitte geschöpft wurde, zischte auf, und heiße Nebelschwaden drangen in unsere Lungen.

In kleinen Rinnsalen lief mir der Schweiß am Körper herab; ich spürte, daß ich an einem nackten mexikanischen Teenager neben mir klebte. Der schlüpfrige Druck ihrer Hüfte war jedoch eher tröstlich als erotisch. Plötzlich gewahrte ich das Gesicht des Medizinmannes direkt vor mir. «Wo ist die Krankheit?» fragte er heiser. Ich führte seine Hand an meinen Hals. Ohne Vorwarnung setzte er den Mund an dieser Stelle an und begann nach Leibeskräften zu saugen. Ich spürte den kratzigen Stoppelbart um seine Lippen, als küßte mich ein unrasiertes Neunauge. Dreimal saugte er und spuckte eine scharf riechende Flüssigkeit ins aufzischende Feuer.

Es war ein seltsamer, großartiger Augenblick: der Schweiß und der Dampf in der pechschwarzen Finsternis, das Gefühl, in einem kollektiven Schoß geborgen zu sein, die Gebete, die sich zu einem vielschichtigen Chor aus murmelnden, brummenden und jaulenden Stimmen steigerten, die Sicherheit und die Zärtlichkeit, mit denen der alte Mann die Zeremonie führte.

In jener Nacht hatte ich den ersten guten Traum seit Monaten: Ein paar grauhaarige alte Cowboys hatten in einer Bar eine Schlägerei angefangen und wurden von der Polizei abgeführt. Doch ehe man sie abtransportierte, mußten sie «Versöhnlichkeitsklauseln» unter ihre

Landurkunde setzen. Dann reichte man ihnen ein Erntedankessen im Stil der Heilsarmee.

Beim Aufwachen dachte ich: Vielleicht verzichtet die Krankheit auf ihr Eigentum. Vielleicht kann ich mich um Versöhnung bemühen. Am nächsten Tag, als ich mit dem Hund meines Gastgebers auf einen Hügel stieg, überkam mich plötzlich das Verlangen, mich hinzusetzen und einen «Dialog» mit der Krankheit zu führen – nach einer Technik aus der Gestalttherapie, von der ich gelesen hatte.

«Warum bist du gekommen?» fragte ich laut und kam mir unsagbar albern dabei vor. Ich war überrascht, als eine Stimme, erstickt und rollend, anscheinend ohne mein Zutun aus meinem Hals drang.

«Kann so nicht leben», hörte ich die Stimme mit tiefer Bitterkeit krächzen. «Zu grausam», sagte sie, «zu grausam, um zu leben.»

«Ich werde mich ändern», sagte ich und war froh, daß niemand Zeuge dieses Selbstgesprächs wurde. Dann hörte ich mich flehen: «Bitte, gib mir das Leben zurück.»

Die Stimme lachte schrill, während der Hund ängstlich aufjaulte und mich schräg von unten anschaute. «Du wüßtest ja doch nichts damit anzufangen.»

An dieser Stelle war der «Dialog» beendet. An den folgenden Tagen ging es mir viel besser. Dennoch wußte ich nur zu gut, daß die Uhr tickte, und mein endgültiger Operationstermin tauchte bedrohlich wie ein Riff im Wasser vor mir auf.

Ich dachte an einen Traum zurück, in dem Indianer und Schwarze – womit ich Brasilien assoziierte – ein Ritual für meinen Hals durchgeführt hatten, indem sie lange, leere Spritzen ansetzten. Eines Tages konsultierte ich einen befreundeten Anthropologen, der über südamerikanische Geistheiler arbeitete, und schilderte ihm die Traumszene.

«Die besten Heiler der Welt leben in Brasilien», sagte Alberto. «Der erstaunlichste unter ihnen ist Edson Quieroz. Er ist ausgebildeter Arzt, der im Trancezustand Pseudooperationen durchführt – oder gar echte Eingriffe. Manchmal steckt er einfach eine große, leere Spritze in das erkrankte Organ, und es wird wieder gesund. Dann wieder benutzt er ein Skalpell, ohne Anästhesie. Ich war dabei, als er einer Frau einen Tumor entfernte, die sich sonst sicher einer Brustamputation hätte unterziehen müssen. «Vielleicht», meinte er gedankenverloren, «könnte er deinen Tumor abtöten, ohne die gesamte Drüse zu entfernen.»

Alberto legte ein Videoband ein, das er vor ein paar Jahren während seiner Feldstudien gedreht hatte. Darin behauptete Dr. Quieroz – tagsüber konventioneller Gynäkologe in Rio de Janeiro, des Nachts spiritistischer Arzt – vom Geist eines verstorbenen deutschen Feldchirurgen, eines Dr. Fritz, besessen zu sein, wenn er operiere. Er grub sich mit Händen und Skalpell in die Brust einer Frau und entnahm eine blutige Gewebemasse. Die Frau, die gänzlich ohne Betäubung auskam, sah man kurz darauf munter mit den Filmemachern plaudern. Sie blieb bei ihrer Aussage, daß sie «nur ein leichtes Kribbeln» verspürt habe.

Ich begann mich mit dem Gedanken an eine Reise nach Brasilien zu beschäftigen. Ich wollte unbedingt irgend etwas unternehmen, nur um nicht ins Krankenhaus gehen zu müssen und für immer ein lebenswichtiges Organ einzubüßen.

Auf Albertos Empfehlung fuhr ich nach Sausalito, um mit einem brasilianischen Psychologen, Edmundo, zu reden, der Quieroz bei vielen Operationen begleitet hatte. Edmundos Wohnung lag über der Bucht mit den unzähligen, einst Künstlern vorbehaltenen, inzwischen allerdings hoffnungslos überteuerten Hausbooten Sausalitos. Edmundo, ein imponierender Mann mit Vollbart, Anfang Dreißig, verbreitete die Aura eines Menschen, der mit sich und der Welt in Einklang lebt, die Schultern entspannt, die Arme locker. «Setzen Sie sich», sagte er und deutete mit einem freundlichen Wink auf eine Couch ihm gegenüber.

Ich begann, meine Geschichte herunterzurasseln, und überschüttete ihn mit Fragen. Er schaute mich mit sanften, neugierigen Augen an. «Einmal habe ich gesehen, wie Edson einer Frau Mitte Zwanzig drei große Tumore aus der Brust holte. Es war hochdramatisch. Sie war hellwach und sagte, es fühle sich so an, als kratze er sie nur mit dem Fingernagel. Doch viele Leute sind vorsichtig, wenn er in Trance ist. Denn manchmal zückt er im Wartezimmer einfach sein Skalpell, wählt jemanden aus und nimmt einen Eingriff vor. Manche Ärzte sind der Meinung, daß Dr. Quieroz lediglich einfache Hypnose in Verbindung mit normalen chirurgischen Techniken anwendet.»

Mitten im Gespräch hielt Edmundo inne und sah mich mit einem verwirrten Ausdruck an. «Wissen Sie», sagte er in seinem singenden portugiesischen Tonfall, «als Sie vorhin kamen, dachte ich zuerst: ‹Warum kommt der ausgerechnet zu mir? Er ist der erstklassige Chefredakteur einer allseits bekannten Zeitschrift. Er muß doch im ganzen Land Leute haben, die sich gern um ihn kümmern würden. Er muß doch Freunde und Familie haben.›» Er blickte mich unverwandt an. «Ich glaube, erst jetzt habe ich erkannt: Er ist völlig allein.» Tränen traten mir in die Augen. «Wie kommt es, daß Sie so allein sind?»

In den folgenden fünf Minuten saßen wir uns schweigend gegenüber. Ich fühlte mich nackt und ausgeliefert. Dann stand ich auf und ging zur Tür. «Warten Sie», sagte er. «Wollen Sie nicht mit uns zu Abend essen?» Er schaute mich mit entwaffnender Offenheit an. Ich lehnte hastig ab und behauptete, ich sei mit jemand anderem zum Essen verabredet. Ich schämte mich, durchschaut worden zu sein. Ich war gezwungen, der Tatsache ins Auge zu sehen, daß ich ganz einfach einsam war, und Alleinsein in meiner Verfassung offenbarte mir etwas, dem ich mich nicht stellen wollte.

Bis zu meinem Eingriff blieb mir noch etwas mehr als eine Woche. In jener Nacht war mir, als bräche mein Verstand mit kleinem, trockenem Knacken entzwei. Da ich nicht mehr aus noch ein wußte, begann ich zu beten, etwas, das ich seit meinem elften Lebensjahr nicht mehr getan hatte, als ich den gestrengen jüdischen Gott anflehte, mitzuhelfen, eine verlorene Zahnspange wiederzufinden, die meine Eltern ein kleines Vermögen gekostet hatte. «Bitte, lieber Gott», sagte ich und kam mir wie ein Idiot vor, «gib mir ein Zeichen. Irgend etwas. Ganz gleich was. Ich bin verloren.» Nachdem ich eine Zeitlang auf den Knien herumgerutscht war, stand ich auf und bemerkte, daß das Telefon in der Küche, dessen Klingel nicht funktionierte, stumm blinkte. Ich nahm den Hörer ab und vernahm das Knacken eines Auslandsgesprächs.

«Ich bin Gary», hörte ich eine Stimme am anderen Ende der Leitung. «Ich bin Reporter hier unten in Rio. Edmundo sagte mir, Sie wollten hierherkommen. Ich wollte Ihnen nur sagen, daß ich über Quieroz ein paar Rercherchen durchgeführt habe und auf einen Fall stieß, bei dem er Schilddrüsenkrebs nur unter Verwendung von Nadeln heilte. Wenn Sie wollen, kann ich es so einrichten, daß Sie ihn nächste Woche schon aufsuchen können.»

Ich entschied mich sofort. «Soll ich etwas Besonderes mitbringen?» fragte ich.

Krachen in der Leitung.

«Wie bitte?» rief ich. «Die Verbindung ist so schlecht . . .»

«Ich sagte», wiederholt der Mann sanft und deutlich, «bringen Sie Vertrauen mit.»

Zwei Tage darauf, am Abend vor meiner gebuchten Abreise, saß ich mit einem Freund beim Abschiedsessen. Während wir auf den unerträglich lahmen Kellner warteten, rief ich Susan an, um mich von ihr zu verabschieden. «Ich habe ja bisher nichts sagen wollen», sagte sie langsam, nachdem sie hörbar eingeatmet hatte, «aber ich glaube, was du da machst, ist verrückt. Und vermessen. Du weigerst dich zu tun, was du tun mußt, obwohl du genau weißt, daß dir nichts anderes übrigbleibt. Hör auf, den tragischen Helden zu spielen. Füge dich», wiederholte sie dauernd. «Fahr nach Hause und leg dich ins Krankenhaus.»

Ich schwankte. Doch am nächsten Morgen befand ich mich auf dem Flug nach Miami, von wo ich Anschluß nach Rio hatte. Während die Maschine über den Kontinent dröhnte, hatte ich das Gefühl, vor dem medizinischen Urteil zu flüchten. Ich war ein Heimatloser, so wie der Typ, der nach dem großen Zugraub nach Brasilien verduftete. Das Flugzeug landete wegen heftigen Gegenwinds mit Verspätung in Miami; mir blieben nur fünfzehn Minuten, um die letzte Etappe nach Rio anzutreten. Ich hatte nicht einmal genug Zeit, mein Gepäck zu holen, so daß ich mit leeren Händen weiterreisen würde. Irgendwie schien es der Situation angemessen.

Wie ein Schlafwandler stieg ich aus dem Flugzeug. Ein Stakkato spanischer Laute durchschnitt die Luft, als ich den Flughafen von Miami durchquerte, doch ich hatte das Gefühl, als schleppte ich mich kraftlos auf dem Grunde des Ozeans voran. Die drängelnde, farbenfrohe Menschenmenge teilte sich sacht vor mir wie Seeanemonen.

Das geschäftige Treiben des Terminals klang seltsam gedämpft. In mir baute sich ein Druck auf, der sich wie Watte auf meine Ohren legte. Mein Blick wurde verschwommen. Während ich mechanisch einen Fuß vor den anderen setzte, wurde die Welt um mich herum durch einen Sog aus Worten und Bildern ersetzt: Leahs ängstliches Gesicht. Ein Ultraschallbild in Grautönen mit einem tumorverdächtigen weißen Schimmer. Die Bemerkung eines Spezialisten, daß

Schilddrüsenkrebs über den Nervus laryngealis hinunter zu den Stimmbändern mäandern könne wie eine Pythonschlange, die heimtückisch einen Stamm hinabgleitet, oder – schneller noch – wie eine Natter, die meine Stimme überraschend und blitzartig tötet. Ein entfernter Bekannter, der mich mit tränenerstickter Stimme angefleht hatte, ins Krankenhaus zu gehen, weil *sein* Freund «in irgendeine dubiose mexikanische Klinik ging und starb».

Was wäre, wenn ich nach Brasilien führe und der Tumor dank einer unerklärlichen Gnade schrumpfte, nur um nach Jahren zu einem noch bösartigeren Zelltyp zu degenerieren? Oder wenn ich meinen konventionellen Operationstermin verpaßte und der Tumor in den Monaten, in denen ich auf einen neuen Termin bei Wang warten müßte, metastasieren würde? Was, wenn der mysteriöse Dr. Quieroz beschließen würde, ohne Anästhesie zu operieren oder wenn er in seiner Trance eine Arterie verletzte? «Er ist nicht verrückt», hatte Edmundo mir versichert. Doch woher sollte ich das wissen?

Drei Brasilianer gingen an mir vorüber und bliesen ausgelassen auf Papptrompeten. Sie fuhren heim. Als einer von ihnen sich zu mir umwandte, war ich versucht, einen Satz nach vorn zu machen, ihn beim Arm zu packen und den dreien mein Herz auszuschütten. Dann würden sie plötzlich ernst werden und mir mitleidig zuhören. Dann würden die Götter, die sonst nur in meinen Träumen lärmten, vielleicht in sie fahren, in diese lauten, sorglosen Männer in ihren hellen Hemden, und durch sie mit sonorer Stimme verkünden, daß ich auf jeden Fall geheilt würde.

Meine Träumerei wurde von einem kleinen Mann mit sorgfältig gestutztem Schnurrbart und blauer Uniform unterbrochen, der mir wie wild zuwinkte. Ich hatte den Schalter der Fluglinie erreicht. «Haben Sie Ihr Ticket? Fliegen Sie mit dieser Maschine? Kommen Sie, kommen Sie, mein Herr. Schnell. Wir starten!»

Ich hörte, wie die Motoren der Maschine dröhnend auf Touren gebracht wurden. Als wir im Laufschritt am Ende der Rampe angekommen waren, brach mir der Angstschweiß aus. «Kommen Sie, mein Herr, haben Sie keine Angst», versuchte mich einer der Piloten in blauer Uniform zu überreden, während ich unschlüssig an der Tür stand, die mir jetzt wie eine surrealistische, endgültige

Schwelle vorkam, ein Punkt, hinter dem es kein Zurück mehr gab. «Die brasilianischen Piloten sind die besten.» Die hübsche Stewardeß, die direkt neben ihm stand, warf ihm einen raschen Blick zu und lachte kehlig.

Ohne mir dessen bewußt zu sein, trat ich in Panik einen Schritt zurück, nur weg von der Flugzeugtür, einen zweiten, einen dritten, wie eine Aufziehpuppe, wirbelte dann herum und rannte über die Rampe vom Flugzeug weg. Verwirrt streckte der kleine Mann im Blazer die Hand aus, um mich zurückzuhalten, während ich an ihm vorbeifegte. «Ich kann nicht», japste ich. «Ich habe zuviel Angst.»

Später, in einem Hotelzimmer am Flughafen, während ich den Jets lauschte, die in die Nacht brausten, spürte ich, wie sich in mir etwas zusammenzog, sich verdichtete, wie ein Stern, der in sich zusammenfällt. Die kalte, schwere Asche der Niederlage ballte sich in meinem Bauch. Am nächsten Morgen flog ich nach Boston zurück.

«Wir waren uns nicht ganz sicher, ob Sie aufkreuzen würden», sagte die Aufnahmeschwester ein paar Tage danach in der Anmeldung des Krankenhauses, als ich die Papiere unterzeichnete, die sie mir vorlegte. «Sie kommen ja nicht nur für einen Abstrich.» Ich nickte. «Sie sehen eigentlich zu gesund aus fürs Krankenhaus», scherzte die Schwester, die mich in mein Zimmer führte.

Am nächsten Morgen klopfte es an der Tür, und ein alter Chicano-Krankenwärter schlurfte herein. Mit Händen und Füßen machte er mir begreiflich, daß er meine Brust rasieren wolle. In meinem desorientierten Zustand, der noch verstärkt wurde durch das Beruhigungsmittel, das man mir am frühen Morgen verabreicht hatte, hatte ich das Gefühl, einer rituellen Waschung unterzogen zu werden. Kindliche Passivität überkam mich. Vielleicht gelingt es ihnen, die Träume zu verscheuchen, dachte ich. Ein zweiter Pfleger trat ein, verfrachtete mich auf eine fahrbare Trage und schob mich über den Flur in einen Aufzug. Hatte der Henker in meinem Alptraum mich nicht in einem Aufzug nach unten gefahren? fragte ich mich halb betäubt. Dann glitt ich durch die doppelten Schwingtüren des Operationssaals.

Dr. Wang wartete bereits, den Mundschutz unter dem Kinn, die unbehaarten Unterarme entblößt. In seiner grünen Uniform sah er wie der joviale Kapitän der Bowlingmannschaft der Kompanie aus.

Gnädig lächelte er auf mich herab. «Na, wie geht's uns denn?» fragte er fröhlich.

«Ich habe Angst», sagte ich schwach. «Versuchen Sie, so wenig wie möglich herauszuschneiden, ja?»

«Machen Sie sich mal keine Sorgen», brummte er, «wir sind hier Experten auf dem Gebiet.» Ein kaltes, helles Licht wurde über mich geschoben, ein Magnesiummond bedeckte den ganzen Himmel. Als der Anästhesist eine Vene fand, spürte ich, wie ein flüssiger Schauer meinen Arm heraufkroch. Ich erinnere mich noch, daß ich nach Wangs Hand griff, denn ich suchte nach einem Lebenszeichen in diesem Raum voller schwebender Chromapparate und glitzernder Kacheln. Ein plötzlicher Schwindel erfaßte mich, dann sank ich Schicht für Schicht in geologische Tiefen hinab. Während ich aus dem Licht dieser Welt trudelte, hielt ich seine Hand noch immer fest.

Ich glaube, ich hatte fast erwartet, mich an die Ereignisse während der Operation erinnern zu können, wie manche Patienten behaupten: an das Klappern der Instrumente, den Klatsch der Operationsschwestern, das Zischen des Sauerstoffgeräts, an Wangs Hände in grünen Handschuhen, die in mich hineinlangten und eine bleibende Veränderung an mir vornahmen. Doch da war nichts dergleichen. Ich wußte aus späterer Lektüre des Operationsprotokolls, daß mein kraftloser Körper am Tisch festgeschnallt und in eine schräge Sitzhaltung gebracht worden war. Man hatte mir den Hals elegant und exakt aufgeschlitzt. Danach, so heißt es dort knapp, «wurden die linken Muskelfasern durchtrennt. Der linke Schilddrüsenlappen wurde freigelegt. Die Lobektomie wurde durchgeführt.»

Ich weiß nicht mehr, wann ich aufwachte. Ich erinnere mich lediglich an meinen ersten Gedanken: Das ist die Hölle. Während aus einer Flasche Salzlösung in meine Venen tropfte, erkannte ich mit dem vernichtenden Schlag einer Offenbarung die Bedeutung des Foltertraums am Geburtstag meiner Tochter. Da lag ich nun, die Arme wie im Traum in Plastikschläuchen verfangen, der Hals brannte vor Schmerz, und ich rief nach einem Gott, der mir nun nicht mehr helfen konnte. Auch die ersten verwirrenden Träume des Geköpftwerdens fanden endlich eine Erklärung in der bösen roten Wunde, die sich über meinen Hals zog.

Ich fragte mich jetzt, ob der axtschwingende Henker, von dem ich geträumt hatte, nicht, wie ich vermutet hatte, Schnitter Tod mit seiner Sense gewesen war, sondern ein Chirurg.

Nach ein paar Tagen wurde ich entlassen. Leah hatte ein Schild an die Tür gehängt: ERHOLUNGSZIMMER, verziert mit einer glücklichen Kinderwelt voller Rotkehlchen und Sonnen. Doch da ich vor Schmerzen regelrecht wimmerte, war es mir unmöglich, eine tapfere Miene aufzusetzen. Wo noch vor kurzem ein lebendes Organ pulsiert hatte, spürte ich einen unheimlich leeren Raum, einen unnütz pendelnden Strang.

Jeden Tag wachte ich nun vor Sonnenaufgang aus einem traumlosen Schlaf auf, tastete mit der Hand nach der winzigen gelben Tablette, die mich künftig am Leben halten sollte. Mein Körper fühlte sich leblos an wie ein ausgetrockneter Sumpf, in dem kaum noch lebendiges Grün rankt. Als Leah mich einmal besuchte, zog sie ihr Lieblingsstofftier, ein Schweinchen, aus ihrem Beutel – «Es soll dir Gesellschaft leisten, Papa, wenn du so traurig bist». Zu meiner Scham barg ich mein Gesicht in seinem weichen Acrylfell und weinte. Ich hatte das unbestimmte Gefühl, einen schrecklichen, nicht wieder rückgängig zu machenden Fehler begangen zu haben.

Hunderte von Briefen waren inzwischen angekommen, Antworten auf einen Leitartikel im *New Age Journal*, mit dem ich mich vor Monaten verabschiedet hatte. «Es rührt mich, daß Sie noch Hoffnung haben, entschlossen und realistisch sind», hieß es in dem Brief einer Frau aus Quebec. «Ich finde ja das ganze Getue um New Age etwas unseriös, aber ich habe echtes Interesse daran, wie es mit Ihnen weitergeht.»

Obenauf lag ein Brief von Susan mit einem Horoskop für den Tag, an dem ich in Brasilien hätte sein sollen. «Was ein Versprechen war, wird nun Realität. Sie bekommen, worum Sie gebeten haben.» Darunter ein Umschlag mit dem pathologischen Abschlußbericht des Krankenhauses. «Drei Schilddrüsenproben gleich nach der Operation erhalten», hieß es in dem Computerausdruck. «Der Tumor ist ein fester Knoten von 2,5 cm Durchmesser.» Da stimmte etwas nicht. Ich durchwühlte meine Papiere und fand das Ergebnis meines ersten Ultraschalltests: «Ein großer Knoten von 3,5 cm.» Entgegen allem, was man mir als möglich in Aussicht gestellt hatte, war der Tumor offensichtlich im Verlauf von nur einem Monat geschrumpft. Was wäre wohl geschehen, wenn ich mich in das Flugzeug gesetzt hätte oder wenn ich einfach abgewartet hätte, um mehr Klarheit zu erlangen?

Habe ich den heimlichen Saboteur gefunden? dachte ich und fragte mich, wieviel weiter der Prozeß fortgeschritten wäre, wenn ich nicht eingegriffen hätte. War ich es selbst?

Dr. Wang hielt das Ergebnis seiner Operation für einen nachhaltigen Erfolg, auch wenn er nebenbei bemerkte, die Geschwulst habe sich als weniger bösartig herausgestellt als zunächst angenommen. Ich selbst fühlte mich jedoch körperlich entstellt. Auf der Suche nach Trost flog ich zurück nach Colorado, traf mich mit den drei besten Freunden meines Lebens, das nun offenbar ein anderes war. Ich versuchte ihnen zu erklären, wie ich mich fühlte: Daß, sobald die Wirkung des Medikaments nachließ, gleichsam das Leben aus meinem Körper wich wie Wärme aus nichtisolierten Häusern, so wie man es während der Energiekrise in den Siebzigern auf Infrarotfilm zeigte. «Komm, trink einen Schluck», sagte einer von ihnen nicht unfreundlich. «Entropie ist überall. Uns allen geht die Puste aus.»

Sie behandelten mich zuvorkommend wie einen Arm- und Beinamputierten, doch ich spürte, daß sie es zuweilen leid waren: Die Ärzte sagen doch, daß du wieder in Ordnung bist. Freu dich darüber und finde dich damit ab. Meine Anwesenheit fiel ihnen allmählich zur Last.

Ein paar Monate nach meiner Ankunft in Boulder erhielt ich einen Anruf von Edmundo. «Ich fahre mit einer Gruppe nach Brasilien», sagte er nur. «Du mußt mitkommen.» Ich wußte, daß er recht hatte; ich mußte versuchen herauszufinden, was mich dort erwartet hätte, was die Träume bedeutet hatten, was hätte geschehen können, wenn ich den gefahrvollen Weg gewählt hätte, der sich wie durch einen Zauber vor mir aufgetan hatte.

Es ist drei Uhr morgens, eine feuchte Nacht in der Küstenstadt Recife. Ich stehe neben Dr. Edson Quieroz, während er einen großen, tiefsitzenden Tumor aus dem Rücken eines Mannes entfernt. In dem kleinen weißen Raum drängen sich zwanzig Menschen; zweihundert, darunter Frauen mit ihren Kleinkindern, warten noch draußen. Der Mann, dessen Miene zwischen Glückseligkeit und nervöser Unruhe schwankt, ist während des zehnminütigen Eingriffs hellwach.

Ein Schlager plärrt aus dem Lautsprecher auf der Fensterbank und hallt von den gekachelten Wänden wider.

Quieroz bewegt sich, wenn er von «Dr. Fritz» besessen ist, mit den langsamen, ruckartigen Bewegungen eines Monsters aus alten Horrorfilmen. Er läßt den Tumor in die Hand der verdutzten Frau zu meiner Rechten fallen. Der Geruch nach frisch aufgeschnittenem Fleisch steigt mir in die Nase, bevor ein Assistent den Tumor an sich nimmt, um ihn in ein Marmeladenglas mit rotem Schraubverschluß zu stecken. Ich kann mir nicht helfen, aber mir ist, als wäre ich in eine Kochstunde geraten.

Ich werfe einen Blick zu dem erschöpften Mann auf dem Operationstisch; als er meinen Blick erwidert, wackelt er komisch mit den Augenbrauen wie Groucho Marx. Quieroz entfernt einer Frau den Brusttumor – auch sie hält die Augen offen und zuckt kaum, als er ihr tief in die Haut schneidet.

Einer meiner Reisegefährten, ein Chirurg und amtlich zugelassener Hypnotiseur, der sich für die Geschichte der Medizin begeistert, kommentiert laufend: «Bei Bewußtsein blutet ein Mensch weniger stark als unter Narkose», raunt er mir zu, während das Messer erneut schneidet. «Darum hat im 19. Jahrhundert der große Esdaile dem Royal College gezeigt, daß er ein brandiges Glied unter Hypnose amputieren konnte, während sein hellwacher Patient – ein Soldat, glaube ich, irgendeine Kriegsverletzung – einfach dalag und...» Doch nun bedeutet mir Dr. Quieroz, immer noch in Trance, Platz zu nehmen. Mit steifen Schritten kommt er auf mich zu, und noch ehe mir recht bewußt wird, was geschieht, stößt er vier riesige, leere Subkutannadeln in den schäbigen Rest meiner Schilddrüse. Mit dem Finger treibt er eine Nadel noch weiter hinein, wie ein Zimmermann, der einen Nagel einschlägt. Ich kneife die Augen fest zusammen, und als ich sie öffne, ist der Fußboden mit Blut bespritzt. Nach ein paar Minuten entfernt er die Nadeln. Ein Assistent bietet mir einen kleinen Becher «Weihwasser» an, während ich mich zitternd auf einen anderen Stuhl setze. Ich kann nicht sagen, daß ich irgendeine Wirkung verspüre. Es kommt mir nur so vor, als seien riesige Nadeln in meinen Hals gerammt worden und, wie erwartet, tut es weh.

Später in meinem Hotelzimmer fragte ich mich, warum mir so daran gelegen war, einen Geistheiler aufzusuchen, der gleichzeitig Doktor der Medizin war, der Subkutannadeln als rituelle Instrumente einsetzte und sicher Operationen ohne Narkose mit dem Skalpell durchführen konnte. Auf andere hatte es den Eindruck einer verrückten Flucht vor der Realität gemacht, obwohl ich durchaus eine vernünftige Erklärung hatte: die kleine Chance nämlich, daß ich ein lebenswichtiges Organ vor einem für mich letztlich grausameren, wenn auch in größerer Sauberkeit und besserer Beleuchtung durchgeführten Eingriff bewahren konnte.

Ich glaube, daß ich mit der Konsultation von Edson Quieroz, dem klassisch ausgebildeten Gynäkologen tagsüber und spiritistischen Tranceheiler bei Nacht, versuchte, einen Archetyp zu finden, einen Arzt, der sowohl die spirituellen als auch die physischen Komponenten miteinander verband, den Medizinmann und den Wissenschaftler. Vielleicht war es das, wonach ich so eifrig, aber blind gesucht hatte: nicht nur Schulmedizin, sondern einen Gral, ein dramatisches Ritual, um die Selbstheilungskräfte zu mobilisieren, die, so war es mir vorgekommen, sich gerade zu rühren begannen.

Sicher gibt es solche Kräfte. Die Literatur über Spontanremissionen enthält Hinweise auf Fälle, in denen auch Tumore im Endstadium auf geheimnisvolle Weise verschwanden. Sogar mein Tumor hatte anscheinend, angeregt durch mysteriöse innere Prozesse, das Feld teilweise geräumt. Doch es war mir klar, daß das, was ich erhofft hatte – daß Quieroz mich womöglich mit Voodoo-Nadeln behandeln könnte, daß er das kleine Stück, das meine Chirurgen mir von der Schilddrüse gelassen hatten, wiederbeleben könnte, daß er ihren zerstörten Mechanismus wieder in Gang setzen könnte –, daß dies alles weit hinter den Möglichkeiten lag, die er besaß oder auch nicht besaß. Ich hatte bereits gewählt.

Ich wußte nun, daß es niemanden gab, der den Vorhang zurückziehen konnte, um mir zu zeigen, ob die Lady oder der Tiger dahinter gelauert hatten. Seit der Operation hatte ich das Gefühl gehabt, als hätte ich in dem explosiven Augenblick der Entscheidung eine Art Teilung des Schicksals erlebt, als gäbe es irgendwie zwei Hälften von mir – die eine, die weitergemacht hatte, und die andere, die gezögert hatte und für immer zurückgelassen worden war. Noch Monate danach konnte ich dieses Schattendoppel spüren – ob Dummkopf oder Held würde ich niemals wirklich wissen.

Doch jetzt war es Zeit, wieder zu einem Ganzen zu werden. Ich hatte meinen Weg gewählt. Nun mußte ich den Heimweg finden.

1 Das Haus der Medizin hat viele Zimmer

Welch ungeheurer Riß
in meinem Leben und in allem,
um mit meinem ganzen Selbst
in allem zu sein;
um nie zu sein aufzuhören
mit meinem gesamten Selbst in allem.

Juan Ramón Jiménez

«Warum mußt du dich denn unbedingt fragen, ob du richtig entschieden hast?» wundern sich meine Freunde. «Die Chirurgen haben sich um den Krebs gekümmert. Du mußt jetzt nur noch jeden Tag eine kleine Pille schlucken. Die Alpträume haben ein Ende. Du hast getan, was jeder in deiner Situation getan hätte; du warst klug genug, dein Leben nicht aufs Spiel zu setzen.» Die Träume, sagen sie, seien Halluzinationen gewesen, Sirenen, die mich in gefährliche Untiefen hätten locken wollen. Es gibt sogar einen medizinischen Fachausdruck dafür: Oneirismus, traumähnliches Erleben.

Doch sosehr ich mich auch darum bemühe, diese Interpretation will mir nicht in den Kopf. Mir ist gleichgültig, wie die anderen es sehen – ich weiß, daß ich mich mitten in einem Mysterium der Operation unterzog, einem Rätsel, das ich nicht zu lösen vermochte und vielleicht auch nicht wollte. Ich steckte in einem Kampf zwischen zwei Welten: Auf der einen Seite das Reich der Psyche, eine Jakobsleiter, von deren oberen Sprossen aus betrachtet meine medizinische Wahl wie eine Travestie anmuten mußte; auf der anderen der Bereich des wissenschaftlichen Materialismus, aus dessen Sicht man einer bedauernswerten Phobie unterliegt, wenn man «Routineoperationen» gegenüber mißtrauisch ist. In meinen rätselhaften Alpträumen war ich vor unbesonnenen, Schlachtermesser schwingenden blonden Kindern weggelaufen, vor verrückten Wissenschaftlern in verschmutzten Kitteln, die das Blut ihrer an Operationstischen festgeschnallten Opfer tranken. Im Wachzustand saß ich vor polierten Mahagonischreibtischen und sprach mit jenen alles durchschauenden, erfahrenen Weißkitteln, die mir von jeher versichert hatten, sie würden schon alles in Ordnung bringen.

Diese Welten redeten in verschiedenen Sprachen. Die Ärzte hatten meine Krankheit als einen unerbittlichen Killer dargestellt. Nach den Schrecknissen, die mich nachts verfolgten, konnte ich ihrer Version nur beipflichten. Doch als ich mich meinen Träumen aufmerksamer zuwandte, wurde mir klar, daß diese mir den Tumor bildhaft als «Krabbenstäbchen» zeigten – diese raffiniert gewürzten und gefärbten Sachen aus dem Supermarkt, die wie Krabben aussehen (Symbol für das astrologische Zeichen Krebs), jedoch nur aus gewöhnlichem Fisch bestehen. Tatsächlich hatte eine zweite Biopsie, die während meiner Operation erfolgte, einen «reinen Papillartumor», einen Grenzfall also, ergeben, der nur selten tödliche Metastasen bildet, obgleich das Normverfahren auch hier eine operative Entfernung fordert.

Unter vier Augen gestand mir ein führender Chirurg neulich, daß «wahrscheinlich fünfzehn Millionen Amerikaner mit kleinen Papillartumoren herumlaufen. Nur etwa elftausend suchen überhaupt einen Arzt auf, und jährlich werden ungefähr tausend Todesfälle in allen Bundesstaaten zusammen registriert.» Ich gewann den Eindruck, mich vielleicht zu voreilig auf die chirurgische Lösung eingelassen zu haben.

Die Ärzte hatten mir versichert, die Nachwirkungen der Operation seien unbedeutend. Einer von ihnen hatte mir von Isaac Asimov berichtet: Der mittlerweile verstorbene Science-fiction-Autor habe nach seiner Schilddrüsenoperation noch Dutzende von Büchern geschrieben und sich viele Jahr lang «topfit» gefühlt.

Was sie versäumten zu erwähnen, war, daß die Schilddrüse nicht nur den Stoffwechsel reguliert, sondern darüber hinaus auch die empfindliche Biochemie der Gefühlswelt beeinflußt. Psychische Störungen, von Depressionen bis hin zu paranoider Schizophrenie, sind mit einer gestörten Schilddrüsenfunktion in Verbindung gebracht worden.

Ich habe am eigenen Leib erfahren, daß ein menschlicher Körper, dem die Schilddrüse entfernt wurde, nicht so präzise wie ein Kraftfahrzeug eingestellt werden kann. Meine Gefühle, meine Energie, meine Konzentrationsfähigkeit – alles wurde zu irgendeinem Zeitpunkt in Mitleidenschaft gezogen. Zuweilen kommen mir die Unterschiede relativ gering vor; dann wieder, wenn mein Denkapparat träge wird, wenn ich mich körperlich unwohl fühle, wenn meine Launen schwanken, empfinde ich sie so schrecklich, wie die düsteren «Traumprognosen» es mir vorhergesagt hatten.

Im Laufe der letzten Jahre habe ich eine Reihe von Leuten kennengelernt, die sich derselben Operation unterzogen haben. Plötzlich fielen mir Halsnarben auf. Mindestens zehn Menschen habe ich angesprochen, an deren Schlüsselbeinlinie ich zartes weißes Maßwerk wie nach einer Krummsäbelwunde entdeckte. Viele von ihnen hatten dieselbe gute Erfahrung wie der Schriftsteller Isaac Asimov gemacht. Die Art und Weise, wie jeder einzelne Krankheit und Heilung erfährt, ist offenbar so einzigartig wie Fingerabdrücke.

Ich für meinen Teil begab mich, offiziell gesund, doch wund an Leib und Seele, ernsthaft auf die Suche nach Heilung, obwohl ich keine Ahnung hatte, wo ich suchen sollte. Ein paar Wochen nach meiner Operation war ich bei Dr. Wang zur Nachuntersuchung und nahm meinen ganzen Mut zusammen, um so viel wie möglich von meiner Seelenqual loszuwerden. Er schob mich auf einen Stuhl und drückte an meinem Hals herum, als gehörte er ihm.

«Eine meiner saubersten Arbeiten überhaupt. Fast perfekt.» Er langte nach einer Pinzette und zog geschickt ein Haar aus der Naht.

«Jetzt ist es perfekt.»

Er strahlte mich an und erwartete freundliche Zustimmung. Mir fiel jedoch nur ein Klempner ein, der eine besonders saubere Schweißnaht bewundert. Er konnte nicht nachempfinden, was in meinem Innern vorging. «Sie werden sich bald besser fühlen», sagte er. «Das verspreche ich Ihnen.»

Das stimmte jedoch nicht. Ich fühlte mich, ohne es richtig in Worte fassen zu können, emotional erblindet. Was ich erlebt hatte, ließ mich nicht nur mit einer gesundheitlichen Beeinträchtigung zurück, sondern warf darüber hinaus Fragen auf, die mich noch Jahre später quälen sollten. Sterbenskrank zu sein bedeutet im 20. Jahrhundert, in den Strudel von Jahrtausenden ungeklärter Fragen zwischen Religion, Wissenschaft, Philosophie, Wirtschaft, Politik und Technologie zu geraten. Für mich bedeutete es auch, einst von mir als überholt betrachtete theologische Fragen wieder aufzugreifen – Gesetz gegen Moral, Vertrauen gegen Falschheit, Schein gegen Wirklichkeit, Schicksal gegen freien Willen, selbst Gut gegen Böse –, wobei ich mich auf wenig mehr als meine eigene, offensichtlich schwache Intuition stützen konnte.

Aus meiner Erfahrung ziehe ich eine einzige persönliche Sicherheit: Es ist ein ziemlich riskantes Unterfangen, in jedem Lebensbereich die *Psyche* vom *Soma* zu trennen, auch mit der besten aller Absichten und dem gesündesten Verstand. Und wie sich herausstellt, ist es auch ein wissenschaftlicher Trugschluß. Candace Pert, Pionierin auf dem Gebiet der Neurowissenschaften, die gemeinsam mit anderen die Endorphine (die «natürlichen Opiate» des Gehirns) entdeckte, ist der Ansicht, daß die Begriffe *Körper* und *Geist* überholt seien. Im Lichte neuerer Forschungen hat sie den Begriff *Geist-Körper-Einheit* (den ich in diesem Buch übernehme) als sinnvoll angeregt.

Immer häufiger wird der Nachweis erbracht, daß Bewußtsein selbst die bescheidensten Quartiere unseres Körpers bewohnt. Neuropeptide und ihre Rezeptoren, sogenannte «molekulare Boten», tauchen, wie Hermes in geflügelten Schuhen, überall im Körper auf – im Gehirn (besonders in den Zentren, die die Emotionen steuern), im gesamten Immunsystem, in den Organen vom Darm bis zu den Drüsen. Sie sind die Lingua franca der Geist-Körper-Einheit, ein hochintelligentes, leistungsfähiges Datennetz. Unsere Gedanken und Gefühle werden über Neuropeptide vermittelt; manche Krankheiten verursachen auch die Absonderung von Neuropeptiden; diese sind somit der Schlüssel zum Heilungsprozeß.

Besonders fündig wurde man im limbischen System, dem «emotionalen Zentrum», das mit jenen Bereichen des Gehirns verbunden ist, die Appetit, Ruhephasen, Temperatur, Pulsschlag, Sexualtrieb und Hormonabsonderung steuern. Demnach lagen die mittelalterlichen Philosophen gar nicht so falsch, als sie die Existenz von «Lebensgeistern» vermuteten, die Botschaften zwischen der «Hirnschale» und dem Herzen transportieren. Eine Veränderung im Körper ist eine Veränderung im Geist; eine Veränderung im Geist

ist eine Veränderung im Körper. James Hillman, ein Psychoanalytiker der Schule C. G. Jungs, führt dazu aus:

«Wir sollten nicht mehr der alten kartesischen Teilung in Leib und Seele folgen und eine Trennung zwischen organischer Pathologie und Psychopathologie vornehmen. Alles, ob Gedanken im Kopf oder Knochen im Körper, betrifft die Seele und drückt ihre Phantasien aus . . . Erkrankungen von Herz, Haut, Gelenken – ob angeboren, chronisch oder akut, ob durch Unfall oder Ansteckung verursacht – sind ausnahmslos für die Psyche von Bedeutung. Sie sind Metaphern, Quell der Phantasie und Krankheitsherd gleichermaßen.»

Von diesem Standpunkt aus betrachtet, spielt es kaum eine Rolle, ob eine Krankheit von der Psyche ausgeht (es gibt Hinweise, daß die Persönlichkeit eines Menschen zumindest ein «Co-Faktor» bei einigen Krankheiten ist), oder ob sie sich lediglich auf die Psyche auswirkt, nachdem sie ausgebrochen ist. Krankheit und Heilung sind nicht bloße physiologische Prozesse. Es sind seelische Detonationen.

Krankheit und Transformation

Wenn die Rede auf die Auswirkungen von Krankheit auf die Seele kommt, sträuben sich so manchem zu Recht die Nackenhaare. Krankheit ist ein Angriff auf den Körper via Vererbung, Viren, Gifte, Onkogene; sie ist ein statistischer Ausrutscher, eine von blindwütigen Kräften der Natur auf unleugbar ungerechte Weise ausgeübte Qual.

«Was soll man lernen? Etwas über die Psyche vielleicht?» fauchte der bekannte Naturforscher Stephen Jay Gould, als man ihn auf seinen vierjährigen Kampf gegen ein Mesotheliom ansprach (eine bösartige Tumorerkrankung, bei der man dem Betroffenen nur noch acht Monate gibt). «Es ist der reine Romantizismus, wenn man dem Ganzen auch noch eine gute Seite abzugewinnen versucht.» Und auch die Schriftstellerin Susan Sontag, ehemalige Krebspatientin, hat nur beißenden Spott übrig für «die romantische Ansicht . . ., Krankheit schärfe das Bewußtsein.»

Dennoch wurde das Zusammenspiel von Krankheit, Heilung und

Bewußtsein in der Geschichte der Medizin immer wieder beobachtet – stand vielleicht sogar an ihrem Anfang. Lange bevor die Ansicht Fuß faßte, daß geistige Vorstellungskraft im Heilungsprozeß eine Rolle spielen könnte, führten Schamanen, die ersten Psychoneuroimmunologen sozusagen, Kranke auf rituelle Reisen in das Reich von Göttern, Vorfahren und Krankheitsgeistern und spannten somit die große Kraft der Psyche für die Aufgabe ein, wieder gesund zu werden.

Die Verbindung zwischen Krankheit und Bewußtseinswandel ist nicht nur rein mystisch zu erklären. Wie jede andere ernsthafte Krise auch, kann Krankheit selbst überaus fest verankerte Lebenspläne, vom Berufsleben bis hin zu privaten Beziehungen, ins Wanken bringen. Krankheit trifft den Kern der normalen Identität (Freud hat – sinngemäß – einmal bemerkt: «Das Ich ist zuallererst ein körperliches»). Zuweilen verhilft sie tieferen Aspekten der Persönlichkeit zum Durchbruch. Symptome können unsere Aufmerksamkeit in ungewohnte Richtungen lenken, in Körperbereiche mit besonderer emotionaler Bedeutung. Manchmal hat das erkrankte Organ die Last ständiger Streßsituationen, eines inneren Konflikts oder schwärender Lebensprobleme zu tragen, so daß seine Funktionen entweder überreizt oder unterdrückt werden. Der Leibarzt Mahatma Ghandis war der Ansicht, daß «Krankheit . . . die Selbstdarstellung eines Menschen in einer Lebensphase ist, in der um der Erleuchtung willen etwas von ihm gefordert wird».

Darüber hinaus können bestimmte Behandlungsmethoden – wie zum Beispiel medikamentöse Therapien – einen veränderten Bewußtseinszustand hervorrufen. Ein Freund, der sich versuchsweise einer Behandlung mit Interferon gegen Hepatitis unterzog, war überrascht, als er in den Entlassungspapieren des Krankenhauses auf die Bemerkung stieß, daß das Medikament möglicherweise zu «abnormem Traumverhalten» führen könnte. Physische Störungen lösen zuweilen Empfindungen aus, die von Depression bis hin zur Ekstase reichen können. Einige Theoretiker behaupten, die Belastung durch Krankheit, Unfall oder Schock führe zu einem hypnoseähnlichen Zustand, in dem der Persönlichkeit neue geistige und emotionale Muster – sogar Veränderungen der Hirnfunktionen – eingeprägt werden können.

Die von Schamanen ausgeübten Praktiken zur Auslösung von Visionen – Fasten, Marathontanzen, Fleischdurchbohren, sogar Abschlagen eines Fingergliedes – beruhten ohne Zweifel auf ihren Beobachtungen, daß Körperverletzungen einen gesteigerten Bewußtseinsgrad zur Folge haben können. Ein kanadischer Psychologe stellte im Hinblick auf solche Riuale fest, schwere körperliche Belastung könne «entsprechende Endorphine oder Neuroendokrine in solchen Mengen erzeugen, daß ein bislang unbekanntes Gefühl kosmischen Friedens und innerer Ruhe erlebt wird».

Diese biologischen Substanzen haben vielleicht sogar eine heilende Wirkung. Freigesetzte Endorphine rufen nicht nur Euphorie und Schmerzunempfindlichkeit hervor, sondern stärken auch das Immunsystem. Umgekehrt sondern Komponenten des Immunsystems wie weiße Blutkörperchen Moleküle ab, die mit Hypophysehormonen identisch sind, die wiederum Emotionen beeinflussen. Candace Pert stellte die Hypothese auf, daß das Peptid T – ein Neurohormon, das Aids-Moleküle daran hindert, an Zellrezeptoren anzudocken – auch mit Emotionen wie Liebe in Verbindung gebracht werden könnte. «Wir werden bald feststellen», sagte sie, «welche Moleküle die eigentliche Brücke zwischen Gefühlen und Heilung schlagen.»

Heilung und Emotionen

In den Monaten, die meiner Operation folgten, war ich wie besessen von dem Wunsch, Menschen zu finden, die die Brücke überquert hatten und mir vielleicht erzählen konnten, was auf der anderen Seite lag.

Ich hatte im Zuge meiner Arbeit für das *New Age Journal* schon viel über sogenannte Wunderheilungen gehört. Berichte von Patienten, die wieder gesund wurden, obwohl der Arzt sie bereits für so gut wie tot erklärt hatte, klangen mir jedoch nach Groschenroman, vor allem nun, da mein eigenes Leben scheinbar nur noch an einem seidenen Faden hing.

Rätselhafte Heilungen sind jedoch durchaus nachgewiesen, wenn sie auch äußerst ungewöhnlich sind. Eine der ersten Studien (veröffentlicht im Jahre 1966), die offiziell Spontanremissionen bei Krebs erwähnte, ging von nur einem Fall unter 100 000 Patienten aus. Andere Verfasser schätzen die Zahl um das Zehn- bis Hundertfache höher, vertreten aber die Ansicht, daß Ärzte «nur ungern ... über Fälle offenkundiger Remission berichten, für die es keine klare wissenschaftliche Erklärung gibt». Außerdem steigt eine Reihe «nonkonformistischer Patienten» aus der konventionellen Medizin aus und verschwindet aus den Karteien – ihre Heilung, wenn sie denn stattfindet, tritt statistisch nie in Erscheinung.

Das Institute for Noetic Sciences in Kalifornien hat etwa 3500 Fälle medizinisch dokumentierter Remissionen zusammengetragen. Das ist eine kleine Zahl; hinzu kommt, daß bei einem Großteil der Spontanremissionen nach ein paar Jahren der Rückfall eintritt. Doch auch ein Einzelfall einer Remission ist wie die «eine weiße Krähe», die die These widerlegt, alle Krähen seien schwarz. Die Untersuchung, die auf dem Material aus achthundert medizinischen Zeitschriften in zwanzig Sprachen basiert, kommt zu dem Schluß, daß solche wenig beachteten, erstaunlichen Ereignisse vielleicht häufiger auftreten, als wir annehmen.

Als ich mich auf die Suche machte – Briefe an Alternativmediziner schrieb, Annoncen in Gesundheitsmagazinen aufgab, unter den eigenen Freunden und Kollegen nachfragte –, wollte ich Menschen mit «erstaunlichen Geschichten» finden, deren körperliche Genesung von ernsthaften Krankheiten unerklärlich war. Ich war mir sicher, daß ich viele Fälle aufdecken würde, in denen ein gänzlich unmedizinisches «Wunder» geschehen war. Nichts dergleichen geschah. In unserer Gesellschaft steht der Arzt als Heiler immer noch an erster Stelle. Die meisten Patienten, die mir als Menschen mit ungewöhnlicher Heilungserfahrung vorgestellt wurden, waren zumindest ansatzweise konventionell behandelt worden, auch wenn dies letztlich nicht von Erfolg gekrönt war.

Allmählich änderte ich meine Zielrichtung, denn ich hatte eingesehen, daß ich gegen Windmühlenflügel kämpfte. Ich ahnte, daß die Fragen, die ich am sehnlichsten zu klären gehofft hatte, genau die waren, die mich an meiner eigenen Reise hatten irre werden lassen: Wie konnte Krankheit zu einem Katalysator für tiefe innere Erfahrung werden? War das Leuchten, das ich während meiner Krankheit gespürt hatte, lediglich das Delirium des Schiffbrüchigen gewesen, der das sanfte Strahlen des über dunkler See aufgehenden Mondes schon für ein weißes Segel hält? Oder gab es das Paradoxon, wenn nicht gar die Ketzerei, daß jeder Krankheit auch die Kraft zur ganzheitlichen Genesung innewohnt? Wenn die Krankheit in meinen Träumen nicht nur als marodierende Zerstörerin auftrat, sondern auch als Urheberin von Veränderungen, empfand ich sie als widersinnig, als einen Wolf im Schafspelz. Krankheit ist einfach ungeheuerlich; sie fordert einen schrecklichen Tribut. Zwei von drei Krebspatienten überleben die ersten fünf Jahre nicht: eine Statistik, die seit fünfzig Jahren ihre Gültigkeit hat. Und angesichts des unerbittlichen Verlaufs von Aids kann sich ein Krebskranker noch fast glücklich schätzen.

Wider Erwarten traf ich auf Menschen, die ihre Krankheit ebenso empfanden wie ich. Viele berichteten mir fast hinter vorgehaltener Hand, daß die Krankheit ihnen letztlich «eine Art Steckenbleiben», wie ein Betroffener es ausdrückte, signalisiert habe: Etwas, das einst in ihnen gelebt hatte, war wie ein erkaltender Lavastrom erstarrt. Krankheit hatte sie mit inneren Dämonen konfrontiert, die sie seit langem quälten, ihnen zugleich aber auch unerwartete innere Kraftreserven eröffnet. Für manche war sie der Katalysator, der sie veranlaßte, ihr Leben von Grund auf zu verändern, eingefahrene berufliche Bahnen zu verlassen oder langjährige Beziehungen zu beenden. Krankheit wurde zu einer Forderung, die sie nicht mehr überhören konnten, zu einer Ankündigung, in der es hieß: «Es gibt nur das Hier und Jetzt; nur dich als dein wahres, inneres Selbst. Alles, was nicht einer innigen Umarmung des Lebens in seiner ganzen Fülle gleichkommt, ist nicht mehr annehmbar.»

Was mich am meisten beeindruckte und was ich für meinen eigenen weiteren Heilungsprozeß begreifen mußte, war, daß man nicht nur unverhoffte Fortschritte im Kampf gegen die Krankheit erzielte, sondern, so unglaublich es klang, auch das eigene Leben heilte.

Krankheit und ihre Bedeutung

Ich erfuhr, daß die meisten derjenigen, die länger als vorhergesagt gelebt hatten – weil entweder die Symptome nachließen, die Funktion eines erkrankten Organs wiederhergestellt wurde oder eine Remission stattfand, die alle medizinischen Erwartungen übertraf –, das Gefühl hatten, ihre innere Einstellung und ihre Einsichten seien

Bestandteil ihres Heilungsprozesses gewesen. Es ist vielleicht sogar bezeichnend, daß viele dieser Patienten Immunkrankheiten zum Opfer fielen, von denen man heute weiß, daß sie mit den kognitiven und emotionalen Funktionen des Gehirns verbunden sind wie Hüftknochen mit Oberschenkelknochen.

Es war jedoch nicht möglich zu beweisen, daß das Innenleben dieser Menschen der alles entscheidende Faktor für ihre ungewöhnliche Genesung war. Denkbar war zwar, daß ihre persönlichen Erfahrungen den Verlauf der Krankheit beeinflußt hatten, doch spielte vielleicht bei jedem von ihnen zusätzlich noch eine spezielle, bis dato nicht meßbare körperliche Komponente eine Rolle. Oder sie waren einfach von einer weniger virulenten Variante ihrer Krankheit betroffen, ohne es bemerkt zu haben. (Neueren genetischen Untersuchungen zufolge gibt es bisher nicht entdeckte biologische Differenzen zwischen mehr oder weniger aggressiven Brusttumoren, ein Faktor, der bei den unterschiedlichen Genesungsquoten eine Rolle spielen mag. Dasselbe gilt für bestimmte Formen des Blasen-, Lungen- und Prostatakrebses und für Leukämie.) Darüber hinaus hatten viele dieser früheren Patienten Therapien wie Akupunktur, Kräuterkuren, Diätkuren oder ungewöhnliche Medikation ausprobiert, die bekanntlich das Immunsystem stärken oder eine antitumoröse, antibiotische oder andere pharmakologische Wirkung haben.

Alles in allem mag eine ganze Reihe einzigartiger Faktoren für ihre Genesung entscheidend gewesen sein – gute genetische Veranlagung, allgemeine körperliche Gesundheit, das soziale Umfeld, geringe Umweltbelastung, Nahrungsgewohnheiten, Beruf, vielleicht sogar ein Trick ihres psychoneuroimmunologischen Systems. Wieder einmal dreht sich das Problem um die Untrennbarkeit von Geist und Körper bzw. von Heilung und Leben.

Was hatten diese Menschen, wenn überhaupt, gemeinsam? Es gab mit Sicherheit kein einheitliches Muster in der Wahl ihrer Medikamente, die von Karottensaft bis hin zu Chemotherapie alles umfaßten. Manche unterzogen sich konventioneller Behandlung, andere wiederum «Alternativtherapien», und wieder andere hatten sich den fernen Horizonten schamanistischer oder spiritueller Heilung zugewandt. Doch alle, die einen zielstrebig, die anderen eher zögerlich, unternahmen zu guter Letzt das genaue Gegenteil von dem, was man von kranken Menschen erwartet: Statt einfach zu versuchen «zum Normalzustand zurückzukehren», begaben sie sich zum ungünstigsten Zeitpunkt auf eine Forschungsreise ins eigene Innere. Es gelang ihnen, sich an den unbeirrbaren Glauben des Weltumseglers zu klammern, daß der einzige Weg nach Hause vorwärts führt, in die runde, unbekannte Welt des eigenen Ich.

Was mich am meisten verblüffte, war ihre Bereitschaft, sich ihrer Krankheit direkt zu stellen, sie in Besitz zu nehmen, sie zu erforschen, mit ihr zu ringen, mit ihr zu sprechen. Sie beschlossen, wie der Neurologe Oliver Sacks schrieb, daß «unsere Gesundheit uns *gehört*, unsere Krankheit uns *gehört*, unsere Reaktionen uns *gehören* – ebenso wie unser Verstand und unser Gesicht . . . Ausdruck unserer Natur, unseres Lebens, unseres Daseins sind».

Ihre Geschichten handeln nicht vom Rascheln weißer Krankenblätter, von tröpfelnden Infusionen, vom Raunen hilfloser Angehöriger. Hier geht es um ein verzweifeltes Aufbäumen des Lebens, um das blutrote Aufkeimen von Hoffnung, um die Schwerstarbeit der Heilung, ihre niederschmetternde Langwierigkeit, ihren unendlichen Triumph, um Normverfahren und Rituale, um Gnosis und Diagnose, Technologie und Poesie. Ihre Erfahrungen sind ein Beispiel dafür, auf wie viele Arten ein Mensch nicht nur nach Gesundheit, sondern nach Sinn und Bedeutung sucht.

Was heilt?

Die Bedeutung, die manche Menschen auch den schrecklichsten Erfahrungen beimaßen, stimmte so stark mit verschiedenen metaphysischen Doktrinen überein, daß ich mich zu fragen begann, ob das lediglich an den Kreisen liegen mochte, in denen ich mich bewegte. Einige der Befragten hatten in der Tat Kontakt zu einer Subkultur von Selbsthilfegruppen und Gesundheitszentren aufgenommen und sich mit inspirierenden Tonbändern und Büchern beschäftigt, die stark vom Gedankengut des New Age beeinflußt waren.

Andere wiederum paßten nicht im entferntesten in dieses Muster, wie zum Beispiel der früher streitsüchtige, Waffen sammelnde Feuerwehrhauptmann, der mir erzählte, er habe «das Innenleben einer Kartoffel» gehabt, bevor er sich von Prostatakrebs heilte. Seine innere Suche war anscheinend von selbst in Gang gesetzt worden; er hatte intuitiv erkannt, wie er mir sagte, daß seine Heilung vor allem «eine tiefempfundene Freundlichkeit» erforderte.

Ich wunderte mich über die durch und durch optimistische Haltung dieser Menschen, waren doch einige unter ihnen, die noch immer an der Schwelle zum Hades standen. Da klebten Abziehbilder von Schmetterlingen auf Duschtüren und Kühlschränken (Feuerwehrhauptmann), saßen Teddybären auf Schmuckkissen, ertönte heitere, elektronische Musik von einer CD. Doch dann fiel mir ein, daß ich selbst Pachelbels Kanon – ein Stück musikalischen Marzipans, das zur Hymne der Selbsthilfebewegung wurde – aufmunternd und unsagbar ergreifend fand, als ich krank war. War es mein Körper, der da sprach, so wie Pflanzen nachweislich einen kräftigeren Wuchs entwickeln, wenn man sie mit Mozart berieselt, statt sie mit Rock 'n' Roll zuzudröhnen? Gab es etwas in der schmerzenden Geist-Körper-Einheit, das intuitiv nach Harmonie strebte, auch wenn es – in einer Gesellschaft bar jeglicher heilender Ikonen und Rituale – in den vorgespurten Bahnen der Popkultur zu finden war?

Es gibt in der Tat Belege dafür, daß eine «positive» Empfindung wie Hoffnung mit der Freisetzung spezifischer biochemischer Stoffe in Verbindung steht, die möglicherweise auch spezielle Wirkungen auf Gewebe und Krankheiten haben. Beobachtungen dieser Art haben viele Verfechter der Selbstheilung dazu geführt, traditionelle Werte wie Freude und Liebe als heilend und sogenannte spirituelle Mängel wie Wut und Verzweiflung als krankheitsfördernd zu etikettieren.

Diese Ansichten entsprechen der Philosophie, die der Psychologe William James einmal als «die Religion der gesunden Geisteshaltung» bezeichnet hat, eine Philosophie, die Anfang dieses Jahrhunderts populär wurde. Nach dieser Doktrin waren nur gesunde Gedanken glückliche Gedanken. James warnte jedoch davor, daß ein solchermaßen erzwungener Optimismus ein «quasi-pathologisches» Stadium annehmen könne, in dem «offenbar die Fähigkeit selbst zu vorübergehender Traurigkeit wie abgeschnitten ist ... durch eine Art angeborener Anästhesie».

Und emotionale Anästhesie führt vom Weg der Heilung ab, wie mir viele der früheren Patienten, mit denen ich sprach, bestätigten. Für sie öffnete die Berührung mit sogenannten negativen Gefühlen zu ihrer eigenen Überraschung ein erstes Tor zu mehr Lebendigkeit.

«Ich hatte diese ‹maßlose Wut› meiner gesamten Familie gegenüber schon jahrlang im Bauch», sagte einer. «Ich bin sicher, es war furchtbar für mein Immunsystem, daß ich dieses Gefühl unterdrückte und vorgab, es sei nicht vorhanden.»

Krankheit stellte für manche einen Augenblick dar, der nur zu selten im Leben auftaucht: Jetzt geht es vor allem darum, Kompromisse und Versteckspiel aufzugeben und auf selbstbestimmte, schmerzhafte und sogar verrückte Weise zu dem Menschen zu werden, der man wirklich ist. Die Suche nach Gesundheit, erzählten mir diese Reisenden, war eng mit ihrer Suche nach persönlicher Authentizität verknüpft. Obwohl eigentlich alle Betroffenen die Kraft «guter» Gefühle und Einstellungen wiederentdeckt hatten – Freude, Vergebung, Glaube, Vertrauen, Liebe –, mußten sie sie sorgfältig, Zentimeter für Zentimeter, aus ihrem eigenen, tiefen und häufig dunklen Brunnen emporziehen.

Ich erfuhr, daß es vom medizinischen Standpunkt aus sogar kontraproduktiv sein konnte, diesen «dunklen Brunnen» zu umgehen. Einer Untersuchung zufolge lag bei Patienten, die angaben, ihre Wut zu unterdrücken, der Anteil des Serums Immunglobulin A – ein chemischer Stoff, der die Abwehrkräfte der Zellen schwächt – bedeutend höher. Eine weitere Studie zeigt, daß krebskranke Frauen, die kaum aggressive Gefühle zeigten und sich sehr optimistisch gaben, die geringsten Überlebenschancen hatten. Solche Patientinnen, schreibt die Psychologin Jeanne Achterberg, «waren offensichtlich verwirrt, wenn genau die Tugenden, mit denen sie in der Vergangenheit Erfolg hatten – Freundlichkeit, Liebenswürdigkeit, Nachgiebigkeit, fröhliches Auftreten – im Kampf gegen die Krankheit nicht griffen».

Demgegenüber hat Achterberg aufgrund von Befragungen an zwei Institutionen für kriminelle Geisteskranke festgestellt, daß die Insassen, die sich zum Teil abscheulicher Verbrechen schuldig gemacht hatten, «trotz ungesunder Lebensführung, wie zum Beispiel starkes Rauchen, auffallend selten an Krebs erkrankten». Desgleichen beobachtete sie, daß der Prozentsatz an Krebskranken unter den geistig Behinderten nur bei vier Prozent lag, verglichen mit fünfzehn bis achtzehn Prozent in der übrigen Bevölkerung. Sobald Individuen sich der durchschnittlichen Intelligenzquote nähern, steigt auch die Rate der Krebserkrankungen. Liegt es daran, daß geistig

Behinderte emotional unkomplizierter reagieren als ein «Normalbürger»? Wird bei ihnen nagende, körperlich spürbare Wut dadurch gelindert, daß sie sie ausleben? Ist es möglich, daß der Ausdruck starker Emotionen, selbst wenn sie gefährlich sind, das autonome Nervensystem anregt und somit die Immunabwehr stärkt?

Da die Wissenschaft über die Geist-Körper-Einheit noch in den Kinderschuhen steckt, sind Hypothesen, mit denen diese merkwürdigen Beobachtungen erklärt werden könnten, sehr gewagt. Was wir bisher daraus schließen können, schreibt die Psychologin, ist, daß «es ganz offensichtlich nicht nur einen Weg gibt, auf dem der Geist das Immunsystem beeinflussen kann, und daß nicht alle Pfade unbedingt erfreulich sind».

Der Zugang über die Seele

Die moderne Medizin neigt dazu, eher die Symptome als die Ursachen zu behandeln. Sie will den Körper möglichst ohne bewußte Beteiligung des Patienten wiederherstellen. Einen Organismus, der unter den Hammerschlägen des Lebens zerbrochen ist, betrachtet der Arzt in der Regel als Auftrag, ihn zu flicken und erneut auf den Amboß zu legen.

Im Gegensatz dazu glaubt man in Stammeskulturen, daß Krankheit aufgrund einer gestörten Beziehungskonstellation – zwischen Leib und Seele, zwischen dem Individuum und seiner Familie, seinen Vorfahren, seiner Gemeinde und den unsichtbaren Bereichen – ausbricht, die in ein neues, dynamisches Gleichgewicht gebracht werden muß, um die Heilung zu bewirken. Zur Heilung eines Menschen nimmt ein Stamm vielleicht an einem rituellen Tanz teil, wobei er den Patienten nicht nur emotional unterstützt, sondern die Krankheit als komplexes Problem der gesamten Gruppe behandelt.

Häufig muß der Patient (oder der Schamane als sein Stellvertreter) sich auf die Reise in eine andere Welt begeben und mit der Krankheit auf spiritueller, emotionaler, sozialer und sogar kosmischer Ebene ringen. Ein Stammesältester der Mohawk-Indianer sagte einmal zu einem Anthropologen: «Die Medizin des weißen Mannes neigt dazu, sehr mechanisch zu sein. Der Mensch ist repariert, aber er ist nicht besser als zuvor. Nach indianischer Weltanschauung ist es möglich, ein besserer Mensch zu sein, nachdem man eine Krankheit durchgemacht und die richtige Medizin genommen hat.» In diesem Fall bedeutet Genesung nicht notwendigerweise, «zum Normalzustand zurückzukehren», sondern die Seele wieder einzufordern.

Viele Stammesgemeinschaften glauben, daß jeder Faden des Lebensnetzes eine eigene Seele hat – von der Seele unserer Vorfahren bis hin zur «Buschseele», die uns an die Natur bindet, an den Teil, der einen Funken zwischen uns und dem Kosmos schlägt. Die Zinacanteco-Indios im Hochland von Chiapas in Mexiko glauben, daß die Seele aus dreizehn Teilen besteht, die jeweils einen Aspekt des Lebens darstellen. Alle Teile müssen gesund sein, damit der Mensch gesund ist. Wenn einer oder gleich mehrere verlorengehen, müssen sie mit Hilfe einer Heilungszeremonie wiedererlangt werden. Diese uralten Heilungsmodelle fordern nicht nur die Eliminierung von Symptomen, sondern eine grundlegende Wiederherstellung.

Solche Metaphern für Gesundheit schließen Gesichtspunkte ein, die sich unsere neue «biopsychosoziale» Medizin erst langsam wieder erarbeiten muß. Heilung bedeutet im wörtlichen Sinne Unversehrtheit, Ganzheit, und impliziert: Abgewiesenes und Ausgestoßenes in den Kreis zurückzuführen; mit dem inneren Ohr auf jene Teile zu lauschen, die zum Schweigen gebracht wurden; eine intensivere, genauere, kreativere Beschäftigung mit der Welt um uns herum zu suchen.

Doch was meinen wir genau, wenn wir von Genesung sprechen? Die Frau, die das Gefühl hatte, ihren Brustkrebs «besiegt» zu haben, und der Mann, der glaubte, seine Aids-Erkrankung «besiegt» zu haben, starben in den sieben Jahren, in denen ich dieses Buch schrieb. Ist es ihnen deshalb mißlungen zu «genesen»? Und was ist mit jenen, die Rückfälle erlitten oder einer anderen Krankheit zum Opfer fielen? Obwohl sie ihr Leiden nicht gebannt hatten, schien mir, als hätten sie mitten in ihrer Krankheit – oder vielleicht *durch* die Krankheit – einen echten Weg der Heilung gefunden.

Im Lichte dieser Überlegungen können wir den Begriff Heilung vielleicht näher erläutern:

Sensibilisierung: Heilung beinhaltet die Wiederaufnahme der Kommunikation mit uns selbst. Einem bekannten Kardiologen zufolge bricht eine Krankheit häufig dann aus, wenn Patienten «in ihrem eigenen Körper nicht fühlen können» und «taub gegenüber der Sprache ihres Herzens» werden. Wenn wir ständig die fast unmerklichen Botschaften aus unserem Innern ignorieren, werden wir taub gegenüber Rückkopplung, wie die Lungen eines Rauchers, die nicht mehr Alarm schlagen wie beim ersten Zug, den er aus der Zigarette eines Freundes nahm. Folge der Nichtbeachtung innerer Winke kann von ungesunder Ernährung bis hin zu ungeschütztem Geschlechtsverkehr alles sein. Die Wiederherstellung der Leitungen unseres «internen Kommunikationssystems» kann der erste Schritt zur Heilung sein.

Schmerzen akzeptieren: Heilung erfordert oft, daß wir uns mit anscheinend unerträglichen Wahrheiten abfinden. Eine Reihe von Patienten bemerkte sogar, daß ihre Symptome wunderbarerweise abnahmen, sobald sie aufhörten, sich psychisch gegen die Krankheit zu wehren, als sie «klein beigaben». Patienten mit guten Heilungschancen legen oft eine Bereitschaft, eine gewisse Widerstandslosigkeit ihrem Schmerz gegenüber an den Tag. Sie sind eher *mit* ihrer Krankheit, nehmen Fühlung auf mit ihr, prüfen sie, begegnen ihr mit Zärtlichkeit – «ich und mein Schmerz» statt «ich *gegen* meine Krankheit».

Einen Sinn finden: Obwohl es wie eine Form von Eskapismus aussehen mag, wenn man darauf besteht, daß Krankheit einen Sinn haben muß, kann es doch eine «Biologie der Sinnfindung» geben, die den Heilungsprozeß beeinflußt. Zum Beispiel stellte man fest, daß Soldaten im Zweiten Weltkrieg, die wußten, daß sie aufgrund ihrer Verletzungen vom Schlachtfeld nach Hause geschickt würden, geringere Dosen an Schmerzmitteln verlangten. Allein das «Ausleuchten» ihrer Verfassung in einem anderen Licht zeigte entsprechende körperliche Wirkungen. Heilung heißt, wie ein Schüler Jungs einmal sagte, «die Krankheit auf kreative Weise neu formen, indem man sie erfolgreich bekämpft und sie, mit einer Bedeutung versehen, in die Gesamtheit des Lebens eines Patienten integriert . . . Nur dann wird die Gefahr eines Rückfalls gebannt . . . Die Krankheit muß einer Bedeutung weichen.»

Wiederherstellung des Gleichgewichts: Den Kung-Buschmännern der Kalahari-Wüste zufolge wird jeder von uns mit Krankheits-«Keimen» geboren. Wenn unser Leben an Harmonie verliert, finden diese Keime fruchtbaren Boden. Krankheit ist demnach nicht nur etwas Körperliches, sondern eine Sache von *Beziehungen*. Genesung ist vielleicht weniger ein Kampf gegen die Krankheit, als vielmehr das Ausbalancieren der Krankheit mit den gesunden Seiten unseres Lebens.

Bereitschaft zur Veränderung: Was nicht mehr fließt, heißt es, «wird krank und verkommt zu einem Schlammpfuhl». Das gesamte Leben ist eine permanente Anpassung. Sich jenseits gewohnter Denk- und Gefühlsmuster zu bewegen ist ein biologisches Ereignis. Einfache Veränderungen im Lebensstil können den Verlauf von Krankheiten verändern. Dr. Luc Montagnier, einer der Entdecker des Aids-Virus, hält fest, daß Patienten, die wieder regelmäßig schlafen und den Genuß von Alkohol, Kaffee und Tabak meiden, in der Lage sein können, «der Krankheit zehn bis fünfzehn Jahre lang zu widerstehen. Bis dahin haben wir vielleicht eine wirksame Therapie gefunden.»

Natürlich kann es sein, daß wir das Verschwinden von Symptomen erleben, ohne die ihnen innewohnende Bedeutung gefunden zu haben, oder daß wir spirituelles Wachstum erfahren, ohne körperlich genesen zu sein. Nicht jede Krankheit hat emotionale Ursachen oder kann durch Verhaltensänderung geheilt werden.

Wenn ich etwas aus meiner eigenen Reise und den Beschreibungen anderer Patienten gelernt habe, so die Tatsache, daß Heilung darin bestehen kann, ein für allemal die falsche Auffassung aufzugeben, die nur für gut hält, was uns erhebt, Schönheit nur in Unentstelltem sieht, Ganzheit nur im Vollständigen. Menschen, die auf dem dunklen Weg der Krankheit gegangen sind, helfen uns gelegentlich, einen kurzen Blick dessen zu erhaschen, was es heißt, Ganzheit zu erlangen, und wie es ist, durch und durch menschlich zu sein.

2 Der Weg der Heilung: Reiseberichte

Heilung verläuft aus der Tiefe hinauf
in luftige Höhen.

C. G. Jung

Der Schweizer Psychiater C. G. Jung entdeckte aufgrund sorgfältiger, sehr einfühlsamer Beobachtungen der Geisteskranken in der geschlossenen Abteilung des psychiatrischen Krankenhauses von Zürich einen Schlüssel zum Heilen. Er erkannte, wie ein Biograph Jungs es formulierte, daß «jede Persönlichkeit eine eigene Geschichte hat. Der Geist verwirrte sich, sobald die Geschichte verleugnet wurde. Um gesund zu werden, mußte der Patient seine Geschichte neu entdecken.»

Jungs großes Verdienst bestand darin, aufzuzeigen, daß jeder von uns bewußt oder unbewußt an der ewigen Suche des Menschen nach Ganzheit teilhat. Jede Lebensgeschichte, und sei sie noch so weltlich, handelt von spirituellem Wachstum, das der Betroffene entweder annimmt oder leugnet. Unter der äußeren Schicht des alltäglichen Bewußtseins drängt ständig ein größeres, umfassenderes Selbst nach Verwirklichung. Ausgerechnet in Augenblicken tiefster Krisen macht sich dieses Selbst am stärksten – noch dazu störend – bemerkbar und fordert unerbittlich die Verwirklichung seiner Geschichte ein.

Die Krise einer Krankheit ist für uns jedoch weniger Teil unserer Geschichte, als vielmehr die Entweihung der Geschichte, um nicht zu sagen des Erzählens selbst, als wäre das Buch plötzlich zugeklappt, der Film gerissen, das Stück mitten in der Aufführung durch ein Feuer im Theater unterbrochen worden. In dem schrecklichen, sich vertiefenden Abgrund zwischen Angst und Hoffnung wünschen wir uns nichts sehnlicher als die Weiterführung der Handlung und die Fortsetzung unserer gewohnten Erzählung.

«O daß du mich im Totenreiche bärgest», ruft Hiob in der Bibel, niedergemäht wie ein Grashalm unter Hagelkörnern, «mich versteckest, bis dein Zorn vorüber, eine Frist mir setztest und dann mein gedächtest!» Wie alle, die mit Krankheit konfrontiert werden, sehnt sich Hiob nach festem Boden unter den Füßen, wo er jeden Gedanken an Sterblichkeit verbannen kann. Statt dessen überschreitet er unbewußt, während er sich vom Gefühl her den Toren zur Hölle nähert, die Schwelle zur Heilung.

Die Geschichte von Hiob ist vielleicht die ursprünglichste Krankheitsgeschichte, die wir in der westlichen Welt kennen. Sie wird in der Regel als Parabel für unbeirrbaren Glauben angesichts des unverständlichen Ratschlusses Gottes interpretiert, ein Fall, in dem einem guten Menschen Schlimmes zustößt. Untersucht man die Geschichte jedoch genauer, stößt man auf eine tiefer liegende Struktur, nämlich die klassische Leidensfolge des Schamanen, des Heiligen oder des mystischen Helden: eine schwere Krise, die dazu führt, daß der Betroffene sein gewohntes Lebensgefüge unter schrecklichen Qualen hinter sich läßt, daß er zu einer Gegenüberstellung mit den tiefsten Schichten der Psyche gezwungen wird, um dann, mit den Worten Joseph Campbells, «zu einem Quell der Kraft vorzudringen und in ein besseres Leben zurückzukehren». Hiob durchläuft auf seiner Odyssee verschiedene Entwicklungsstadien: «Unschuld, Erfahrung, Revolution, die Schwarze Nacht und das Neue Leben», wie der Dichter William Blake es formuliert hat.

Es überraschte mich festzustellen, wie sehr meine eigene Geschichte und die anderer Menschen diesem zeitlosen Zyklus ähnelten. Obwohl die Pilger selbst alle sehr unterschiedlich waren, hallte in allen Pilgerreisen das Echo anderer klassischer Reiseberichte des Geistes wider: die «dunkle Nacht der Seele» des heiligen Johannes vom Kreuz; die «metanoischen Reisen» von Menschen, die Geisteskrankheit überwunden haben; Jungs Pfad der «Individuation»; Joseph Campbells «Heldenfahrt»; die «Initiationskrise» des Schamanen; und andere Arten des Zusammenbruchs und der Neuformung des Selbst.

Natürlich haben nicht alle Menschen, die krank werden, transformative Erlebnisse. Leid ist viel häufiger *de*formativ. Dennoch kann und muß Krankheit eine Art Initiation sein, ein Ereignis, das uns aus dem Gewohnten herausreißt, das uns mit Kräften konfrontiert, die wir nicht mehr steuern können, und das uns auf einen nicht vorhersehbaren Kurs bringt. Sie markiert eine Trennlinie zwischen dem, was wir waren, und dem, was aus uns werden kann. Oder, wie es bei einem Analytiker der Jungschen Schule heißt: «Manchmal stellt sich eine Krankheit, ob psychisch oder physisch, bei näherem Hinsehen als Einladung heraus, ein ganzer Mensch zu werden.»

Doch es ist keine Einladung, die einen logischen Sinn ergibt: Mangel ist nicht Ganzheit. Rückschritt ist nicht Fortschritt. Ein zerbrochenes Glas kann kein frisches Wasser aufnehmen. Wie also sollen wir uns auf eine Reise begeben, wenn wir kaum gehen können? Dennoch kann es kein Zufall sein, daß in vielen Initiationsmythen die Verletzung eines Fußes oder Beins der Reise vorangeht – die Verletzung jener Körperteile, die nach außen hin unser Fortschreiten durch das Leben symbolisieren. Der Kentaur Cheiron, Lehrer des Asklepios, des griechischen Gottes der Heilkunst, der mit den Engeln ringende biblische Jakob, der Fischerkönig in der Parzival-Legende – sie alle erlitten Wunden, die ihnen den physischen Schwung nahmen und damit die spirituelle Suche erleichterten. Diese mysteriösen Paradoxa, in denen Verwundung zugleich Heilung bedeutet, tauchen immer wieder als Motive in Mythen auf.

Exemplarische Heilungsprozesse

Mythen dieser Art sind keine Märchen, sondern Reiseberichte. Hiobs Geschichte kann man als echte Landkarte für einen Heilungsprozeß betrachten. Sie beginnt mit einer ganzen Reihe verheerender persönlicher Rückschläge wie dem Verlust der Kinder und der Zerstörung von Hab und Gut. Ein Leben in Wohlstand erleidet tragischen Schiffbruch. Diesen materiellen Entbehrungen folgt körperlicher Verfall. So haben neuere Untersuchungen ergeben, daß häufig der Tod eines geliebten Menschen, der Verlust des Arbeitsplatzes oder andere emotionale Traumata Krebs und anderen Erkrankungen des Immunsystems vorausgehen. Nach Darstellung der Bibel wird Hiob krank (wir erfahren nur, daß er von Geschwüren geplagt wird), weil Gott seine «schützende Hand» zurückgezogen und dem Satan erlaubt hat, sich Hiobs Leib zu bemächtigen. Auch diese Vorstellung klingt überraschend modern: Psychoneuroimmunologie (PNI) beruht im wesentlichen auf der Erkenntnis, daß die Zugbrücke für eine Invasion von Krankheitserregern herabgelassen wird, sobald die körpereigene Abwehr nachläßt.

Hiob wird durch die Krankheit aus dem sozialen Umfeld verbannt, in dem er eine so herausragende Stellung bekleidet hatte. Verlassen von seinen Freunden, die ihn nicht gerade feinfühlig kritisieren, muß Hiob eine Reise antreten: Von Verzweiflung hin zum Glauben, zur Einsicht und schließlich zu einer direkten Auseinandersetzung mit einer größeren spirituellen Wirklichkeit, ehe er zur Gemeinschaft zurückkehrt und die Gaben der Weisheit mitbringt.

Vielleicht erscheint uns Hiobs Geschichte oft undurchsichtig, weil unsere Gesellschaft den Sinn für Mythen, die in traditionellen Kulturen Wegweiser auf dem Weg der Heilung sind, so gründlich verloren hat. Mythen enthalten ein Quentchen «Wahrheit», das die Details in Fallstudien nicht herzugeben vermögen. Sie enthüllen neben und durch Charaktere und Handlung einen tief eingewobenen erzählerischen Faden, bei dem es um das Wachstum der Psyche geht. Sie sind eine Form anteilnehmender Beobachtung dessen, was Menschen in Extremsituationen widerfährt, eine Möglichkeit, uns selbst in einem Urdrama wiederzufinden, das von der geheimen Logik menschlicher Entwicklung vorangetrieben wird. Literaturdozenten betonen häufig gegenüber Erstsemestern, daß alle Geschichten, die «greifen», ob erhabene Mythen oder Schund, dieselbe elementare Struktur auszeichnet: die Reise eines Protagonisten von Unschuld über Krise und Verlust hin zu hart erkämpfter Selbsterkenntnis.

Einige der beliebtesten Erzählungen der Neuzeit verfolgen einen solchen Heilungsprozeß. Dauerbrenner zur Weihnachtszeit wie die Filmfassung von Dickens' *Weihnachtslied* und Frank Capras Film *Ist das Leben nicht schön?* (beide werden zur Wintersonnenwende gezeigt, einer Zeit, die in alten Kulturen mit dem gefährlichen Übergang in die Unterwelt in Verbindung gebracht wird) oder *Der Zauberer von Oz* (gezeigt zur Frühjahrssonnenwende, der Zeit der Wiedergeburt), ersetzen in unserem Kulturkreis ein kollektives rituelles Drama der Erneuerung. Bei genauerem Hinsehen sind auch sie nichts anderes als klare Beschreibungen einer Reise durch eine Phase des Verfalls hin zur Ganzheit.

In jeder dieser Erzählungen treffen wir die zentrale Figur mitten in einer **Lebenskrise** an. In dem Film *Ist das Leben nicht schön?* erlebt George Bailey, Familienvater und Stütze der Gemeinde, den Zusammenbruch der familieneigenen Spar- und Kreditbank, für die er sich praktisch aufgeopfert hat. In der Geschichte *Der Zauberer von Oz* droht der böse Nachbar der kleinen Dorothy, daß er ihr den Hund Toto (lat. *totus* = alles) wegnehmen will, der im Buch von L. Frank Baum – der Filmvorlage – Dorothys einzige Quelle der Freude in einer düsteren Welt ist. Ebenezer Scrooge in Dickens' *Weihnachtslied* sitzt in einem emotional verarmten Leben fest, das ohne radikale Veränderung nicht einen Schritt weitergehen kann – dieses Ultimatum stellt ihm der kettenrasselnde Geist Marleys, der **Vorbote der Reise**. (Auf ähnliche Weise signalisiert die Vision eines verstorbenen Verwandten in vielen Kulturvölkern eine unmittelbar bevorstehende Initiationskrise.)

Jeder Protagonist in diesen stets aktuellen Erzählungen steht auch vor einer **gesundheitlichen Krise**. Dorothy wurde bei einem Tornado in Kansas von herabfallenden Trümmern getroffen und verlor das Bewußtsein. George Bailey in *Ist das Leben nicht schön?* unternimmt einen Selbstmordversuch. Der alternde Scrooge ist, ohne es zu wissen, seinem natürlichen Tod nahe. Jede dieser Krisen ist auch eine **spirituelle Krise**. Die Hauptfiguren haben in ihrer psychischen Existenz einen Punkt erreicht, an dem sie die alten Grenzen, die ihrem nächsten Entwicklungsstadium entgegenstehen, überschreiten müssen. George hat seine ehrgeizigen jugendlichen Ziele nie mit der «Geldsack-Mentalität» eines Bankers in Einklang bringen können. Dorothy ist in dem Film eine Heranwachsende, die im Begriff steht, den Zauber der Kindheit für immer hinter sich zu lassen (während Dorothy in Baums Buch bei mürrischen, fast lieblosen Stiefeltern in einer grauen Steppe im Mittleren Westen leben muß). Der knauserige Scrooge hat seine Fähigkeit, Liebe und Freude zu empfinden, eigenhändig zu Grabe getragen.

Jede dieser Geschichten beginnt in einem Moment, da die Hauptfigur eine schwere persönliche Niederlage einstecken muß – dem Punkt in Mythen, an dem die Reise beginnt. Zunächst versuchen die Reisenden zu leugnen, was ihnen widerfährt: Scrooge sagt sich, daß die ihn tyrannisierenden Gespenster ebensogut nur «einen unverdauten Bissen Fleisch zum Ursprung haben» können, und will daraufhin, in einem letzten Versuch der **Weigerung**, die Polizei rufen, die sie hinauswerfen soll. Diesem Stadium, das Joseph Campbell «Nichtbeachtung des Rufs» nennt, folgt die **Verzweiflung** des «Helden» angesichts seiner scheinbar aussichtslosen Lage. «Eine Wolke vergeht und fährt dahin», klagt Hiob, «also wer in die Hölle hinunterfährt, kommt nicht wieder herauf.»

Aber bereits Dostojewskij hat erkannt: «Das Leiden ist ja die einzige Ursache der Erkenntnis.» Die eigentliche Reise hat erst begonnen; unaufhaltsam führt sie nach innen auf eine **Gegenüberstellung mit der Psyche** zu. Die innere Welt fordert ihr Recht und zwingt den Reisenden zu einer Suche nach **Visionen**, wie es in Stammeskulturen heißt. Allein durch die Ankunft Dorothys wird die Hexe des Ostens getötet, der Richtung, in der die Sonne aufgeht und das Leben selbst beginnt. Ihr Weg führt sie dann nach Westen, auf den Sonnenuntergang und das Traumreich des Unbewußten zu. Hiob wird von Nachtgesichten überfallen – «. . . so erschrecktest du mich mit Träumen und machtest mir Grauen durch Gesichte» –, während Scrooge sich vor den ruhelosen Gespenstern, die ihn auf den Weg der Selbsterkenntnis zerren, unter der Bettdecke zu verkriechen versucht.

Die Protagonisten in diesen Erzählungen stellen mit Erschrecken fest, daß die Psyche, deren Existenz sie nicht einmal erahnt hatten, kraftvoll und unabwendbar *lebt*, bewohnt von seltsamen Kreaturen, die sie mit ihrem bewußten Willen nicht beeinflussen können. C. G. Jung beschreibt dieses Stadium, teilweise aus eigener Erfahrung von Krise und Krankheit, als die Erkenntnis, daß die Psyche sich von selbst bewegt, daß sie etwas Echtes ist, das die bekannten Realitäten zerstört und damit «das Ende deiner Alleinherrschaft» bedeutet.

Die Alleinherrschaft ist in diesem Fall die unseres in der Regel einzigartigen Identitätsgefühls, der standfeste Hochsitz, von dem aus wir die Landschaft des alltäglichen Lebens überblicken. Plötzlich ist das normale Selbst in eine «Seelenschaft» geworfen, wie John Sanford, ein Schüler C. G. Jungs, es nennt, einen Ort, an dem «das Traum-Ego keine größere Bedeutung mehr hat als jede andere Gestalt». Die zentralen Figuren werden gedemütigt, um dann festzustellen, daß ihr Selbst, so wie sie es bisher als lebensfähig erachteten, die Persönlichkeit, die sie der Welt gezeigt haben, nicht mehr gilt:

Das, was sie zu sein glaubten, ist nur ein Aspekt des vielschichtigen Selbst.

Die Folge ist das verwirrende Gefühl eines **Identitätsverlustes**. Auf George Baileys panische Frage «Ja, wer bin ich denn nun eigentlich?» antwortet sein Schutzengel Clarence ihm: «Du bist niemand. Du hast keine Identität. Du wurdest nie geboren.» In ähnlicher Weise ruft Hiob, nachdem man ihm alles genommen hat, was er im normalen Leben angesammelt hatte: «Warum bin ich nicht gestorben vom Mutterleib an? Warum bin ich nicht verschieden, da ich aus dem Leibe kam?» Die Reisenden müssen das alte Selbst aufgeben und gegen eine tragisch anmutende Reduzierung eintauschen. Sie sind gezwungen, einen neuen Weg zu beschreiten, ganz von vorn sozusagen, und noch unbekannten Weisungen zu folgen.

Diese Reduzierung gilt auch für die Beziehung zu anderen Menschen und führt zu einem Zustand der **sozialen Isolierung**. Hiob, dessen Identität wie bei Scrooge und George vor allem auf äußerem Ansehen beruht («und er war herrlicher denn alle, die gegen Morgen wohnten»), stellt nun fest, daß auch jene, «deren Väter ich verachtet hätte, sie zu stellen unter meine Schafhunde, ... sich nicht scheuen, vor meinem Angesicht zu speien». Ähnlich ergeht es George Bailey mit seinen Mitbürgern – Barkeepern, Taxifahrern, Polizisten, einst respektvollen «kleinen Leuten». Sie schmähen ihn und zerren ihn buchstäblich auf die Straße. Dorothy findet sich in einer surrealistischen Landschaft wieder. Lichtjahre von Kansas entfernt verkehrt sie mit heimatlosen, ausgestoßenen Kreaturen. Die Geister zeigen Scrooge, daß seine angeblich loyalen und zu ihm aufschauenden Kollegen in Wahrheit Speichellecker und zynische Verschwörer sind. Häufig stellt ein kranker Mensch fest, daß unter der gefälligen Oberfläche von Familie und Gemeinschaft ungelöste und bedrohliche Widersprüche liegen können.

Obwohl die Aufgabe, mit allen Abgründen und Zufällen auf der Reise fertig zu werden, letztlich den Reisenden selbst zukommt, werden sie unverhofft von einem **Helfer** geführt, dessen Funktion darin besteht, ihnen die Möglichkeiten der Wandlung durch ihre Katastrophe deutlich zu machen. Der Engel Clarence weist George Bailey darauf hin, daß die schmerzliche Aufgabe des gewohnten Lebens eigentlich eine «wunderbare Chance» sei – die letzte –, um seinen einzigartigen Wert als Mensch zu bestätigen. Scrooges zudringliche Gespenster lassen vor seinen Augen, die er am liebsten verschließen möchte, die lange Tragödie seines Lebens ablaufen, doch sie eröffnen ihm auch die immer noch in ihm steckenden Fähigkeiten. Die Gute Hexe und der Zauberer führen Dorothy und ihre verwundeten Kameraden auf einen Weg, der sie zwingt, ihre gesamten inneren Reserven zu aktivieren. Der Helfer schwingt nicht etwa den Zauberstab, der die Reisenden wie durch ein Wunder heilt, sondern stattet sie mit einem stabilen Holzstab aus, auf den sie sich stützen können. Der Helfer oder die Helferin ist Unterstützung und Antrieb zugleich und deutet auf Kräfte hin, die sie bereits besitzen, ohne es zu wissen.

Doch um ihr volles Heilungspotential zu entdecken, müssen die Protagonisten auch die **Ursachen ihrer mißlichen Lage** aufdecken. George Bailey muß seinen tief im Herzen verborgenen, aber nagenden Groll über die verlorenen Träume seiner Jugend offen zugeben. Der Geist der vergangenen Weihnacht zeigt Scrooge, daß sein vermeintlicher, legendärer und lange währender unternehmerischer Triumph in Wirklichkeit eine bemitleidenswerte, überstürzte und nahezu tödliche Flucht vor Liebe war.

Gleichzeitig beginnt jede Hauptperson in sich überraschende **Kräfte der Erneuerung** zu entdecken. Die lange verborgenen Wurzeln der Krise sind zugleich ein wichtiger Lebensquell, wenn es auch schmerzt, sie aufzudecken. Die Reisenden, die vergangenes Leid noch einmal erleben, dringen zu ihrer eigentlichen, tieferen emotionalen Kapazität vor. Scrooge, der die Szenen seiner Kindheit betrachtet, weint Tränen der Trauer, erlebt aber auch die Erregung längst vergessener Freuden. Er beginnt mit der **Wiederentdeckung der eigenen Lebendigkeit.**

Doch es ist finster, ehe der Morgen graut. Niemand kann einer niederschmetternden **Konfrontation mit dem Tod** ausweichen. Der letzte Geist erniedrigt Scrooge zu einem zitternden Bittsteller vor seinem eigenen Grabstein. Verfolgt von den Bürgern seiner Schattenstadt muß George verzweifelt um sein Leben rennen. Hiob sitzt niedergeschlagen und ohne Hoffnung auf einem Misthaufen. Dorothys gute Freunde wurden von den Sklaven der Hexe zerstört, verbrannt oder ihrer Glieder beraubt. Doch diese unwirtlichen Wegkreuzungen sind **zugleich Wendepunkte** – Augenblicke, in denen man sich einer abgetragenen Hülle entledigt. Alchimisten des Mittelalters nannten dieses Stadium *solutio:* das eingeschränkte Selbst wird als Vorstufe zu einer umfassenderen Synthese des Seins aufgelöst. Aus dem Abgrund taucht eine neue Individualität – oder eine kreativere Form der alten – auf. Im Schmelztiegel der Zerstörung ist durch Alchimie eine *Metanoia*, ein **Sinneswandel**, erzeugt worden.

Zu guter Letzt **kehren** die Hauptpersonen, innerlich gewandelt, **in die Welt zurück.** Wenn sie auf ihrer Reise nicht zur Ganzheit gefunden hätten, wäre dies nicht nur für das Selbst – das, beraubt aller Hoffnung auf Integration, nur noch weiter zerfallen müßte –, sondern auch für die Gesellschaft, deren eigene Rettung eigentlich von der Heilung des Individuums abhängt, ein tragischer Verlust gewesen.

Allerdings kehren die Reisenden nicht einfach zu ihrem Ausgangspunkt zurück, denn sie haben sich grundlegend verändert, ebenso wie das normale Leben selbst. Scrooge, der der menschlichen Gemeinschaft als Wohltäter wiedergegeben wird, die viktorianische Version des **verletzten Heilers,** verkündet die Botschaft über sein neues Leben buchstäblich von den Dächern. George Bailey wird von Familie und Freunden umarmt und sogar mit Reichtum überschüttet (wie Hiob: «. . . und jeder gab ihm einen schönen Groschen und ein goldenes Stirnband»). Die Macht, die der böse Mr. Potter über George' Stadt und über seine Psyche ausgeübt hatte, ist gebrochen. Im Buch *Der Zauberer von Oz* erhalten die Betroffenen nicht nur das lang gesuchte Herz, den Verstand und den Mut, sondern sie werden zu Herrschern von Königreichen – die symbolische Stellung derjenigen, die Ganzheit erlangt haben.

Es war jedoch nicht nur ein Prozeß der Heilung, sondern eine grundlegende und bleibende Transformation. Der Psychologe John Sanford schreibt dazu: «Wir können nicht einfach in den Zustand zurückkehren, in dem wir vor unserer Krise waren, ohne unsere Persönlichkeit einzuschränken.» Weil die Reisenden die Krusten abgeschüttelt haben, die sie an tieferer Erfahrung hinderten, nimmt ihr Leben jetzt eine außergewöhnliche Färbung an. Sie sind praktisch **«gesünder als gesund»**, denn sie haben etwas erlangt, das über bloße körperliche Gesundheit hinausgeht. Das neue Herz des Blech-Holzfällers ist nicht nur ein Ersatz für das alte, sondern ein «freundlicheres und zärtlicheres Herz als das, was er besessen hatte, als er noch aus Fleisch und Blut war».

Der Blech-Holzfäller

Die Themen Heilung und spirituelle Suche tauchen im *Zauberer von Oz* meiner Ansicht nach nicht nur zufällig auf, sie sind das Garn, aus dem die Geschichte gewoben ist. Der Autor Lyman Frank Baum hatte von Kindesbeinen an immer wieder unter ernsthaften Krankheiten zu leiden. Außerdem hat er sich mit Buddhismus und Theosophie beschäftigt (deren Leitgedanke seinen Worten zufolge «Gott ist Natur, und Natur ist Gott» heißt) und glaubte an Reinkarnation und *Karma* – das universelle Gesetz von Ursache und Wirkung, demzufolge spirituelle Evolution Ziel des Lebens ist. In Kommentaren zum *Zauberer von Oz* wurde oft darauf hingewiesen, die darin enthaltene Kosmologie wiese auffällig starke Parallelen zum Gedankengut des im 16. Jahrhundert lebenden Schweizer Philosophen und Arztes Paracelsus auf, was den Schluß naheleegt, Baum sei durch diesen exzentrischen Pionier der Medizin beeinflußt worden, der beredt über den Einfluß des Geistes auf den Körper geschrieben hat. Der Kritiker und Mathematiker Martin Gardner hat sogar zu behaupten gewagt, der Name für das mystische Land Oz rühre nicht, wie häufig angenommen, vom zufälligen Blick des Autors auf einen Aktenschrank mit Ordnern in alphabetischer Reihenfolge, sondern sei abgeleitet vom «Lande Uz», der Heimat Hiobs.

Es ist daher nicht abwegig, wenn man Baums Erzählung als eine wunderbare Allegorie für den Weg der Heilung betrachtet. Weil ich im vorliegenden Buch noch häufig darauf zurückkommen werde, ist es vielleicht nützlich, uns die Geschichte einmal näher anzusehen:

Als Dorothy von einem Wirbelwind erfaßt und in Oz abgesetzt wird, trifft sie dort drei verwundete Gestalten, die vielleicht eine noch nicht entwickelte Ganzheit des Seins repräsentieren: die Vogelscheuche Krähenschreck (der Geist), den Ängstlichen Löwen (der Körper) und den Blech-Holzfäller auf der Suche nach einem Herzen (die Seele). Erst wenn alle geheilt sind, ist der Weg vollendet. Der Ängstliche Löwe zum Beispiel muß sich aggressiv mit seinem Selbst auseinandersetzen – eine klassische A-Persönlichkeit. Der Blech-Holzfäller äußert dem entsprechend auch die Vermutung: «Vielleicht bist du herzkrank.» Baums größtes erzählerisches Interesse gilt jedoch dem Blech-Holzfäller. Die von ihm erdachte Figur teilt sogar sein eigenes Leiden: Baum hatte einen Herzfehler, der ihn in seiner Kindheit fast zum Invaliden machte, und einmal erlitt er, wie der Blech-Holzfäller, eine Gesichtslähmung.

Der pathologische Zustand des Blech-Holzfällers gleicht auffallend einem Muster, auf das ich in den folgenden Kapiteln noch des öfteren unter dem Begriff «krankheitsanfällige Persönlichkeit» zurückkommen werde: Eine nach außen hin schwer gepanzerte Persönlichkeit, der im Innern um so mehr fehlt, die emotionale Energie nach außen abgibt und eine gähnende Leere im Innern dafür eintauscht, die schließlich eine körperliche Verletzung erleidet, durch die ihr paradoxerweise Kraft für authentisches Sein verliehen wird.

Die persönliche Geschichte des Blech-Holzfällers ist die eines Menschen, der alle Emotionen auf eine Karte gesetzt hat. Er, der als Holzfäller ein zurückgezogenes Dasein führt, beschließt zu heiraten, «um nicht allein leben zu müssen». Er verliebt sich «hoffnungslos» in ein wunderschönes Munchkin-Mädchen. Doch sie will ihn nicht heiraten, bevor er nicht genug Geld hat und ihr «ein schöneres Haus bauen» kann. Er fühlt sich wertlos und beginnt, noch härter zu arbeiten, um die materiellen Dinge zu erlangen, von denen er glaubt, daß sie ihm die Liebe des Mädchens sichern und seine Einsamkeit beenden werden. Doch eine böse Hexe verwandelt sein fast verzweifeltes Bedürfnis nach Liebe in eine selbstzerstörerische Kraft, so daß eines Tages, «als ich gerade wie wild Holz hackte . . ., denn ich wollte so bald wie möglich das neue Haus und meine Frau», die Axt sein Bein abtrennte. (Auch hier wieder sehen wir das mythische Thema der Beinwunde, die die erzwungene Beeinträchtigung des äußeren Lebens symbolisiert.)

Der arbeitssüchtige Blech-Holzfäller, der zu diesem Zeitpunkt noch ein Mann aus Fleisch und Blut ist, erkennt dieses einschneidende Ereignis nicht als Wink, langsamer zu arbeiten. Jedesmal, wenn die Hexe – die sowohl einen Krankheitserreger von außen als auch seinen eigenen Mangel an Selbstliebe symbolisieren kann – dafür sorgt, daß er ein weiteres Körperglied verliert, geht er einfach zum Schmied, der ihm künstlichen Ersatz aus Blech verschafft, und nimmt dann seine fehlgeleiteten Bemühungen wieder auf. Der Blech-Holzfäller selbst, nicht die Hexe, ist sein größter Feind: Er opfert sein Dasein für ein Leben in Künstlichkeit bei dem Versuch, das Objekt seiner Liebe zu erlangen, von dem er glaubt, daß es ihn eines Tages glücklich machen wird. Er hackt sich der Reihe nach die

Beine, die Arme, ja sogar den Kopf ab und läßt alles durch kaltes, hartes Metall ersetzen, um seine selbstzerstörerische Strategie fortsetzen zu können. Mit einem letzten Schlag spaltet er sich wortwörtlich mitten entzwei – eine gespaltene Persönlichkeit. Der behandelnde Schmied, der nur Werkzeuge zur Reparatur seines verwüsteten Körpers anbieten kann, vermag sein Herz nicht zu ersetzen.

Die Ironie ist, daß der Blech-Holzfäller, der seine gesamte emotionale Energie in wilde Schufterei gesteckt hat, nun Gefühlen gegenüber taub ist. «Ich verlor meine ganze Liebe zu dem Munchkin-Mädchen, und es war mir gleichgültig, ob ich sie zur Frau bekam oder nicht.» Er erlag einer Krankheit, die von Schamanen als schlimmste aller Krankheiten bezeichnet wird: dem Verlust der Seele.

Doch er führt sein Leben mechanisch weiter, buchstäblich gepanzert gegen körperliche Wahrnehmung, das Gefühlsleben verkümmert, doch immer noch tüchtig und undurchdringlich in seiner blechernen Persönlichkeit: «Mein Körper glänzte so hell in der Sonne, daß ich sehr stolz darauf war, und es spielte keine Rolle mehr, ob meine Axt abrutschte, denn sie konnte mich nicht mehr schneiden.» Genau wie Hiob, George Bailey und Scrooge mißt er nur seinen äußerlichen Errungenschaften Wert bei. Sein verleugnetes Innenleben hat er aufgegeben.

Doch das Tretmühlendasein des Blech-Holzfällers wird von einem Symptom unterbrochen, das er nicht ignorieren kann: einem plötzlichen Regenschauer. Seine eigenen, ungeweinten Tränen fallen von außen auf ihn hernieder und lassen ihn dort, wo er steht, einrosten. Seine «Gesundheitskrise» – eine Lähmung, die ihn mitten in der Arbeit innehalten läßt – zwingt ihn schließlich, Rechenschaft abzulegen: «Es war eine schreckliche Erfahrung, aber in dem Jahr, während ich da stand, hatte ich reichlich Zeit, darüber nachzudenken, daß es mein größtes Mißgeschick war, mein Herz zu verlieren.»

Dieses akute Gefühl von Verlust zwingt ihn auf eine beschwerliche Reise. Doch erst später, nachdem er buchstäblich in Stücke gerissen wurde (eine fast allen schamanischen Initiationsriten gemeinsame Voraussetzung zur Erlangung von Ganzheit), fordert der Blech-Holzfäller die Seelenwelt ein, ohne die das Leben nur geringe Bedeutung hat. Zu guter Letzt spürt er «ein zärtlicheres Herz in meiner Brust flattern». Am Ende der Geschichte hat er den Weg von

Krankheit zu mehr Lebendigkeit zurückgelegt, von einem verzweifelten, auf Bedürfnissen beruhenden Dasein zu einer Identität, die sich auf hart erkämpfte Authentizität stützt.

Brian oder Der «verletzte Heiler»

Lebhaft fiel mir vor einigen Jahren die Geschichte des Blech-Holzfällers wieder ein, als ich den Reisenden Brian Schultz kennenlernte. Seine Wohnung in Somerville, Massachusetts – der weniger begehrten Zwillingsstadt von Cambridge mit niedrigeren Mieten – war spartanisch eingerichtet: ein schwarzes Futon auf dem Boden, ein paar Stühle und Flickenteppiche, einziger Wandschmuck eine chinesische Akupunkturkarte des Körpers, auf der es vor bunten «Meridianen» nur so wimmelte, und eine gerahmte Seite aus Matt Groenings Karikaturenbuch *Jungsein ist die Hölle*.

Brian war ein freundlich aussehender Mann mit hellrotem Haar und trug, was alle graduierten Studenten tragen: Sandalen, beigefarbene Sporthose und ein gestreiftes Oxfordhemd. Doch aus der Intensität seines Blicks hinter der übergroßen Hornbrille und der Art, wie er ging – ein wenig steif, Schultern und Oberkörper verspannt –, konnte man schließen, daß er des Lebens Härte erfahren hatte.

In den siebziger Jahren, während seines letzten Jurasemesters in Stanford, war das Leben des Brian Schultz von einem für seine Persönlichkeit vernichtenden Schlag getroffen worden: eine unbekannte, äußerst schmerzhafte, degenerative Krankheit der Gelenke, Spondylitis ankylosans (Bechterew) hatte sich seiner bemächtigt. Über Nacht war der Anwärter auf ein Magna-cum-laude-Examen, dem die Welt zu Füßen lag, durch einen gräßlichen Zauber der Hexe des Westens in einen torkelnden, schmerzgekrümmten Halbkrüppel verwandelt worden.

Ursachen unbekannt, sagte sein Arzt.

Heilmethode unbekannt, sagte ein anderer Arzt.

Diese Steroide werden den Schmerz lindern, sagten alle. *Es tut uns leid.*

Brians Aussichten waren ähnlich düster wie die des Blech-Holzfällers, wenn er kein Ölkännchen zur Hand hatte. Es gibt in der Geschichte ein extremes Beispiel dafür, welchen Tribut diese Krankheit fordern kann: Im 19. Jahrhundert wurde ein Bechterew-Opfer völlig unbeweglich und ließ sich in Kuriositätenmuseen unter dem Spitznamen «der Verknöcherte» ausstellen. Im schlimmsten Fall sind die Kranken nicht in der Lage, die Kiefer zu bewegen – ein Zustand, der es erforderlich macht, ihnen die Zähne zu ziehen, um sie ernähren zu können. Die Rippen können so unbeweglich werden, daß das Opfer an Asphyxie (Atemlähmung) stirbt. Obgleich Brians Fall weniger schwerwiegend war, hatten die Ärzte ihn vorgewarnt, daß seine Krankheit ihn an den Rollstuhl fesseln könnte, sobald er die Dreißig erreicht hätte.

Brian nahm eine Zeitlang entzündungshemmende Medikamente und Schmerzmittel ein, was seinen Zustand eher noch verschlimmerte. Die Nebenwirkungen der Medikamente machten seinen Gefühlshaushalt kaputt. Da er vermutete, daß die Behandlung seine körpereigenen Selbstheilungskräfte vernichtete, beschloß er in «einem Anflug von Verzweiflung», die Medikamente abzusetzen. Im Nu verstärkten sich die Schmerzen in erschreckendem Maße. Er litt unablässig und konnte jahrelang nicht länger als zwei oder drei Stunden schlafen. Sein Brustkorb sank so stark ein, daß er das Gefühl hatte, kaum atmen zu können.

«Ich hätte nie gedacht, daß Schmerz dermaßen erschöpfend, zermürbend und endgültig sein kann», sagte er zu mir. «Es war, als wäre ich auf einem Tisch festgeschnallt und würde mit Eisnadeln gefoltert. Ich erstickte physisch, emotional und geistig. Ich war lebendig begraben.» Er lachte bitter. «Ich erfuhr viel über die Feinheiten der Hölle.»

Doch Brian klammerte sich an eine, wie er sagte, «zerbrechliche Intuition», an das Gefühl, es könnte ihm bessergehen, wenn er versuchte, seine Schmerzen anzunehmen, statt sich ihnen gegenüber taub zu stellen. Zu seiner Überraschung entdeckte er, daß sich «in dem Augenblick, da ich die bewußte Steuerung teilweise aufgab, der Kampf um meine Gesundheit ein klein wenig gewandelt hatte. Während es bis dahin mein Wunsch war, mich der Krankheit als eines fremden Objekts zu entledigen, eines Eindringlings, fing ich nun an, sie als Teil meiner selbst zu behandeln, der förmlich danach verlangte, daß ich Fühlung mit ihm aufnahm.»

Ausgehend von dieser «winzig kleinen Entscheidung» begann er, «das erdrückende Gewicht eines ganzen Lebens voller Beherrschung, Schmerzvermeidung, Angst vor Leiden und vor dem Unbekannten» abzuschütteln. «Ich beschloß, meinen Widerstand aufzugeben, und wollte versuchen zu lernen, wie man fühlt.»

Brian begann mit unkonventionellen Behandlungsmethoden zu experimentieren, suchte schließlich regelmäßig einen Akupunkteur auf und befolgte eine strenge Spezialdiät. Er stellte zu seiner Überraschung eine kleine, doch spürbare Verbesserung seiner Beweglichkeit fest. Doch mit Erschrecken entdeckte er, daß seine körperlichen Fortschritte aufwühlenden Emotionen eine unvermutete Schleuse zu öffnen schienen. So wie der Blech-Holzfäller im *Zauberer von Oz* genau in dem Augenblick zerrissen wurde, als er glaubte, sein Ziel beinahe erreicht zu haben, wurde Brians «Verzweiflung noch intensiver. Wut und Zorn kochten hoch, und Angst und Furcht vor dem Leben wuchsen und wuchsen, bis ich tagtäglich an Selbstmord dachte. Damals erkannte ich, daß mein Problem nicht nur mein körperlicher Zustand war, sondern das Leid, das seit meiner Kindheit in mir begraben war. Das war, als ich zum ersten Mal von meinen Eltern, von der Gesellschaft allgemein, erfuhr, daß ich meine eigene Lebendigkeit zu unterdrücken hatte. Jetzt, da ich aufhörte, Empfindungen zu blockieren, drangen sie mit Macht an die Oberfläche.»

Brian begann, einen Psychotherapeuten aufzusuchen, einen Schüler Wilhelm Reichs, der den Begriff «Körperpanzer» prägte, als er umschreiben wollte, daß ein ungelöster emotionaler Konflikt Ursache einer physiologischen Sperre sein kann. In der Therapie stellte Brian sich bereitwillig den Traumata einer unglücklichen Kindheit, in der er sich «wie in einem Konzentrationslager» vorgekommen war. Es wurde ihm klar, wie verzweifelt er versucht hatte, die Liebe seiner Eltern zu gewinnen und sein Selbstbild durch akademische Erfolge «auf dem Weg zum Rechtsanwalt» aufzupolieren. Zum ersten Mal in seinem Leben begann er, emotionale Risiken auf sich zu nehmen, und versuchte, «den Panzer zu durchbohren» und wirklich Kontakt zu anderen Menschen aufzunehmen. Er kam sich vor «wie ein autistisches Kind, das seine ersten Worte spricht».

Bemerkenswert ist, daß Brian nach einer fast zehnjährigen Reise auf dem Weg der Heilung allmählich seine Symptome beseitigt hat und, wie er sagt, «völlig wiederhergestellt ist». Doch mehr als das:

Er hat ein neues Leben gewählt. Er wurde nicht Jurist, wie es die Eltern von ihm erwartet hatten, sondern Akupunkteur – ein «verletzter Heiler», wie er selbst sagt.

Standhalten oder fliehen?

Brians Geschichte handelt keineswegs von einem Helden, der einen Drachen besiegt hat, und wenn er nicht gestorben ist . . . Trotz seiner außerordentlichen Fortschritte bei der körperlichen Genesung hat Brian immer noch mit tief verwurzeltem psychischem Schmerz zu kämpfen. Seine Krankheit, so glaubt er, resultierte zum Teil aus der starren Abwehrhaltung, die er gegen emotionales Leid entwickelt hatte. «In dem Maße, wie die Abwehr, die mich verknöchert hatte, von mir abfiel», sagte er, «wurden jene Emotionen, die mich buchstäblich ‹vor Furcht hatten erstarren lassen›, freigesetzt, damit ich mich direkt mit ihnen befassen konnte.» Heilung, so wie er es sieht, ist nichts anderes als ein immerwährendes Training in Verletzlichkeit und Offenheit.

Die Methode, die Brian anwandte, widerspricht zum größten Teil unseren Vorstellungen vom Kampf gegen Krankheit. Der Medizinkritiker Ivan Illich geht davon aus, daß unsere Gesellschaft «einen Feldzug gegen die Schmerzen» unternommen hat, seitdem Descartes «die lebendige Körpererfahrung auf einen bloßen Mechanismus reduziert hat, den die Seele inspizieren mag . . . Unter dieser Maxime scheint es nunmehr vernünftig, den Schmerz zu fliehen, statt sich ihm zu stellen, selbst wenn es unsere Lebendigkeit kostet.» Eine solche Haltung, meint Illich, kann nur zu einem Zustand der «Betäubung» führen.

Üblicherweise betrachten wir Krankheit als unausweichliches Übel; wir, die Helden, müssen unentwegt gut sein. Wir befürchten, daß wir Gefahr laufen, vor einem bösartigen Feind zu kapitulieren, wenn wir eine Beziehung zu der Krankheit aufnehmen. Wenn wir auf die Krankheit hören, wenn wir danach fragen, ob sie uns vielleicht etwas zu sagen hat – ob sie vielleicht sogar ein *Teil* von uns *ist* –, gehen wir das Risiko ein, daß der Wille, um unser Leben zu kämpfen, geschwächt wird.

Dennoch kann die Kampfhaltung dem Heilungsprozeß unbeabsichtigt entgegenarbeiten, wie ein Psychologe beobachtet hat: «Häufig findet man als Reaktion auf die Krebsdiagnose eine Verknöcherung der Abwehrhaltung und die Entschlossenheit, die Krankheit um jeden Preis zu bekämpfen, statt sich ihr zu ‹opfern›. Die Vorstellungen, die sich um die Krebserkrankung ranken, enthüllen viel über diesen Prozeß. Man ist nicht einfach krank, sondern man ‹kämpft gegen das große K›, man stirbt nicht einfach, sondern man ‹unterliegt nach tapferem Kampf›.»

Von diesem Standpunkt aus wird Krankheit zu «einem fanatischen Duell zwischen Gegensätzen . . ., zu einem Kampf um Selbständigkeit». Was auf dem Spiel steht, ist unsere Freiheit, alte Existenzstrategien aufrechtzuerhalten, ohne unsere Beziehung zu Körper oder Psyche zu verändern, unser Recht – das Recht des Ich –, mit intakten Gewohnheiten und Ansichten zur Tagesordnung überzugehen. Die Kritik gilt ebenso einigen Ansätzen des New Age – sie wurden einmal als «Prometheische Formeln» bezeichnet –, bei denen Selbsthilfe zu beinahe fetischistischen Übungen in Selbstbeherrschung ausarten kann.

Wie jeder Versuch, die Flagge einer unverwundbaren Selbständigkeit auf dem ewig schwankenden Boden des Lebens zu hissen, kann auch diese Haltung letztlich unpraktikabel sein. John Sanford sagt dazu: «Wir sind alle verwundbar. Es gibt niemanden, der vor Krankheit, Unzulänglichkeit und Verletzungen gefeit ist. Manche können sich einfach vor ihrer Verletztheit besser verstecken als andere. Wenn wir uns nicht länger vor unserer Verletztheit verbergen können, sind wir bereit zur Individuation.»

Viele Patienten, mit denen ich sprach, bestätigten mir, daß der Kampf, das «alte Ich» aufrechtzuerhalten, die Krankheit eher verstärkte, während das Nachgeben, so unglaublich es scheint, wie eine Tür zur Genesung wirkte. Viele sagten mir, es sei merkwürdigerweise schon heilsam gewesen, die durch die Krankheit auferlegten Einschränkungen zu akzeptieren, statt unaufhörlich dagegen anzukämpfen. Eine Frau, die wider Erwarten noch lange am Leben blieb, nachdem man Brustkrebs im Endstadium bei ihr festgestellt hatte, sagte mir: «Wir Krebskranken bewachen nicht nur unsere Kräfte, sondern hüten unsere Schwächen.»

In einer neueren Ausgabe eines Gesundheitsmagazins fand ich folgende Stellungnahme eines Patienten: «Ich machte erst dann

Fortschritte, als ich nicht mehr um alles in der Welt zum früheren ‹Normalzustand› zurückkehren wollte. Erst als ich erkannte, daß mein früheres Leben verwüstet war und daß ich mich damit abfinden mußte, für unbestimmte Zeit ein Leben als Kranker rund um die Uhr zu führen, kam meine Krankheit allmählich zum Stillstand. Als ich meine Beherrschung besiegte, die ich mir angewöhnt hatte, konnte ich die Möglichkeit in Betracht ziehen, nach der Genesung ein anderes Leben zu führen. Als ich das tat, flossen mir immer mehr hilfreiche Informationen und Eingebungen über bessere Formen des Fühlens, Denkens und der zwischenmenschlichen Beziehungen zu.»

Dieses «Loslassen» kann sogar nachweisbare physische Konsequenzen haben. Einer neueren medizinischen Untersuchung zufolge wird eine nichtkämpferische Haltung gegenüber Leiden – «eine nichtrestriktive Haltung gegenüber einem unerfreulichen Zustand» – offenbar mit einer Stärkung des Immunsystems in Verbindung gebracht. In einer anderen Untersuchung kam man zu dem Ergebnis, daß «Menschen, die psychischen Druck auch vor sich selbst verbergen», eine erhöhte Anfälligkeit für Herzkrankheiten aufwiesen.

Ein Autor, der verschiedentlich über Spontanremissionen bei Krebserkrankungen schrieb, hält fest, daß solche dramatischen Heilungen zum größten Teil offenbar von einer «positiven Akzeptanz» der schrecklichen Umstände (im Gegensatz zu Resignation) begleitet sind. «Wir haben die Erfahrung gemacht, daß eine solche Haltung gegenüber Krankheit zur vollständigen Aktivierung des dem Patienten eigenen Potentials der Selbstheilungskräfte führen kann.» Auf ähnliche Weise wurde in einer 1989 in Stanford durchgeführten Untersuchung gezeigt, daß Frauen mit Brustkrebs, die sich einer Gruppentherapie anschlossen, doppelt so lange lebten wie solche ohne therapeutische Begleitung. Daraus zog man den Schluß, daß mehr körpereigene Abwehrkräfte freigesetzt werden, wenn die Reaktion «Standhalten oder Fliehen» im Hinblick auf eine Krankheit abgeschwächt wird.

Unsere natürliche Haltung ist aber nach wie vor, gegen Schmerzen anzukämpfen. Wir haben das Gefühl, daß wir aus dem Garten der Homöostase, «der Selbstregulierung», vertrieben werden und daß unser Körper sich von einem wunderbar gehorsamen Werkzeug in einen feindlichen Agenten verwandelt hat, der uns in die Tiefe zerrt. In einer Gesellschaft, die Oberflächlichkeiten, Schnelligkeit und Erfolg zum Maß aller Dinge erhebt, ist die Krankheit eine unwillkommene, zum Mittelpunkt strebende Mahnung. Wir versuchen, uns dem Verfall um jeden Preis zu widersetzen, denn wir glauben, es gäbe kein Zurück, wenn wir einmal unten angekommen sind.

3 Die verschlungenen Wurzeln der Krankheit

Und jetzt auch noch diese Krankheit . . .
Und mit dem, was kommt, hebt sich ein ganzes
Gewirr irrer Erinnerungen, das daranhängt wie
nasser Tang an einer versunkenen Sache.

Rainer Maria Rilke

Wollen wir eine Geschichte verstehen, müssen wir ihren Anfang kennen. Die grobe Erzählweise einer Krankheit wirkt auf uns jedoch vom ersten Wort an zusammenhanglos. Wir empfinden Krankheit als einen Willkürakt der Natur: Ein Blitzschlag traf uns aus heiterem Himmel, die blindwütigen Nornen der Biologie haben unseren unschuldigen Weizen niedergemäht, um die Dreschmaschine damit zu füttern. Die medizinische Wissenschaft widmete sich von ihren stammesgeschichtlichen Anfängen bis hin zu ihrer heutigen Technisierung stets der Aufgabe, die Ursachen des Leidens zu erklären.

Die Medizin der westlichen Welt hat sich lange Zeit auf ein einziges Axiom gestützt: «Eine Krankheit, eine Ursache.» Dieses einfache, aber hervorragende Werkzeug hat (neben anderen Wunderdingen) zur Feststellung von Krankheitserregern und manchmal auch zu entsprechenden Behandlungsmethoden geführt. Wir wissen heute, daß Infektionen von Mikroorganismen verursacht werden, Malaria und die afrikanische Flußblindheit von Parasiten, Aids von einem Virus im Blut. Immer häufiger stellt sich bei Krankheiten heraus, daß sie in unseren Genen festgeschrieben sind.

Selbst die ehemalige Direktorin der Mind/Body Clinic of New England, Joan Borysenko, betont, daß die Ursachen einer Krankheit nach wie vor überwiegend organisch bedingt sind: «Menschen sind krank, weil der Keller voller Radon ist, der Brunnen vergiftet, weil Vater und Großvater und dessen Vater an einer Herzkrankheit starben.»

Doch nicht alle Menschen, die einem bestimmten Krankheitserreger ausgesetzt sind, erliegen ihm, nicht alle Bewohner verseuchter Landstriche wie Love Canal werden krank. Nicht jeder Mensch, der eine entsprechende genetische Veranlagung für eine bestimmte Krankheit hat, zieht sie sich auch zu. Krebserreger desselben Zelltyps können sich bei einem Menschen schnell vermehren, beim anderen langsam, bei einem dritten zum Stillstand kommen oder sich in manchen Fällen sogar zurückbilden. «Bei Menschen, die den Tuberkulosebazillus schon jahrelang im Körper haben, bricht ganz plötzlich Tuberkulose aus», sagt ein führender Onkologe. «Welches Ereignis hat sie zum Ausbruch gebracht? Ebensogut weiß man, daß es Menschen gibt, die den Bazillus in sich tragen und nie an TB erkranken. Liegt die Antwort nur in ihrer Biologie oder auch in ihrem Geist?«

Eine Krankheit, viele Ursachen

Dem Gedanken, daß die Wurzeln menschlicher Krankheiten verschlungen und unentwirrbar sind (der klinische Begriff hierfür ist «multifaktoriell»), schenkt man in medizinischen Kreisen allmählich mehr Glauben. Ein Medizintheoretiker dazu: «Das Vorliegen des biochemischen Defekts . . . kennzeichnet bestenfalls eine notwendige, jedoch keine ausreichende Bedingung dafür, daß ein Mensch Krankheit erfahren muß . . . Es stellt lediglich einen Faktor unter vielen dar, deren komplexe Interaktion letztendlich in aktiver Krankheit kulminieren kann.» In der Medizin beginnt sich die Ansicht durchzusetzen, daß man über den Ursprung einer Krankheit nur dann sprechen kann, wenn man den Lebensstil, die Ernährung, das soziale Umfeld, die Umwelt und, was vielleicht am interessantesten ist, das Bewußtsein und die Emotionen des Patienten mit einbezieht.

Letztere Kategorien sind nach wie vor widersprüchlich. Wenn wir einmal anfangen, uns von rein physischen Definitionen für die Wurzeln der Krankheit zu entfernen, und die Ansicht zulassen, daß auch weitergreifende seelische Faktoren am Werk sein könnten, begeben wir uns auf unsicheres Gelände. Solange Krankheit ausschließlich das Ergebnis willkürlicher Naturgewalten ist, spielen wir selbst bei unserem Leid oder der Heilung nur eine untergeordnete Rolle. Wenn allerdings die Psyche involviert ist, wird die Sache problematisch: Einerseits dürfte es hilfreich sein, unsere inneren Ressourcen zu nutzen, um den Heilungsprozeß des Körpers zu beschleunigen, andererseits kann das Leid zu einer Art Kainsmal werden, wenn die Opfer für alle Eskapaden ihrer Biologie zur Verantwortung gezogen werden.

Ein Mann, der Hodenkrebs überlebt hat, verlieh seinem Ärger über diese New-Age-Einstellung mit folgenden Worten Ausdruck: «Die Bezichtigung, ich hätte meine Krankheit durch emotionalen Druck oder einen saloppen Lebenswandel selbst verschuldet – ich hätte nicht ‹in Einklang mit mir selbst› gelebt – liegt auf derselben Ebene wie die Behauptung: Menschen sind arm, weil sie dumm und faul sind.» Er führte seine Krankheit am Ende auf eine einzige brutale Tatsache zurück: «Manchmal knüppeln einen eben völlig unpersönliche Kräfte nieder, wird man von Umständen überwältigt, in denen Durchhalten der einzig gangbare Weg ist.»

Seine Empfindungen werden verständlich, wenn man sich die beredten Erklärungen aus manchen Lagern der Heilkunde anhört. «Warum wollten Sie diese Krankheit unbedingt haben?» hat einmal ein new-age-orientierter Gesundheitsberater einen Patienten gefragt. «Wußten Sie nicht, daß Sie für jede Zelle in Ihrem Körper verantwortlich sind?»

Verantwortlich für jede Körperzelle. Das ist genau die Art von Formulierung, die sowohl Gegner als auch Befürworter der Geist-Körper-Einheit auf den Plan ruft. Vor nicht allzulanger Zeit veröffentlichte das *New England Journal of Medicine* einen vernichtenden Leitartikel. «Es wird Zeit einzusehen, daß unsere Überzeugung, Krankheit sei eine direkte Widerspiegelung des geistigen Zustands, im wesentlichen Volksglaube ist.» Auf diesen Artikel reagierten viele Ärzte mit erstaunlich kritischen Einwendungen. Da hieß es unter anderem, die Zeitschrift mache viel Aufhebens um einen «Standpunkt, den die psychosomatische Medizin vor mehr als dreißig Jahren noch einnahm». Nur wenige Kliniker, so heißt es in der Zuschrift weiter, würden behaupten, der Geist-Körper-Faktor sei der wichtigste von allen, doch seine Bedeutung könne auch nicht mehr ignoriert werden.

Wird bei einer Krankheit eine psychische Komponente entdeckt, hat dies häufig eine merkwürdig pejorative Konnotation. Rufen «Plaqueablagerungen» eine Koronarinsuffizienz hervor, ist man automatisch ein Opfer nachweisbarer, blindwütiger physischer Kräfte. Ist jedoch die Psyche in irgendeiner Weise «mitschuldig», wird die Krankheit scheinbar in die bewußte (und damit moralische) Sphäre überführt, und der Betroffene soll unterschwellig verantwortlich gemacht werden. Auch heute, nachdem die Wissenschaft die Betonmauer zwischen Psyche und Physis abgebaut hat, unterliegen wir noch dem kartesischen Postulat: Verantwortlich für alles, was sich in unserem Geist abspielt, dem Sitz des rationalen, wollenden «Ich», doch nicht für das, was in den mechanisch tickenden Getrieben unseres Körpers vor sich geht.

Patienten, die sich ganzheitlich ihrer Krankheit annehmen wollen, müssen sich mit dieser Vorstellung auseinandersetzen. Die Dichterin und Essayistin Deena Metzger, eine ehemalige Brustkrebspatientin, wütet gegen «die ausbeuterischen Ansichten des New Age – als ob Kinder in Afrika Framboesie [Himbeerseuche] vom ‹schlechten Karma› bekämen». Auf ihrer eigenen Reise, sagt sie, begann sie zu unterscheiden zwischen der Fragestellung «Was stimmt nicht mit dir, daß du dir das angetan hast?» einerseits und «Was sollte die Krankheit zum Ausdruck bringen?» andererseits.

Krankheitsmuster

Die Wahl der Heilmethode hängt davon ab, wie wir die eigentliche Ursache definieren. Wird die Ursache identifiziert als einfacher, isolierter körperlicher Krankheitserreger – Bakterien, ein Virus, ein Gen, ein Hormon –, genügt wohl medizinische Behandlung: Es sieht ganz so aus, als bestehe kein Grund, den Rest unseres Lebens zu «behandeln». Allerdings mag uns die Vorstellung einer rein körperlichen Ursache auch angenehmer sein, weil sie uns erlaubt, unsere Krankheit aus einer gewissen Distanz zu betrachten. Oft zögern wir, uns zu intensiv mit unseren Symptomen zu beschäftigen, denn sie könnten uns auffordern, grundlegende Veränderungen in unserem

Leben herbeizuführen. Bekommt ein Mann vom Streß eines hoch-bezahlten Jobs, der «eigentlich nichts für ihn ist», ein Magenge-schwür, ist es ihm vielleicht lieber, sich mit Medikamenten vollzu-stopfen, als auf die Botschaft seines Körpers zu achten und den Job aufzugeben.

Wenn eine Frau raucht, um den Druck einer unglücklichen Ehe zu mildern, was ist dann der Grund für ihren Lungenkrebs? Genetische Veranlagung? Die Histologie eines Haferzellkarzinoms? Das Rau-chen selbst? Ihre Beziehung? Wie gründlich ist die Heilung, wenn sie sich einen Lungenflügel entfernen läßt, in ihrer Ehe jedoch nichts verändert, noch dazu, wenn sie es unterläßt, nach den Persönlich-keitsmustern zu fragen, die ihr erlaubten, an ihrem lang andauern-den Unglück festzuhalten?

Einige Forscher glauben, die Theorie untermauern zu können, daß die Persönlichkeit eines Menschen ein Krankheitsfaktor sein kann: Eine Psychologin zum Beispiel hat anhand von Untersuchun-gen an Melanompatienten ein «Verhaltensmuster vom Typ C» nach-gewiesen (Trauer statt Wut, ausdruckslos statt temperamentvoll), das ganz offensichtlich mit intensiverem Tumorwachstum zusam-menhing. Ein Neurobiologe ist der Ansicht, daß man rein physiolo-gisch begründete Theorien von Herzkrankheiten nicht unbedingt durch klinische Praxis erhärten kann: «Cholesterin korreliert nicht zwingend mit Herzinfarkt, mit emotionalen Faktoren hingegen fast immer.» Seine Bemerkung läßt sich durch den Fall eines Geschäfts-mannes illustrieren, der mit fünfundsechzig seinen ersten Herzin-farkt hatte. Ungeachtet der Tatsache, daß der Mann nie geraucht hatte, nur selten trank und sich hauptsächlich vegetarisch ernährte, war sein Cholesterinspiegel gefährlich hoch. Die cholesterinarme, fettlose Diät, die sein Arzt ihm verordnete, änderte kaum etwas daran.

Der Mann besaß eine klassische A-Persönlichkeit (zu Herzinfark-ten neigend) – konkurrenzfreudig, ehrgeizig, leicht reizbar durch den kleinen alltäglichen Frust. Nach einem erholsamen, entspan-nenden Urlaub in Europa, in dem er sich mit italienischem Eis, Schweizer Käse und anderen Lebensmitteln mit hohem Fettgehalt vollgestopft hatte, stellte er zu seiner Überraschung fest, daß sein Cholesterinspiegel jäh *gesunken* war. Als er jedoch seinen Job in Ka-lifornien wieder aufnahm und sich auf die Abwicklung eines Riesengeschäfts einließ, stieg sein Spiegel erneut in die Gefahrenzone. War das Cholesterin die «Ursache» für den Herzinfarkt, oder war es auch sein Lebensstil unter permanentem Hochdruck? Und vor allem: Welche Persönlichkeitsmerkmale lagen seiner Arbeitssucht zugrunde?

Allzuoft versuchen wir, jede Krankheit auszumerzen, sobald sie auftaucht, ohne uns zu ihren verschlungenen Wurzeln vorzuarbeiten: Emotionale Verletzungen, eine vergiftete Umwelt, viel Angst und Streß, verbunden mit den entsprechenden biochemischen Auswirkungen, nährstoffarme Nahrung mit hohem Fett- und Zuckergehalt (die durchaus ihre eigenen emotionalen und sozialen Ursachen haben mag) und dergleichen mehr. Natürlich will ich damit nicht sagen, daß wir uns an die Lösung globaler Probleme machen sollten, bevor wir uns unserer eigenen Heilung zuwenden (obwohl die Zahl derer, die krank werden, sicher abnähme, wenn wir uns alle gleichermaßen bemühten, die emotionalen und sozialen Wunden sowie die Umweltschäden, die uns in Mitleidenschaft ziehen, zu heilen). Doch wenn wir darauf bestehen, Krankheiten aus unserem Lebensmuster zu vertreiben, kann auch «erfolgreiche» Behandlung nicht mehr tun, als eine Lebensstruktur zu stützen, die vielleicht grundlegender Erneuerung bedarf.

Um verstehen zu können, warum wir krank sind, und um eine Antwort auf die Frage zu bekommen, wie wir gesund werden können, müssen wir uns die Art, wie wir leben, lieben, arbeiten und fühlen vielleicht einmal genauer ansehen – das, was wir eigentlich sind. Das wäre unserer Gesundheit nur zuträglich. Wenn wir anfangen, unseren Widerstand Schicht für Schicht abzutragen, nähern wir uns allmählich unserer wahren Natur, der Quelle unserer Heilkraft. Wenn wir uns unserer Krankheit so weit wie möglich «über die Seele» nähern, können wir anfangen, die Quelle der pathologischen Befunde aus unserem Leben zu entfernen, statt lediglich ihre Symptome aus unserem Körper zu verbannen. Wenn der Mensch als Ganzes erkrankt, wird er auch als Ganzes gesund.

Der Verlust der Seele

In indianischen Heilungszeremonien wird eine Pfeife mit der Beschwörungsformel herumgereicht: «Alle meine Beziehungen», eine Geste, die jeden Teilnehmer seiner Verbindung zum großen Netz des Lebens versichert – zu den «Zweibeinern und den Vierbeinern», Freunden und Verwandten, Totem und Stamm, Winden und Wassern, der eigenen Seele und dem Großen Geist. Es heißt, Krankheit taucht auf, wenn diese Beziehungen krank geworden sind, gestört wurden. Ihre Wiederherstellung ist das Fundament für den Weg der Heilung.

Den Schamanen zufolge kann Krankheit entstehen, «wenn der Patient besondere Anlagen besitzt, die er entweder nutzt oder nicht», wenn ein Tabu gebrochen wurde, wenn ein «Krankheitsobjekt» eingedrungen ist, wenn psychische Faktoren vorliegen wie «Konkurrenzdruck, Neid, Habgier», wenn Hexen, Zauberer und Dämonen im Spiel sind, wenn die Mutter, ein Bruder oder ein Großelternteil kürzlich verstorben ist, wenn «die Seele verlorengegangen» ist, wenn der Lebenszyklus insgesamt an Harmonie eingebüßt hat.

Auf unsere heutige Gesellschaft übertragen kann man «Krankheitsobjekt» gleichsetzen mit einem Mikroorganismus, die unglücklichen «Vorfahren» mit unserer genetischen Veranlagung, das gebrochene Tabu mit Umweltverschmutzung, Verfall von Familie und sozialem Umfeld und anderen Rissen im modernen Lebensgeflecht, die sich als zerstörerisch für die Gesundheit des Menschen erwiesen haben.

Es ist jedoch der «Verlust der Seele» – vom Standpunkt des Schamanen der Dreh- und Angelpunkt für das Krankheitssyndrom überhaupt –, der für uns die größte Relevanz besitzt, wenn wir uns der inneren Heilung zuwenden wollen. In der Medizin der Naturvölker ist die Gesundheit des Menschen nicht nur dann angegriffen, wenn etwas von außen in den Körper eindringt, sondern wenn «die persönliche Kraft verlorengeht und so das Eindringen überhaupt erst möglich wird». Daher spiegelt die typische Frage eines deutschen Arztes – «Was fehlt Ihnen?» – ein tieferes Verständnis wider als die Frage seines amerikanischen Kollegen: «Was haben Sie denn?» (What have you got?)

Heutzutage könnten wir den «Verlust der Seele» vielleicht mit jener Verletzung des Selbstwertgefühls übersetzen, das verschiedene Psychologen als «Abspalten eines wesentlichen Teils der eigenen Natur» beschrieben haben, als eine «verlorene Erlebnisintensität . . ., die Unterdrückung von Vitalität, Kreativität und Gefühl», «Verzicht auf Spiritualität» und Depression. Der klinische Beleg, daß Depression, Verlust, Schock und Trauer sich äußerst schädlich auf die Abwehrkräfte auswirken, ist erbracht, obgleich noch keine Untersuchung eine direkte kausale Verbindung zum Krankheitsausbruch hergestellt hat. An der Universität von Iowa wurde zum Beispiel festgestellt, daß das Immunsystem bei depressiven Patienten weniger stabil war als bei normalen Patienten und bei Patienten mit anderen seelischen Erkrankungen. Einer neueren Untersuchung am Krankenhaus in Newark zufolge waren speziell die Immunkomponenten, die Krebserreger bekämpfen, bei Verwandten von Patienten mit seelischem Schock schwächer als üblich ausgebildet. Männer, deren Frau an Brustkrebs gestorben war, hatten über einen Zeitraum von bis zu zwei Jahren danach erwiesenermaßen eine verminderte Immunität.

Mehr als ein Psychologe hat bereits darauf hingewiesen, daß das Immunsystem das physische Gegenstück (das «biologische Analogon», wie er es nannte) dessen ist, was wir das Selbstwertgefühl nennen. 1993 hieß es in einem Artikel in der Zeitschrift *Advances*, das Immunsystem teile sich mit der Psyche «das gemeinsame Ziel, die Identität des Selbst zu schaffen und zu bewahren». Bezeichnenderweise stammt der Name für die zentrale Drüse des Immunsystems – die Thymusdrüse, die in der Mitte des Brustkorbs sitzt – vom griechischen Wort *thymos* für «Seele» oder «Persönlichkeit». Im Licht moderner Psychoneuroimmunologieforschung könnte eine Arbeitshypothese lauten: Die Verletzung des Selbst kommt einer Verletzung des Immunsystems gleich.

Meine Ärzte in Boston bestanden darauf, daß mein Tumor ebensowenig eine Ausgeburt meines Lebens war wie der Hagel, der einmal im Sommer in Colorado die Windschutzscheibe meines Autos zertrümmert hat. Doch ihre Beteuerungen klangen nicht echt. Das Jahrzehnt vor Ausbruch meiner Krankheit konnte nur zur Zerstörung meiner Körper-Geist-Einheit führen: eine absolut miese Ehe, ständige Überarbeitung, die nach der unvermeidlichen Scheidung nur noch zunahm, und ein Job bei einer Zeitschrift, der Siebentagewochen, Herzschmerz und Heimweh, Angstzustände und Perioden der Hoffnungslosigkeit mit sich brachte.

Viel später erst stellte ich mir die Frage, *warum* ich mich immer wieder in derart unerträgliche Situationen begeben hatte. Ich begann herauszufinden, wenn auch noch undeutlich, was meine Familie, meine Kollegen, mein Körper und meine Träume mir schon lange vergeblich zugerufen hatten: Meine hektische Lebensweise, aufgrund derer ich mich und meine Beziehungen auf dem Altar eines abstrakten, höheren Gutes opferte, war weder edel noch gesund. Ich kann mich noch gut daran erinnern – mit schlechtem Gewissen inzwischen, obgleich ich damals stolz war auf meinen beruflichen Enthusiasmus –, daß ich meine Mitarbeiter mit den Worten anfeuerte, es spiele keine Rolle, ob ihre Gefühle beim unerbittlichen Streben nach hervorragenden Leistungen verletzt würden oder ob sie Abend für Abend auf das Essen im Kreise der Familie verzichten müßten. Worauf es ankomme, sei einzig und allein die Treue unserer Leser. Worauf es ankam, war der gute Zweck.

Zum Teil war meine Hochherzigkeit echt, nehme ich an. Doch als ich etwas tiefer nachforschte, entdeckte ich die unausgesprochene Vorstellung, ich könnte mit der Bewunderung durch Fremde die innere Leere ausfüllen, wenn ich nur fünfhundert einflußreiche Namen in meiner Adressenkartei hätte, fünfhunderttausend Abonnenten, wenn ich nur eine öffentliche Person schaffen könnte, die groß genug war, einen Homunkulus mit herausragenden Tugenden und kleinen Lastern. Erst später erkannte ich, daß die geneigte Leserschaft ein vorgeschobenes Bataillon war: Meine Kollegen, die nicht mehr mit mir essen wollten, und Familie und Freunde, die tobten, als sie sich dazu verdonnert sahen, Truppen unterhalten zu müssen, waren die eigentliche Wirklichkeit. Ich hatte mich wie ein selbsternannter Atlas verhalten. Beunruhigend an der Sache war, daß ich nicht wußte, warum.

Die narzißtische Wunde

Irgendwann zu Beginn meiner Reise suchte ich eine Psychologin auf, die sich auf die Behandlung von Krebspatienten spezialisiert hatte. Unbedacht rutschte ihr eine Bemerkung heraus, die empfindlich traf: «Ich habe kaum einen Krebspatienten kennengelernt, der nicht Anzeichen einer narzißtischen Störung gezeigt hätte.» Mit diesen Worten beendete sie unsere erste Sitzung.

Dabei war sie durchaus freundlich, doch ich war wie vor den Kopf gestoßen, denn ich empfand es als einen Schandfleck auf meinem Charakter, als einen weiteren, unerhörten Fall von Schuldzuweisung an das Opfer. Ein Narzißt war ein sträflicher Egomane, eine eitle, oberflächliche Persönlichkeit, die nur für sich selbst echte Zuneigung empfand. Ich dagegen hielt mich für großzügig und aufopfernd, hatte ich doch sogar pro forma das Gelübde abgelegt, dem buddhistischen Pfad des Bodhisattva zu folgen und für alle fühlenden Wesen Mitleid zu empfinden. Jahre später erst erkannte ich, daß mein Problem mit der Therapeutin auf einem Mißverständnis beruhte. In der klinischen Terminologie ist Narzißmus keine moralische Schwäche, sondern eine emotionale Verletzung. Das Problem des Narzißten ist nicht hohe Selbsteinschätzung, sondern das genaue Gegenteil – das häufig tief verborgene Gefühl eines lähmenden inneren Mangels.

Der Psychologin Alice Miller zufolge, Autorin des schon zum Klassiker gewordenen Buches *Das Drama des begabten Kindes*, entwickelt sich dieses Persönlichkeitssyndrom, wenn einem Kind nicht «der Respekt, der Widerhall, das Verständnis, die Liebe und die Widerspiegelung» entgegengebracht werden, die für die Entwicklung eines gesunden Selbstwertgefühls erforderlich sind – in der Regel deshalb, weil die Eltern selbst emotional zu sehr gestört sind, um entsprechend zu handeln. Ein Kind fühlt sich unter solchen Voraussetzungen nur bedingt geliebt. Es muß sein gesamtes Sein den Bedürfnissen der Eltern anpassen, muß darauf verzichten, «eigene Streßgefühle zum Ausdruck zu bringen», und trennt sich innerlich von allem, «was lebendig und spontan war».

Ein Kind, dem die Chance genommen wird, «sein ‹wahres Ich› zu entwickeln und zu differenzieren», das gezwungen ist, diesen Mangel mit einer vorgetäuschten Persönlichkeit zu kompensieren, ist im späteren Leben durch eine stille Suche nach verlorener Lebensfülle beeinträchtigt. Solche Kinder können sich nach außen hin zwar gut anpassen, Erfolg haben, viele Beziehungen knüpfen oder Großes leisten, ihnen bleibt jedoch ein hartnäckiger Pesthauch der «Leere, Aussichtslosigkeit oder Hoffnungslosigkeit» erhalten. Da sie nicht in der Lage sind, sich selbst von innen heraus ganz zu erfahren, und von einem nagenden Gefühl der Wertlosigkeit geplagt werden, müssen sie nach außen hin stets zu beweisen suchen, daß sie Liebe verdienen. Häufig konstruieren sie eine großartige Persönlichkeit, die sie noch weiter von dem Ziel abbringt, nach dem sie am meisten streben.

Das ist die eigentliche Misere eines Narzißten: Er betrachtet nicht einfach sein Spiegelbild im Teich. Das eigentlich Tragische ist, daß er sich auf der vergeblichen Suche nach sich selbst umschaut und versucht, sein eigenes Spiegelbild sozusagen von außen nach innen zu bestätigen. Dasselbe Persönlichkeitsmuster liegt auch anderen psychischen Störungen zugrunde, seien es «Co-Abhängigkeit», «Suchtkrankheiten» oder John Bradshaws «giftige Scham». Kinder, die «auf dem Nährboden eines verfremdeten, gespaltenen Selbst der Eltern» heranwachsen, werden laut Bradshaw unbewußt als Werkzeug der von diesen Eltern nicht erkannten «Abhängigkeitsbedürfnisse» mißbraucht. Sie lernen weder Eigenliebe, noch sind sie in der Lage, auf Offenheit beruhende soziale Bindungen einzugehen. Statt dessen, schreibt Bradshaw, «verläßt das Kind sein wahres Ich und baut ein falsches Ich auf».

Diese Beschreibung wiederum ähnelt auffallend dem Persönlichkeitstyp, den viele Theoretiker inzwischen mit «Krebspersönlichkeit» beschreiben. Eine Psychologin an der Universität von Berkeley stellte mit Entsetzen fest, wie viele ihrer Krebspatienten «einen frühen Mangel an Zuwendung von seiten der Mutter» erfahren hatten, der «die Beziehung zwischen Ego und Selbst verletzte». Das Ergebnis, schreibt sie, war eine Spaltung der Identität in ein «bewußtes Ich, das sozial angepaßt, aber leer und bedeutungslos ist, und ein unbewußtes Ich, das explosiv, tragisch, gefoltert ist».

Gibt es eine Krebspersönlichkeit?

Die Hypothese einer «Krebspersönlichkeit», die bis zu dem griechischen Chirurgen Galen zurückverfolgt werden kann, war schon immer Gegenstand heftigster Debatten. Die Essayistin Susan Sontag vertritt die Meinung, dieser Begriff sei noch bösartiger als die im 19. Jahrhundert übliche Gleichsetzung von Krankheit und Sünde: «Solche absurden, gefährlichen Ansichten bringen es fertig, den Patienten selbst für die Erkrankung in die Pflicht zu nehmen.»

Außerdem, läßt Sontag durchblicken, seien die Vermutungen, auf denen die Theorie basiert, und die Forschung, die sie zu untermauern scheint, unbedingt verdächtig. In ihrem Buch *Krankheit als Metapher* heißt es dazu:

«Es werden Untersuchungen zitiert – in den meisten Artikeln stets dieselben –, in denen von ein paar hundert Krebspatienten zwei Drittel oder drei Fünftel angeblich depressiv oder mit dem Leben unzufrieden waren und unter dem Verlust (durch Tod oder Ablehnung oder Trennung) eines Elternteils, Geliebten, Ehepartners oder engen Freundes litten. Doch es ist ebenso wahrscheinlich, daß die meisten von einigen hundert Menschen, die nicht an Krebs erkrankt sind, auch depressive Gefühle und Traumata in der Vergangenheit angeben: Da heißt es dann ‹die menschliche Verfassung›.»

Sontag stellt die Vermutungen von Dr. Lawrence LeShan als symptomatisch für einen ganzen Untersuchungskomplex dar, der «in die hinterste Ecke des Aberglaubens verbannt» werden sollte. LeShan, ein New Yorker Psychotherapeut und Autor, stützt sich auf Beobachtungen, nach denen seine Krebspatienten offenbar ein psychisches Syndrom gemeinsam hatten, gekennzeichnet durch den «Verlust des raison d'être» (in der Regel durch den Verlust «einer zentralen Beziehung»), sowie durch «die Unfähigkeit, Wut und Verstimmung zu äußern», durch «Abwehrhaltung und Beengtheit» und ganz deutlich durch «Verzweiflung». Bei der Behandlung von Verzweiflung fügt er erläuternd hinzu, er meine ein anderes klinisches Syndrom als das übliche Herz-Schmerz-Gefühl, die Angst und Anomie des modernen Lebens. Die «Hoffnungslosigkeit», unter der seine Patienten litten, spürten sie schon, solange sie zurückdenken konnten. Um die Bedeutung dieser Empfindungsnuance noch zu unterstreichen, berichtet er, viele Patienten hätten «über

Jahre hinweg das Gefühl gehabt, es gäbe keinen Ausweg aus der emotionalen Kiste, in der sie sich befanden, außer dem Tod».

LeShan überprüfte seine Hypothese zunächst, in dem er versuchte, das Vorliegen einer Krebserkrankung nur über das Persönlichkeitsprofil nachzuweisen. Er untersuchte achtundzwanzig ambulante Patienten einer Klinik in Philadelphia, von denen die eine Hälfte an Krebs, die andere an anderen Krankheiten litt. Nachdem er lediglich die persönlichen Geschichten der Patienten studiert hatte, ohne ihre Krankheitsberichte gelesen zu haben, war LeShan in vierundzwanzig Fällen ausschließlich aufgrund psychischer Faktoren in der Lage, exakt die krebskranken von den nicht an Krebs erkrankten Patienten zu unterscheiden. (Drei seiner vier «Fehlanzeigen» waren an Arteriosklerose, Allergie bzw. Hyperthyreose (Überfunktion der Schilddrüse) erkrankt – Krankheiten von denen man annimmt, daß auch sie eine psychosomatische Komponente haben).

«Die Wahrscheinlichkeit, daß die Anzahl der richtigen Vorhersagen zufällig war, liegt bei weniger als eins zu tausend», sagt LeShan. Er führte eine weitere Untersuchung durch, diesmal mit mehreren hundert Patienten, die eine ähnliche Verbindung zwischen emotionalen Verletzungen und Krankheit ergab.

Einige Vertreter des ganzheitlichen Lagers kritisierten den methodologischen Ansatz von LeShans Arbeit. Doch jahrzehntelange Forschung in verschiedenen Ländern hat die These untermauert, daß möglicherweise eine Beziehung zwischen Krebs und emotionalen Störungen vorliegt:

● Eine Untersuchung, die an Lungenkrebs erkrankte Raucher mit Rauchern verglich, die andere Lungenkrankheiten aufwiesen, stellte wiederholt fest, daß die Krebspatienten – wie durch sorgfältig gegliederte Interviews und psychologische Tests festgestellt wurde – ein auffallend «enges Ventil für emotionale Entladungen» hatten.

● Eine in England durchgeführte Untersuchung von einhundertsechzig Frauen mit einem noch nicht näher diagnostizierten Knoten in der Brust kam zu dem Ergebnis, daß in achtundvierzig Prozent der Fälle, bei denen sich der Tumor in der Folge als bösartig herausstellte, eine «Unterdrückung von Emotionen» vorlag, während dies in nur fünfzehn Prozent der Fälle so war, die sich später als gutartig herausstellten. Eine amerikanische Studie über Brustkrebspatientinnen stellte bei ihnen «Verleugnung von aggressiven Gefühlen», Erinnerungen an in der Kindheit erlittenen Liebesentzug und Schwierigkeiten beim Aufrechterhalten enger Beziehungen fest.

- Forschern an der Universität von Rochester ist es gelungen, mit hoher Genauigkeit vorauszusagen, bei welchen Frauen, deren Abstrich «verdächtige» Zellen gezeigt hatte, später Krebs festgestellt werden würde. Die meisten der Frauen, bei denen sich bösartige Tumore entwickelten, hatten nach eigenen Angaben auf tiefgreifende Umwälzungen im Leben mit «Verzweiflung und einem Gefühl von Sinnlosigkeit» reagiert. Bei den meisten derjenigen, die nicht diesen hohen Grad an Depression und Hoffnungslosigkeit angesichts von Schwierigkeiten angaben, stellte sich heraus, daß die Diagnosen relativ günstig waren.

Art McGrary, fünfzig Jahre alt, ehemaliger Feuerwehrhauptmann, war ein unerschütterlicher Kämpfer in der ersten Reihe, stets bereit, ebensoviel Hitze auszuhalten, wie er es auch von seinen Leuten verlangte. «Der Punkt war», sagte er mir, «‹den meisten Qualm zu schlucken›, ohne zu klagen.» Doch sein Gesicht, breit und ausgemergelt nach fünfundzwanzig Jahren des Kampfes gegen «jeden Brand, den man sich nur vorstellen kann», verzieht sich in kindlichem Schmerz, wenn er von der «puritanisch-strengen» Mutter erzählt, die «mir nie die Liebe gegeben hat, die ich brauchte».

«Sie bestand nur aus Mißbilligung», sagte er. «Das höchste Lob, zu dem sie sich aufraffte, war: ‹Wenn du dir Mühe gibst, wirst du es schon schaffen›.» Von seinem Vater konnte er kaum Hilfe erwarten. «Immer wenn ich versuchte, etwas mit ihm zusammen zu machen, betrank er sich. Wir wollten zusammen angeln gehen – er war blau und fiel ins Wasser. Ich wollte nur, daß er mal sagte: ‹Du bist in Ordnung, ein netter Kerl.› Aber nach einer Weile hab ich's aufgegeben.»

Als McGrary erwachsen war, ließ er sich auf romantische Beziehungen ein, weil er verzweifelt nach Liebe suchte. «Wenn sich eine Frau für mich interessierte, oder wenn ich mir das zumindest einbildete, wurde die Beziehung für mich das Wichtigste, das Allerhöchste überhaupt», sagt er. Ging die Ehe oder die Beziehung in die Brüche, wurde er von «pechschwarzer Verzweiflung, von Weltuntergangs-stimmung» gepackt. «Mindestens zwölfmal» habe er ernsthaft an Selbstmord gedacht.

Seine Karriere wurde für ihn zu dem einen, für das er alles hingeben konnte. McGrary, der auch einige Jahre in einer Gruppe arbeitete, die für die Entschärfung von Bomben zuständig war («Ich war überall da zu finden, wo andere schon längst weggelaufen wären»), charakterisiert seine Lebensstrategie heute mit «Überkompensation. Ich identifizierte mich mit dem Wort Feuerwehrhauptmann. Meine Karriere war der Maßstab für mein *Dasein*.» Sein behelfsmäßiges Leben, errichtet auf schwankenden emotionalen Fundamenten, hielt so lange, bis er schließlich das Rentenalter erreicht hatte und aus dem Dienst ausscheiden mußte. Bald danach stellte man Prostatakrebs bei ihm fest.

Ich war überrascht, wie oft ein und dasselbe Muster bei den von mir interviewten Patienten auftauchte: emotional vernachlässigende, nicht verfügbare oder verstorbene Eltern, vergebliche Versuche in der Kindheit, ihre Liebe zu gewinnen, Schaffen einer äußeren Hülle der Gelassenheit und/oder Grandiosität in Verbindung mit einem geringen Selbstwertgefühl, zwanghafte, auf krankhaften Bedürfnissen beruhende Beziehungen, Kompensation durch gesellschaftlich anerkannte Leistung und/oder Suchtverhalten, am Ende eine ernsthafte Krise, wenn die Dinge, die als Ersatz für Selbstwertgefühl dienen sollten – Dinge, in die ausnahmslos alle Emotionen gesteckt worden waren –, letztlich den in sie gesetzten Erwartungen nicht mehr entsprechen konnten.

Das verletzte Kind

Ähnliche «Fallgeschichten» entdecken wir in den modernen Heilungsmythen, die im vorangegangenen Kapitel beschrieben wurden. Der Geist der vergangenen Weihnacht zeigt den jungen Scrooge als einzigen Jungen im Internat, dessen Eltern ihn nicht über die Ferien nach Hause holen. Das einsame Kind, ein gleichmütiger «kleiner Erwachsener», erzählt einem Freund mit aufgesetzter Tapferkeit: «Vater und ich haben darüber gesprochen und beschlossen, daß es besser für mich ist, über meinen Büchern zu schwitzen, als nach Hause zu kommen – Weihnachten und Plumpudding und Truthähne sind nur was für kleine Kinder.» Doch er bricht in bittere, sehr kindliche Tränen aus, sobald der Freund außer Hörweite ist.

In dem Film *Ist das Leben nicht schön?* sagt der Vater zu George, einem ungewöhnlich verantwortungsbewußten Jungen: «Du bist einfach schon alt *zur Welt gekommen*», eine Bemerkung, die völlig danebenliegt, denn George ist «älter» *gemacht* worden, wohlerzogen bis zur Selbstverleugnung. Ständig verlangte man von ihm, sich zu kümmern – um seinen jüngeren Bruder (für den er wiederholt Opfer bringt, die wir in der Regel von Eltern erwarten würden), um seinen Vorgesetzten, um den alkoholkranken, verwirrten Onkel Billy, um seinen Vater, den er schließlich als Familienoberhaupt ersetzen muß, sowie um eine ganze gestörte Stadt.

Im *Zauberer von Oz* ist der Liebesentzug, den Dorothy erfährt, noch ernsthafter. Die eindrucksvollen Schilderungen der unbarmherzigen Eintönigkeit ihres Lebens klingen fast beschwörend: Die große Prärie war eine «graue Masse mit kleinen Rissen», das Haus war «ebenso langweilig und grau wie alles andere», die Augen, Wangen und sogar die Lippen ihrer Tante Em waren von einem «nüchternen Grau», auch Onkel Henry war «grau, von seinem langen Bart bis zu den derben Stiefeln». Onkel Henry «sah streng und ernst aus», «lachte nie» und «sprach nur selten». Tante Em war «dünn und ausgemergelt und lächelte nie». Ihre einzige Reaktion auf Dorothys fröhliches Lachen ist «aufzuschreien und die Hand aufs Herz zu pressen». Kann es für ein lebhaftes kleines Mädchen emotional deprimierendere Stiefeltern geben?

Debby oder Eine Frage des Vertrauens

Debby Ogg verlor wie Dorothy schon früh ihre leiblichen Eltern. Die Geschichte der ungewöhnlichen Heilung ihres Lymphknotentumors – ohne konventionelle Behandlung – wurde unter dem Titel *A Question of Faith* für die CBS verfilmt. Als Debby sieben Jahre alt war, starb ihre Mutter an Brustkrebs und fünf Jahre später ihr Vater an einem Herzinfarkt. Debby sagte, sie sei in der Zeit vor den Tragödien ein «lebhaftes, quirliges, rebellisches Kind gewesen. Ich war nach traditionellen Maßstäben alles andere als mädchenhaft, ich war aggressiv und hatte einen eigenen Willen.»

Doch unmittelbar nach den vernichtenden emotionalen Verlusten zügelte sie ihr überschäumendes Wesen und «begann, mir die größte Mühe zu geben, mich anzupassen». In der High-School war sie Vizepräsidentin der Schülervertretung, auf dem College die leistungsstarke, stets fröhliche Vizepräsidentin ihres Wohnheims. «Ich war sehr beliebt und, was noch wichtiger war, ich konnte mich beherrschen. Ich hatte Angst vor Bedürfnissen. Erst als ich eine eigene Tochter hatte, wußte ich, wieviel mir in der Kindheit wirklich entgangen war. Ich hatte immer gedacht, daß ich verdient haben mußte, was mir zugestoßen war, daß eigentlich ich meine Eltern getötet hatte oder daß sie mich verlassen hatten, weil ich so unliebenswürdig war. Das war der finstere Gedanke, der kontinuierlich in mir arbeitete, ein schwarzes Ungeheuer, zu groß, als daß man sich mit ihm hätte beschäftigen können. Daher versuchte ich mir vorzumachen, daß er nicht existierte. Ich hatte Angst, nicht wieder hochzukommen, wenn ich einmal hinabgetaucht war.»

Ich war überrascht, wie einheitlich die von mir befragten Reisenden über ernsthafte Verluste und Traumata in der Kindheit berichteten. Ein Melanompatient erinnerte sich, daß er «Blut vom Boden aufgewischt» hatte, wenn die Eltern sich wieder einmal besonders heftig gestritten hatten. Brian Schultz – der «Blech-Holzfäller» mit den steifen Gelenken, der im vorigen Kapitel vorgestellt wurde – erinnert sich, daß «es nicht einfach Abweichungen in einer ansonsten normalen Familie waren. Einmal griff mein Vater nach einem Messer und drohte, meine Mutter umzubringen, und ich mußte ihn zurückhalten. Ich war damals neun, und ich hatte Angst, er würde uns beide umbringen. Meine Mutter betrank sich dann und deutete mir gegenüber an, sie könnte ja das Auto nehmen, wegfahren und nie mehr zurückkommen oder, noch schlimmer, sich umbringen. Ich lernte, meine wahren Gedanken, Gefühle und Wahrnehmungen für mich zu behalten, nur um zu überleben. Sie waren einfach zu gefährlich.»

Da alle diese Patienten in ihrer Kindheit unter Liebesentzug zu leiden hatten, könnte man fast folgende Gleichung aufstellen: Elternliebe war eine Größe, die auf mysteriöse Weise kam und ging und in der Nebelkammer des Herzens flüchtige, winzige Spuren hinterließ. Paßte sich das Kind den Bedürfnissen der Eltern an – wurde es zum Vertrauten, Friedensstifter, Geliebten, Punchingball –, konnte es die Zuneigung erhalten, nach der es dürstete. Wenn nicht, riskierte es Ablehnung. Seine eigenen Gefühle – Verlangen, Unbehagen, Wut, Trauer – waren unliebsame Realitäten, mit denen die Eltern nichts zu tun haben wollten. Da Liebesentzug für ein Kind gleichbedeutend ist mit Tod, saß es in der Falle, war ihm für immer untersagt zu fühlen, was es wirklich fühlte.

Krankheits-Abc?

In einem Ausmaß, das viele von uns noch nicht wirklich begriffen haben, schneiden sich Gefühle in den Körper ein wie ein mäandernder Fluß, der am Ende eine Schlucht in die Landschaft gräbt. Unser Körper ist ein Kontinent, dem unsere Art zu denken, zu fühlen und zu leben – mahlende tektonische Platten chronischer Streßsituationen, Eruptionen von Wut, stete Ströme der Angst – mit der Zeit eine deutliche Landschaft einprägt.

Bestimmte Gefühle sind mit der Freisetzung entsprechender biochemischer Stoffe verbunden, die sich in besonderer Weise auf den Körper auswirken können. Dazu schreibt ein Neuroimmunologe: «Das Gehirn als Lenkerorgan von Emotionen und Verhaltensweisen scheint in der Lage zu sein, entsprechende Mischungen und Mengen von . . . Neurotransmittern und Neurohormonen an bestimmte Stellen zu schicken.»

Die Therapeuten unter Philon von Alexandria, deren Heilmethoden zur damaligen Zeit als erstaunlich effektiv galten, glaubten, einzelne Krankheiten entstünden aus speziellen «Freuden und Wünschen, aus Trauer und Furcht». Das *Nei Jing* («Der Innere Klassiker des Gelben Kaisers»), das älteste Werk der chinesischen Medizintheorie, geht davon aus, daß bestimmte Gefühle sich auf bestimmte Organe auswirken – Wut zum Beispiel beeinflußt die Leber und Angst die Milz. Nach Ansicht der Chinesen hat Krankheit ihren Ursprung jedoch nicht in den Emotionen selbst, sondern in der Unfähigkeit, diese zu *transformieren*, wodurch sie «steckenbleiben». Pathologie wird nicht nur als Fall «guter» oder «schlechter» Empfindungen betrachtet, sondern als Problem der Fixierung – wenn, wie es im *Nei Jing* heißt, «Trauer, Furcht, Mitleid, Freude und Wut nicht in zweitrangige Gefühle umgewandelt werden können und somit eine ernste Erkrankung verursachen». Gefühle müßten sich *bewegen*, wenn der Mensch gesund bleiben will.

Gibt es aber noch weitere Belege für die alphabetische Einteilung in A-Persönlichkeiten (zu Herzkrankheiten neigend) und C-Persönlichkeiten (zu Krebserkrankungen neigend)? Eine Psychologin glaubt, sie habe im Rahmen verschiedener Untersuchungen dreizehn «nichtverbale, das Verhaltensmuster einer C-Persönlichkeit differenzierende Charakteristiken» gefunden, die mit größeren, aggressiveren Tumoren korrelierten als bei Patienten, die nicht dem Typ C entsprachen. Ihre Studie ist nicht die einzige, die Krebspatienten als Menschen darstellt, die Schwierigkeiten haben, sich ihren eigenen emotionalen Bedürfnissen zu stellen. «Er denkt nie an sich», murmelt einer über George Bailey. «Darum hat er Schwierigkeiten.» George gleicht aufs Haar dem Schutzpatron der Krebskranken selbst, Peregrinus Laziosi (1260–1345). Als Mitglied der Ordensgemeinschaft der Serviten in Siena war Peregrinus so unermüdlich und hingebungsvoll in seinem Dienst am Nächsten, daß es von ihm heißt, er habe sich nie hingesetzt. Da er ständig auf den Beinen war, bildete sich an seinem Fuß ein Krebsgeschwür. (Zum Glück träumte er in der Nacht, bevor der Fuß amputiert werden sollte, daß er von Gott geheilt werden würde, und wie durch ein Wunder war die Geschwulst am nächsten Morgen verschwunden.)

Im Gegensatz zur aufopfernden C-Persönlichkeit heißt es von der A-Persönlichkeit, sie gehe «hart ran» und bringe es fertig, als erste die Ziellinie zu überqueren, um dann allerdings zusammenzubrechen. Die Gefühlswelt einer A-Persönlichkeit werde von Wut, Feindseligkeit und Ungeduld dominiert – «gegen die Zeit und gegen andere ankämpfen», wie es einmal ein Arzt formulierte. Einem Internisten am Duke University Medical Center zufolge «verhält sich ein Mensch vom Typ A, als sei er ständig auf der Flucht vor einem Grizzly».

Menschen vom Persönlichkeitstyp A weisen auch physiologische Anomalien auf, unter anderem eine deutlichere «Kampf oder Flucht»-Reaktion in Notfällen und erhöhten Andrenalinausstoß. Diese Körperreaktionen können die Art arterieller Störungen verursachen, die zu Arteriosklerose und Herzinfarkt führen. Darüber hinaus zeigen Männer des Typs A, die deutlich von «Feindseligkeit, zynischem Mißtrauen und Wut» bestimmt werden, eine signifikant stärkere Testosteronreaktion – die Reaktion eines Hormons, das bei Tieren die Anfälligkeit für Arteriosklerose erhöht. Ein Forschungsteam an der North Carolina's Bowman Gray School of Medicine entdeckte, daß sogar Affen des Typs A – Tiere, die alles daransetzen, ihre dominante Position zu behaupten – in erhöhtem Maße arterienverstopfende Plaques bilden.

Der Kardiologe Dean Ornish aber sagte mir, seiner Meinung nach sei es höchste Zeit, über die standardisierte Charakterisierung des sogenannten Typ-A-Verhaltens hinwegzukommen – «Feindseligkeit, Zynismus und Ichbezogenheit» – und nach tiefer liegenden Mustern zu suchen, den möglichen Symptomen für diese Charakterzüge. «Die eigentliche Frage ist», sagte er einmal, «*warum* sind diese Menschen feindselig, zynisch und ichbezogen?»

Als er noch im Krankenhaus arbeitete, sei ihm bereits aufgefallen, wie viele Patienten mit Koronarbypässen zum zweiten und sogar dritten Mal operiert wurden. Anschließende Untersuchungen hätten ergeben, daß die Hälfte der Patienten, denen ein Bypass gelegt worden war, spätestens nach fünf Jahren zurückkehrte: Ihre Arterien waren einfach wieder verstopft. «Der eigentliche Grund liegt weiter zurück in der ‹Kausalkette›, die zu chronischem Streß und dann zu Herzkrankheiten führt», sagte er.

Auffallend an den Herzpatienten, die er behandelt hatte, war die Tendenz, ein «vorgetäuschtes Ich» zu entwickeln, das sich auf Gebieten wie Geld, Macht, Ruhm, Sexualität und Besitz hervortat – Gebiete, auf denen ein Sieg nie genug sein konnte. «Sie glauben, sie seien nicht liebenswert und müßten Liebe daher in gewisser Weise mit diesen äußeren Errungenschaften erkaufen. Natürlich geht es ihnen hinterher schlechter als zuvor. Die äußeren Leistungen liefern weder die Wohltat der Selbstachtung, noch beenden sie die eigentliche Einsamkeit dieser Menschen. Sie haben sich außerdem noch in eine Lage gebracht, die sie zwingt, ständig eine trügerische Fassade aufrechtzuerhalten.»

Dr. Ornish, dem es als erstem Kardiologen gelang, bei Patienten mit Koronarerkrankungen Regressionen zu dokumentieren, indem er nur Diät, Körpertraining, Meditation und Gruppentherapie anwandte, liefert als erschütterndes Beispiel den Fall eines Herzpatienten, der sich damit gebrüstet hatte, Olympiateilnehmer gewesen zu sein. Um seine «Persönlichkeit aufrechtzuerhalten», trieb der Mann sich immer wieder an den Rand der körperlichen Leistungsfähigkeit. Am Ende starb er auf einer Trainingsmaschine, die einen Ruderwettkampf simulierte. Das war für seine Mitpatienten eine schreckliche Lektion. Erst nach seinem Tod stellte man fest, daß er seine olympischen Meriten schlichtweg erfunden hatte.

Heilung des Geistes

Unschwer ist in der Schilderung Ornishs eine Parallele zur «Krebspersönlichkeit» zu erkennen. Daraus ergibt sich die Möglichkeit, ein verbindendes Prinzip zu suchen, einen theoretischen Stein von Rosette für verschiedene Krankheitssyndrome. Gewiß, wir haben eine Reihe *physiologischer* Bindeglieder kennengelernt: Candace Pert zum Beispiel vermutet, daß Aids, multiple Sklerose, Alzheimer und sogar Schizophrenie ähnliche Anomalien des Immunsystems gemeinsam haben. Andere haben Muster in der Ätiologie von rheumatoider Arthritis, Lupus erythematodes und Hodgkin-Lymphom vermutet. Ein Hämatologe und Krebsspezialist hat aufgezeichnet, daß vergleichbare Mechanismen offenbar sowohl Krebs als auch Herzkrankheiten hervorrufen: «Chronische Streßsituation, eine krankheitsanfällige Persönlichkeit und chronische Hyperaktivierung des Nervensystems, der endokrinen Organe, des Immunsystems, der Blutgerinnung und der Fibrinolyse.» Eine dauerhafte Streßsituation fördert rasche Blutgerinnung, die zu Herzanfällen und zum Infarkt führen kann. Diese Gerinnung kann auch «Fibrinhüllen» bilden, die Krebsmetastasen möglicherweise vor T-Zellen und anderen körpereigenen Abwehrstoffen schützen.

Das Streßhormon Cortisol, das sich sowohl bei Krebs (durch Schwächung der Immunabwehr) als auch bei Herzkrankheiten (durch Verfettung der Adrenalinproduktion) bildet, wurde ebenfalls mit Depressionen und dem Gefühl der Hoffnungslosigkeit und Hilflosigkeit in Verbindung gebracht. Genau diese beiden Empfindungen wurden im Rahmen einer kleinen vorläufigen Untersuchung von nur sieben Patienten festgestellt, bei denen «tiefer gehende depressive Störungen neun Monate bis zwei Jahre vor der Diagnose von Aids» vorgelegen hatten. Sie alle «wiesen eine ähnliche familiäre Psychodynamik auf ... Als Erwachsene fühlten sie sich hilflos gegenüber Streßfaktoren, die (scheinbar) außer Kontrolle geraten waren.» Aus all diesen Aufzeichnungen kristallisiert sich das Bild einer krankheitsanfälligen Persönlichkeit heraus, die in einem bislang noch nicht abschätzbaren Umfang zu vielen Erkrankungen neigt, vor allem zu solchen, die mit dem Immunsystem zusammenhängen. Ein Psychiatrieprofessor, der Aids-Überlebende untersucht hat, meint, es gäbe zweifellos ein «zur Unterdrückung der Immunreaktion neigendes Persönlichkeitsmuster».

Die tiefsten Wurzeln für diese Persönlichkeitsstruktur liegen offenbar in einem Mangel an Zuwendung in der Kindheit. Sogar bei Ratten, denen die Nestwärme entzogen wurde, ließ sich ein geschwächtes Immunsystem feststellen. So schreibt ein Forscher auf diesem Gebiet: «Die frühe Konditionierung der Lymphozyten [der weißen Blutkörperchen] bleibt prägend für das ganze Leben.» Das dürfte ein Grund dafür sein, daß unter denselben Umständen manche Menschen erkranken und andere nicht. Dabei spielt das Alter, in dem die emotionalen Verletzungen zugefügt wurden, keine entscheidende Rolle. Sie werden auf jeden Fall später vertieft durch Lebensstrategien der Selbstverteidigung (die alle ihre eigenen physiologischen Konsequenzen haben), durch selbstzerstörerische Angewohnheiten und chronischen Streß. So wie flüssiges Magma sich einen Weg durch die Erdkruste bahnt, findet das Anfälligkeitssyndrom den schwächsten Punkt, an dem es ausbrechen kann.

Dieser schwächste Punkt ist möglicherweise sogar die Konstruktion des Selbst selber. «Die ursprüngliche emotionale Verletzung kann explosionsartig nach oben dringen und dabei die Persönlichkeit zerschmettern», vermutet ein Schüler C. G. Jungs, «oder sie sickert in den Körper ein. In beiden Fällen muß sie unweigerlich zum Ausdruck kommen.» Ein anderer Jungianer postulierte, daß «bösartigen Krankheiten und regressiven Psychosen» dieselbe «Pathologie der Entfremdung» zugrunde liegt.

Biographien Schizophrener erinnern auf erstaunliche Weise an das Lebensmuster der «Krebspersönlichkeit» (oder der «krankheitsanfälligen Persönlichkeit» ganz allgemein). John Perry, Psychotherapeut der Jungschen Schule und Gründer einer neuartigen Klinik für Schizophrene, stellte fest, daß die meisten seiner Patienten Eltern hatten, die ihre Kinder aufgrund eigener emotionaler Verletztheit «nicht von ganzem Herzen lieben . . ., sie nicht voll akzeptieren» konnten. Infolgedessen betrachteten sich die Patienten zwangsläufig als «fehlerhaft, nicht liebenswert, unwürdig und wertlos». Um diese schmerzhaften Gefühle zu kompensieren, stellten sie sich vor, sie wären «super, übermenschlich, ein Genie oder eine Persönlichkeit von großer Bedeutung für die Welt». Sie versuchten, die Wunden ihres «Gefühls, man könne sie nicht lieben . . ., sie seien einfach bedeutungslos», mit einer leeren Hülle «absoluter Grandiosität» zu verbinden. Am Ende muß diese zerbrechliche, in sich nicht stabile Konstruktion zusammenbrechen, ein Ereignis, das häufig mit der Beendigung einer Schlüsselbeziehung im Erwachsenenalter einhergeht. Das schwankende Gerüst des Selbst bricht dann endgültig zusammen.

Perry gelangte zu der Ansicht, daß dieser Prozeß in einigen Fällen in der Tat Teil der «Entwicklungskrise» eines Menschen war – ein Versuch, «das Selbst wiederherzustellen und sich mit Hilfe neuer Richtlinien wiederaufzubauen und zu integrieren». Eine solche Krise könne nach einer Periode des Chaos zu einer «gerundeteren» Identität führen. Das aber sei nur dann möglich, wenn die der ursprünglichen Krise zugrunde liegenden Probleme angesprochen würden, um das «Machtprinzip» zu entthronen, das bis dahin die Beziehung des Menschen zu sich und zu anderen beherrscht habe. In diesem Fall könne die Krise als Mittel dienen, das «Erosprinzip von Kontakt, Liebe und Intimität» wiederherzustellen. (Erinnern wir uns in diesem Zusammenhang an die rührende Selbstdiagnose des Blech-Holzfällers: «Ich habe kein Herz, und ich kann nicht lieben.»)

Dr. Dean Ornish, langjähriger Schüler des Yoga-Lehrers Swami Satchitananda, geht davon aus, daß Herzkrankheiten eigentlich mit dem Grundgefühl emotionaler und spiritueller Einsamkeit beginnen: «Wenn man sich ausgeschlossen, spirituell abgeschnitten fühlt, redet man sich ein, man sei fehlerhaft. Zwangsläufig entsteht der Gedanke: Wenn ich nur mehr was-auch-immer hätte, wäre ich besser dran, dann würden mich die Leute mögen, und *dann* würde ich mich nicht so isoliert fühlen. Es ist eine Art unterbewußter Argumentation im Kreise, die zu einer Reihe von Verhaltensweisen führt – Arbeitssucht, um nur eine zu nennen –, die den Menschen noch mehr isolieren.» Lawrence LeShan behauptet, daß auch das Krebssyndrom mit einem stärkeren «Gefühl der Vereinsamung» als üblich einhergeht, dem Gefühl einer unüberbrückbaren Kluft zwischen dem eigenen Ich und den anderen, dem Gefühl, Spielball des Schicksals im «kalten Universum eines Uhrmachers» zu sein.

Die Heilung menschlicher Entfremdung wird im allgemeinen als eine eher spirituelle denn medizinische Aufgabe betrachtet. Doch der Untersuchung zufolge, in der das Verhalten des Typs A zuerst beschrieben wurde, ist ein Faktor, der dort als «spirituelles Bedürfnis» bezeichnet wird, der wichtigste Indikator für Herzinfarkte. Die Feindseligkeit des Typs A resultiert aus einem Mangel an Selbstachtung, durch den bestimmte Persönlichkeitsmerkmale allmählich zersetzt werden. Die Untersuchungen haben ergeben, daß bei Persönlichkeiten des Typs A offensichtlich gerade die Teile des Selbst lädiert sind, die wir mit den Funktionen der rechten Gehirnhälfte in Verbindung bringen – die Fähigkeit, Musik zu genießen, ein Bild «in sich aufzunehmen», nachzuempfinden, metaphysische Fragen zu stellen und vor allem, sich in Mitmenschen hineinzuversetzen.

Das Syndrom des Typs A sei zudem gekennzeichnet durch «die Atrophie einer fundamentalen geistigen Funktion: der Fähigkeit, über den eigenen Tellerrand hinauszuschauen». In einer diesbezüglichen Untersuchung wurde festgestellt, daß sich bei Menschen, die das Wort *ich* oder *mein* überstrapazieren – die das Bedürfnis haben, sich ständig an eine isolierte Identität zu klammern und diese zu bestärken –, doppelt gefährdet sind, einen Herzinfarkt zu erleiden.

«Das Königreich des Himmels – und der Heilung – ist die Liebe», sagt ein Forscher, der mitten in einer auf dreizehn Jahre Laufzeit angelegten und dreitausend Menschen umfassenden Untersuchung steckt, mit der er herausfinden will, ob «die Beratung von Typ-A-Patienten» Herzerkrankungen vorbeugen kann. «Ich arbeite an dem Versuch, den Menschen Eigenliebe und Nächstenliebe wiederzugeben, Liebe zu Menschen, die sie eher als Objekte oder Eroberungen behandelt haben. Ich sage ihnen: ‹Wir werden einen winzigen Schößling der Fürsorge mitten unter diese riesigen Bäume der Gewohnheit pflanzen. Und dann werden wir sehen, wie er wächst.›»

Fast alle Reisenden, mit denen ich gesprochen habe, entdeckten, daß neues Leben aus eben jenen schmerzhaften Wurzeln entstehen kann, die möglicherweise zu ihrer Krankheit beigetragen haben.

Denn wenn eine Krankheit zum Teil aus einem schon früh vereitelten Bedürfnis nach Liebe und Nähe entspringt, einem verleugneten Seelenwachstum, dann sind die Wurzeln der Krankheit, so paradox es klingen mag, auch die Wurzeln für Gesundheit.

Daher kommt es, daß die Hauptfiguren in unseren modernen Heilungsmythen von ihren zuweilen einsamen Reisen zurückkehren und die Macht der Liebe bestätigen. George Bailey erkennt nicht nur seinen eigenen Wert, sondern öffnet sich der Familie und der Gemeinschaft, die wiederum ihm herzlich begegnen. Dorothy verkündet: «Nirgendwo ist es so schön wie zu Hause.» Scrooge verzichtet auf das Machtprinzip, erkennt schließlich sein nie ganz erloschenes Verlangen nach Liebe und wird im allerletzten Augenblick dem kalten Zugriff der Entropie entrissen.

«Wenn ich die Geschichte finden kann, die mir die Krankheit erzählt», sagt die Schriftstellerin Deena Metzger, «dann kann ich auch die Geschichte der Heilung finden.»

4 Warnsignale oder Der Ruf, der ungehört verhallt

Denn in einer Weise redet Gott und wieder
in einer anderen; nur achtet man's nicht.

Hiob 33,14

Wie alle Geschichten beginnt die Geschichte der Krankheit schon, bevor sie erzählt wird. Ein Leiden scheint urplötzlich aus geheimen Tiefen über uns hereinzubrechen, gleichwohl hat es sich vielleicht schon lange, bevor wir überhaupt bereit waren, ihm unsere Aufmerksamkeit zu schenken, leise angekündigt.

Der Jurist John Studholme spürte während eines Querfeldeinrennens in der Nähe der Bergstadt Gothic in Colorado deutlich, daß mit seinem Körper etwas nicht in Ordnung war. Rückblickend sagt er heute, sein Körper habe ihm schon Monate vor dem Rennen «lautstark etwas zugerufen». Schüttelfrost hatte ihn geplagt, und nachts hatte er so stark geschwitzt, daß sein Bettlaken am nächsten Morgen «naß wie eine Windel» war. Sein sexuelles Interesse war erlahmt, und er war zeitweise «müde bis auf die Knochen». Als er an jenem Tag vier Meilen über den prächtigen Elk Range zurückgelegt hatte, «die Farben zu intensiv, meine Sinne überscharf», hatte er das verwirrende Gefühl, die gewohnte Spannkraft in den Beinen verloren zu haben. «Ich dachte, es läge an der Höhe oder an meinem Biorhythmus, oder an was auch immer. Doch tief im Innern wußte ich, daß etwas nicht stimmte.» Fünf Monate danach entdeckte Johns Arzt einen Lymphknotentumor von der Größe eines Baseballs in seinem Brustkorb.

Manchmal sind die Anzeichen für ein Leiden jedoch nur sehr vage

– eine Eingebung, ein Gefühl, ein Alptraum oder andere kaum wahrnehmbare Warnrufe der Körper-Geist-Einheit. Samantha Coles, eine Kunstprofessorin, erinnert sich an ein ganz bestimmtes Gefühl drohenden Unheils, das seit Jahren auf ihr lastete. Nach eigener Einschätzung hatte sie in ihrem Leben vor allem danach getrachtet, «nach außen hin eine gute Figur zu machen». Samantha war braungebrannt und schlaksig, das beste Beispiel für ein von der Sonne Floridas verwöhntes «Strandkind», das jeden Tag per Anhalter ans Meer fuhr. Doch Samantha wurde von ihren Eltern körperlich mißhandelt. Wie viele Kinder aus gestörten Verhältnissen wurde sie zur Expertin im Kaschieren und Beiseiteschieben von Problemen, ohne andere wirklich an sich heranzulassen. Sie war stets eine «perfekte Selbstdarstellerin» und fand die Seetüchtigkeit ihres persönlichen Leitsatzes auf den sturmgepeitschten Decks verschiedener unglücklicher Beziehungen bestätigt: «Sei stark, nimm keine Hilfe an, weine nie, traue keinem.»

Mit ihrem zeichnerischen Talent war sie, obwohl erst Anfang Zwanzig, als Lehrkraft an einer Universität gelandet. Ihre einzige bewußte Angst, die sie nicht zu verdrängen vermochte, drehte sich um ein einfaches Muttermal auf dem linken Oberschenkel:

Ich hatte jede Menge Muttermale und Leberflecken, doch dieses da machte mir wirklich Kummer, ich weiß nicht warum. Ich habe immer was drübergelegt, wahrscheinlich um es vor der Sonne zu schützen.

Das ging zehn Jahre so, bis ich schließlich einen Arzt aufsuchte und sagte: «Ich glaube, da stimmt etwas nicht mit dieser Stelle.» Außerdem hatten sich Träume eingestellt, in denen mir die Zähne ausfielen – sie zerbröckelten einfach! –, was für mich aus irgendeinem Grund das schrecklichste war, was mir auf der Welt passieren konnte. Diese Träume waren so real, daß ich morgens aufstand und gleich nachsah, ob meine Zähne noch vorhanden waren!

Das Gefühl absoluten Horrors im Traum war *dasselbe Gefühl*, das mich angesichts des Muttermals überfiel. Es kam mir wirklich schlimm vor, giftig, etwas, das ich aus meinem Körper entfernen mußte.

Doch als ich zum Arzt ging und ihm sagte, ich wolle es loswerden, winkte er nur ab. Er sei nicht der Ansicht, daß es etwas Ernstes sei.

Doch forderte er mich auf, ihn wieder aufzusuchen, falls das Mal sich verändern sollte. Ja, und ein Jahr später etwa kratzte ich mich an der Stelle, und innerhalb weniger Tage schwoll sie stark an. So, jetzt wird der Arzt mir zuhören, dachte ich und ging zu ihm. Eine Woche später stand fest, daß diese kleine Verunstaltung ein malignes Melanom im Spätstadium war.

Schreie und Flüstern

Für die medizinische Wissenschaft ist ein Anzeichen ein Partikel ohne Gewicht oder Masse. In Stammeskulturen wird Träumen und leisen Warnrufen ein viel größeres Gewicht beigemessen. Sibirier glauben, die schützende Kraft, die sie Sila nennen, melde sich zunächst, wenn sie sich anschicke, in das Leben eines Menschen einzugreifen, mit zarten leisen Botschaften an «kleine, unschuldig spielende Kinder», zu denen sie «mit weicher Frauenstimme» spricht. Die Kinder erzählen es dem Schamanen, der dann weiß, daß er die Warnung beachten muß, um eine Katastrophe abzuwenden.

Der Anthropologin Ruth Inge-Heinze zufolge sind ernsthafte Krankheiten in einigen asiatischen Stämmen unter anderem vielleicht deshalb so selten, weil auch ein schlechter Traum für sie ein medizinischer Befund sein kann, den man beachten sollte. Auf diese Weise werde eine ernsthafte Krankheit früh abgewehrt, «weil die Bedingungen, die zu ihr führen, bereits im Keime erstickt werden. Die Gemeinschaft und die Familie haben Hausmittel für Unwohlsein, dessen Ursache nicht bekannt ist.»

In unserem Kulturkreis würde ein Patient, der einen Arzt aufsucht, nur weil er Alpträume hat oder sich irgendwie «seltsam fühlt», als Hypochonder abgestempelt. Wir gehen davon aus, daß das, was «in unserem Kopf» ist, nur wenig zu tun hat mit dem, was in unserem Körper vor sich geht. Doch chinesischer Philosophie zufolge können Vorahnungen ein Zeichen dafür sein, daß der Körper nicht mehr mit sich selbst kommunizieren kann. Wenn wir zu sehr aus dem Gleichgewicht geraten sind, heißt es im *Nei Jing*, «setzt das Tao keine Warnungen vor physischen Exzessen mehr in Umlauf». Vielleicht können an diesem Punkt nur noch Träume sprechen, da das Fleisch stumm geworden ist.

Eine frühere Patientin erzählte mir, sie habe in dem Jahr, bevor man bei ihr einen Lymphknotentumor im fortgeschrittenen Stadium feststellte, Träume gehabt, die mit einem wilden Schrei aus dem Nichts endeten: «Hilf mir! Hilf mir!» *Wem soll ich helfen?* fragte sie sich. *Und wie?* Oberflächlich betrachtet führte sie ein angenehmes Leben. Wo lag die Quelle dieses Hilfeschreis? Aus welcher Provinz ihres Daseins hallte er zu ihr herüber? Ihre einzige Reaktion war Verwirrung.

Wie ein Kind, das weint, aber nicht in der Lage ist zu sagen, was ihm weh tut, kann sich der Körper oft auch nicht ausdrücken. Anders jedoch als Eltern, die den Kummer ihres Kindes an der Art seines Schreiens identifizieren lernen, hören wir oft nur mit halbem Ohr auf die eindringliche Stimme der Körper-Geist-Einheit.

Jahre, bevor bei mir Schilddrüsenkrebs festgestellt wurde, erzählte mir meine Freundin einmal, ich hielte im Schlaf sorgfältig ausgearbeitete Vorträge, manchmal stundenlang ohne Pause. «Es klingt sehr wichtig», sagte Susan. «Du sprichst laut und gestikulierst wild mit den Armen. Aber ich kann kein Wort verstehen.»

Ich bat sie, Tonbandaufnahmen zu machen. Sie willigte, wenn auch widerstrebend, ein, doch der Plan ging schief: Sobald sie das Gerät einschaltete, hörte ich auf zu sprechen. Einmal sagte sie ganz aufgebracht zu mir: «Du hast die Augen aufgemacht – es war schrecklich, weil ich hätte schwören können, daß du noch fest geschlafen hast – und hast beleidigt zu mir gesagt: ‹Ich habe mit mir selbst gesprochen!› Dann hast du dich mit arrogantem Lächeln auf die andere Seite gedreht.»

Das war ja ganz lustig, aber ein wenig rätselhaft. Ein Teil meiner selbst, irgendein unbekannter Doppelgänger, betrat Nacht für Nacht die Bühne, um zu plappern, zu brummeln und zu schreien, während ich schlief und nichts davon merkte. Doch was er auch zu sagen hatte – es war offensichtlich sein kleines Geheimnis.

Damals arbeitete ich an einem Buch über die Geschichte des Nuklearzeitalters, eine quälende Arbeit, die etwa sechzig Mappen mit grausamen Einzelheiten füllte: Statistiken darüber, wie oft unsere Bomben die Städte der Gegenseite zu radioaktiven Karottenstäbchen verwandeln konnten, oder, in gewisser Weise noch schrecklicher, der Code-Name für die erste französische Atombombe («die Blaue Wüstenmaus»). Eines Nachts – es war wieder einmal kurz vor Redaktionsschluß – hatte ich einen schrecklichen Traum:

Ich spiele in meiner Garage und baue, wie ich es als Kind zu tun pflegte, ein «Raumschiff» aus Sperrmüll – Räder eines Buggys, Radioknöpfe, Verpackungsmaterial. Ich trete einen Schritt zurück, um mein Werk zu begutachten, erkenne jedoch mit einem Ausruf des Erschreckens, daß ich unbewußt eine richtige Atombombe gebastelt habe. Ich mache einen Satz nach vorn, um sie zu entschärfen, doch zu spät. Genau in dem Augenblick beginnt sie mit leisem, bösartigem Brummen zu beben. Ich kann nur noch starr vor Entsetzen zusehen und spüre das Gewicht der Millionen von Menschenleben, die von diesem Ding von der Größe eines Einkaufswagens ausgelöscht werden sollen, auf meinen Schultern.

Nach Luft schnappend wie jemand, den man unter Wasser getaucht hat, wachte ich auf und spürte die erdrückende Gegenwart des absolut Bösen. Die Bedrohung, die in meinem Schlafzimmer schwebte, war so greifbar, daß ich zum ersten Mal seit meiner Kindheit die Nachttischlampe brennen ließ, um wieder einschlafen zu können.

Am nächsten Morgen erklärte ich mir den Traum mit dem schrecklichen Material, das ich gesichtet hatte: Robert Oppenheimer, der Vater der Atombombe, der nach Hiroshima vor laufenden Kameras feierlich zu verstehen gibt: «Jetzt bin ich zum Tod geworden, zum Zerstörer von Welten», Tellers düsterer, triumphierender Ausruf «Es ist ein Junge!», als seine Wasserstoffbombe endlich aufblitzte. Doch das dem Alptraum zugrunde liegende Gefühl eines unabwendbaren Unheils hatte ich in dieser Intensität noch nie erlebt. Wäre ich klüger gewesen, hätte ich erkennen können, daß ein so eindringlicher Traum eine persönliche Botschaft darstellt, keinen Nachrichtenspot, daß eine Bombe im Haus eine Bombe im Körper ist, daß nicht etwa ein Zeitzünder da draußen, sondern hier drinnen tickte.

Träume als Vorboten

Träume, die symbolisch auf noch nicht ausgebrochene Krankheiten hinweisen, sind in der psychologischen Literatur durchaus bekannt. Aristoteles beobachtete: «Da aller Anfang klein ist, fangen auch Krankheiten klein an ... Es ist offenkundig, daß dieser Anfang im Schlaf deutlicher ist als im Wachzustand.»

Der menschliche Körper hallt wider von Flüstertönen. Wir, die wir ihn für einen wortkargen Fremden halten, wissen nicht, daß er wie ein Café ist, in dem die Luft vor Klatschgeschichten nur so schwirrt. Erst in neuerer Zeit entdecken wir allmählich unser eingebautes Frühwarnsystem. Der Psychobiologe Ernest Rossi geht davon aus, daß «das Immunsystem als ‹Sinnesorgan› funktionieren kann, das dem Zentralnervensystem Warnungen vor nicht kognitiven Stimuli wie Bakterien, Tumore, Viren und andere Gifte im Körper übermittelt».

Hierbei hält er es mit Freud, der mit Vorliebe die Bemerkung eines Kollegen zitierte, der Geist sei im Schlaf geradezu verpflichtet, Sinneswahrnehmungen aller Körperteile zu empfangen und von Veränderungen im Körper betroffen zu werden, von denen er im Wachzustand nichts weiß. Dieses Phänomen tauche auf infolge des Vergrößerungseffekts, den Träume auf Sinneswahrnehmungen ausübten.

Vielleicht gehörte mein weiter oben erwähnter Alptraum über die heißen Kohlen, die mir den Hals verbrannten, in diese Kategorie. Damals saß in meiner Schilddrüse ein beachtlicher Tumor, von dem ich nichts wußte. Waren unbewußte physische Wahrnehmungen in geistige Bilder übersetzt worden? Doch warum brannte der Traum dann so höllisch, warum war er mit merkwürdigen Symbolen und beunruhigenden Ritualen befrachtet?

Jungianer nennen den Traum, den der Patient zur ersten Sitzung beim Therapeuten mitbringt, den «einführenden, beschreibenden, darstellenden Traum». Solche Träume stellen sich häufig als besonders bedeutungsschwer heraus, als hätte die Psyche, wissend, daß sie endlich Gehör finden soll, eine Vorstellung geschaffen, die sofort den entscheidenden Punkt der Störung ausdrückt und das wahrscheinliche Resultat vorhersagt. Es sollte uns daher nicht weiter überraschen, wenn unsere ersten Träume von Krankheit sowohl einen Schlüssel zu den Ursachen der Krankheit als auch zu den Heilungsaussichten beinhalten.

Solche Träume gehören vielleicht in dieselbe Kategorie wie Joseph Campbells «Bote» – die Figur, die den Helden auffordert, die Reise, wenn auch zögernd, anzutreten. Diese Figuren, schreibt Campbell, repräsentieren die «Tiefe des Unbewußten», in dem wir die «zurückgewiesenen, nichtzugegebenen, unerkannten, unbekannten oder nichtentwickelten Faktoren, Gesetze und Elemente des Daseins» finden. Heute ist mir klar, daß meine Träume nicht nur den Ausbruch einer Krankheit vorhersagten, sondern tiefere «Seelenfaktoren» beleuchteten, denen ich lange Zeit ausgewichen war – eine ganze Reihe heranrollender Tsunamis, die mich jetzt zu überschwemmen drohten.

Deena oder Das Traumbild am Anfang der Reise

Fasziniert entdeckte ich andere Fälle, in denen ein großer Traum, der eine Krankheit aufzudecken schien, zugleich ein zentrales psychisches Problem im Leben des oder der Träumenden ansprach. Deena Metzger, Dichterin, Essayistin und frühere Brustkrebspatientin, lieferte mir ein solches Beispiel.

Ich besuchte sie eines Nachmittags in ihrem elegant-baufälligen Haus am Ende der vielleicht letzten unbefestigten Straße von Los Angeles. Deena Metzger war in der heißen Anfangsphase der Frauenbewegung eine furchtlose Radikale gewesen – einmal, erinnerte sie sich mit amüsiertem Lächeln, verlor sie ihren Posten am College, weil sie «ein empörendes politisch-sexuelles Gedicht vorgelesen» hatte. Ihr Rausschmiß machte sie zu einem Cause célèbre akademischer Freiheit. Eines Abends, als sie auf einer Wohltätigkeitsveranstaltung vor etwa zweitausend Menschen stand, «sprang die Person der öffentlichen Kämpferin einfach in voller Montur aus meinem Kopf!»

Ein paar Monate bevor bei ihr Brustkrebs entdeckt wurde, hatte sie eine unvergeßliche Traumvision. Deena war kurz vor dem Putsch, der den Diktator Augusto Pinochet an die Macht brachte, in Chile gewesen. Nun träumte sie, daß sie von der chilenischen Geheimpolizei zu einem Verhör geschleppt wurde:

Sie ziehen mir die Bluse aus und geben mir nur ein Stück Plastik, so wie eine Tüte aus der Reinigung, mit dem ich mich bedecken kann. Sie legen mich auf einen Foltertisch, die Tür geht auf, und eine häßliche, dicke Frau tritt ein. Ich erkenne in ihr die Matrone aus dem Konzentrationslager in dem Dokumentarfilm Night and Fog. *Sie will mich mit Elektroschocks im Genitalbereich foltern. Das Komische an der Sache ist, daß der Name der chilenischen Geheimpolizei zufällig mit D.I.N.A. abgekürzt wird! Dieser Traum stand so lebhaft vor meinem geistigen Auge, daß ich wußte, das Ganze hatte etwas Wichtiges zu bedeuten, doch ich war nicht sicher, was.*

Die dicke, häßliche Frau ist eine Kreatur der Unterwelt, des verborgenen Bereichs von «Nacht und Nebel». Deenas Genitalien sollen «schockbehandelt» werden, um ihr ein Geheimnis zu entreißen, von dem sie geschworen hatte, es niemals preiszugeben. Viele Jahre später erst – nach einer erfolgreichen Brustoperation und einer intensiven Psychotherapie – wurde ihr «schockierendes» Geheimnis aufgedeckt: Kindesmißhandlung.

Nachdem sie die unterdrückten Erinnerungen kannte, die ihr Dasein als Erwachsene insgeheim manipuliert hatten, rückten die Dinge wieder an ihren Platz. «Darum also hatte ich immer das Gefühl gehabt, meine intuitive Seite verstecken zu müssen, denn Intuition ist ein Pfad, auf dem ich über diese verborgene Wahrheit hätte stolpern können.» Da sie die Wahrheit ihr Leben lang vor sich selbst hatte verbergen müssen, war «der Riß» in ihrem Dasein, wie sie es nennt, entstanden: «Ich mußte ein maskiertes Selbst schaffen, abgespalten von meinen Erfahrungen, weil die Erinnerungen unerträglich gewesen wären. Heute habe ich erkannt, daß mein sexueller Kreuzzug, den ich nach außen hin unternahm, ein Täuschungsmanöver war. Auf diese Art und Weise habe ich die Geschichte erzählt und verhüllt, habe sie gekannt und nicht gekannt. Alle hielten mich für eine besonders unverblümte Person, doch ich habe mich die ganze Zeit versteckt, auch vor mir selbst.

Faszinierend ist, daß Deena in ihrem Alptraum von D.I.N.A. gefoltert wird – von *sich selbst. Sie* ist die «Geheimpolizei», deren Aufgabe es ist, die Wahrheit sowohl aufzudecken als auch zu unterdrücken; sie ist das Opfer, das ein Geheimnis für sich behält und das gezwungen wird, es sowohl zu verraten als auch zu leugnen.

Als ich Deena fragte, ob sie glaube, es gebe eine Wurzel, einen psychologischen Kern für ihre Krankheit, nickt sie heftig. «Das Schweigen. Krebs besteht aus Schweigen.»

Ähnlich außergewöhnlich ist der Fall eines britischen Mystikers, Edward Thornton, Autor eines geheimnisvollen Werks mit dem Titel *The Diary of a Mystic*. In den mittleren Jahren setzten bei Thornton ungewöhnlich lebhafte Träume ein, die er sich nicht erklären konnte: Einmal wurde sein Kopf «wie bei einem Mönch» geschoren, dann war er in einem Operationssaal, in dem christliche Choräle gesungen wurden.

Schließlich, am 9. Mai 1948, träumte ich, daß ich in einem Raum war, in dem eine Operation stattfinden sollte, vor einer Gruppe von Medizinstudenten ... Am 23. September 1948 hatte ich folgenden Traum: Ich machte in einem Gefängnis die Runde mit meinem Bruder, dessen Aufgabe es war, die Insassen der Einzelzellen zu wekken, indem er ihnen den Kopf mit einer Axt abhackte. Alle Zellenbewohner knieten vor einem Gebetsstuhl, den Kopf auf einem Holzblock. Als wir die letzte Zelle betraten, versetzte mein Bruder dem Schlummernden einen Schlag gegen die Stirn und weckte ihn im Nu. Ich spürte, daß ich derjenige war, dem dies zustieß.

Kurz darauf stellte man bei Thornton einen Gehirntumor fest. Genau ein Jahr nach seinem ersten Traum über die Medizinstudenten befand er sich selbst im Krankenhaus und wartete auf den Eingriff: «Ein Krankenpfleger schor mir den Kopf, und kurz vor neun Uhr rollte man mich zur Operation ... Der Eingriff dauerte fünf Stunden, und als mir der Verband entfernt wurde, entdeckte ich, daß mein Schädel genau in der Mitte aufgetrennt worden war. Damit hatte sich der Traum vom ‹realen› Köpfen erfüllt.»

Es faszinierte mich, daß Deena Metzger, Thornton und ich trotz unserer unterschiedlichen Psychogenesen und Krankheiten im Traum unser Leiden und seine Behandlung auf so bezeichnende Weise vorhergesehen hatten. Wie Thornton war ich im Krankenhaus nach einem Eingriff aufgewacht, von dem ich verschiedentlich als einer «Enthauptung» geträumt hatte. Deena Metzger hatte geträumt, sie läge auf einer fahrbaren Trage und ihre Brust sei, wie bei Brustoperationen üblich, mit einer Plastikfolie abgedeckt.

Besonders interessant war jedoch das Element des Opferrituals, das in unseren Träumen gleichermaßen auftauchte. Bei den Initiationsriten der Schamanen ist die symbolische Entfernung eines Körpergliedes ein notwendiges Vorspiel zur spirituellen Wiederherstellung. In ägyptischen Priestertexten ist dazu im einzelnen angegeben: «Eine Auflösung oder ein Opfer des alten Körpers muß stattfinden; er muß gefoltert oder feuergeprüft werden oder dergleichen.» Schamanen sprechen von Traumbildern, in denen ihnen der Kopf gespalten, das Gehirn herausgenommen und «gewaschen» wird, oder in denen ihnen die Augen aus den Höhlen gerissen und mit Goldstaub imprägniert werden, was sie dazu befähigt, die tiefere Ordnung der Dinge zu schauen.

Laut Robert M. Stein, Jungianer, symbolisiert das Heilopfer die Preisgabe all dessen, was den Strom unseres Lebens behindert: Wir müssen einen Teil unserer selbst preisgeben, vielleicht ein ganzes Identitätsmuster, das wir gehegt und an dem wir gehangen haben, auch dann noch, als es zu einem Hindernis für unser Wachstum geworden war. Vielleicht wird von uns verlangt, einer schmerzlichen Wahrheit ins Auge zu sehen, eine uralte Wunde zu heilen, ein unterdrücktes Potential zu erkennen oder eine Beziehung zu verändern. «Das, worauf verzichtet werden muß, ohne es völlig fallenzulassen, ist genau das, was transformiert und erneuert werden muß.»

Das Traumbild zum Beispiel, das am Anfang meiner Reise stand, das «Ausbrennen» meines Gehirns, trug alle Anzeichen dessen, was Jung mit *sacrificum intellectus* bezeichnet hat – den teilweisen Verzicht auf die berechnende, rationale Intelligenz, damit das Unbewußte zu Wort kommen kann. Tibetische Yogis trinken heiliges Wasser aus einer Schädeltasse, um unter anderem eine Preisgabe der einschränkenden logischen Fähigkeiten zu symbolisieren.

Es hatte stets geheißen, ich sei «zu klug, um mir selbst von Nutzen zu sein», fände für alles geschickte, rationale Erklärungen, sei schnell bei der Hand mit komplexen, wenn auch häufig nebulösen Begründungen, hinter denen ich oft mein Zögern verbarg, wenn es darum ging, zu handeln. In dem oben angesprochenen Traum verdampft mein Gehirn zischend aus drei Löchern, die man mir in den Schädel gebohrt hat – ein Feueropfer an den Himmel.

In allen drei Träumen kam dem «Zielorgan» offenbar eine spezielle psychologische Bedeutung zu. Für den tiefreligiösen Thornton symbolisierte der Sitz seines Hirntumors den Sitz der Athene, *sapiens sapientae*, der heiligen Vernunft, zu der er sich schon immer besonders hingezogen fühlte, für Deena waren es die Sexualorgane, der Sitz sowohl eines Traumas als auch der Befreiung, für mich war es die Quelle meiner Stimme.

Denn in meinen Träumen war das «Zielorgan» nicht die Schilddrüse, sondern der Kehlkopf, das Organ der Selbstdarstellung, lange Zeit ein Bereich der Ambivalenz in meinem Leben. Solange ich denken konnte, hatte ich im wörtlichen und übertragenen Sinn meine Stimme unterdrückt. Da man mir in meiner Kindheit ständig vorwarf, ein ziemlich komischer Kauz zu sein, hatte ich eine falsche Persönlichkeit aufgebaut, die in mir den bohrenden Argwohn hinterließ, nie die volle Wahrheit sagen zu dürfen. Als Teenager bekümmerte mich, daß ich viel später als meine Freunde in den Stimmbruch kam. Also versuchte ich, künstlich tiefer zu sprechen. Heraus kam ein erstickt klingender, wenig überzeugender Tenor, der sich jedoch, einmal angenommen, als eiserner Käfig entpuppte: Ich mußte die Täuschung beibehalten – über Jahre, so schien es mir –, damit mein Lügengebilde nicht entdeckt wurde.

Mein Traum schlug mir eine psychospirituelle Heilmethode vor: die Zerstörung meines Kehlkopfs durch Feuer, was einer traditionellen Reinigung entspricht. Vielleicht sagte mir der Traum, daß die «falsche Stimme» verbrannt werden müsse, damit eine authentische Stimme aus der Asche emporsteigen könne. So übertrieben die Hypothese auch klingen mag – ich habe mich sogar gefragt, ob ein psychisches «Opfer» den grausamen chirurgischen Eingriff, dem ich mich später unterziehen mußte, hätte ersetzen können, wenn ich den Ruf nach innerer Heilung beachtet hätte. Hatte die Psyche mir mit höchster Dringlichkeit sagen wollen: Benutze deine Stimme – richtig, ehrlich, einfühlsam – oder verliere sie? Wenn eine Krankheit für die Psyche relevant ist, dann hat sie den unschätzbaren Vorteil, mit Heilkraft ausgestattet werden zu können. Die Griechen glaubten, der Gott, der die Krankheit erschaffen habe, sei derselbe, der auch Heilung bringen könne, und damit postulierten sie die Möglichkeit, daß jede Krankheit ihre eigene Diagnose, Therapie und Prognose enthält.

Demnach können die Vorboten eines Leidens, wenn wir ihnen nur genügend Beachtung schenken, sowohl die Eigenschaft als auch den Ursprung, die Behandlung und die psychologische Bedeutung dieser Krankheit ankündigen. Mag sein, daß sie uns eine Chance bieten, sich der Krankheit so zu nähern, daß sie zu mehr Ganzheit führt, ganz gleich welche Art der Behandlung wir wählen oder was dabei herauskommen mag. Obwohl Joseph Campbell die Nachrichtenübermittler als «finster, ekelhaft oder erschreckend» bezeichnet, sagt er doch: «Wenn man folgen könnte, wäre der Weg frei, durch die Wände des Tages ins Dunkle zu gelangen, wo die Juwelen glitzern.»

Das Symptom – Stimme der Körper-Geist-Einheit?

Nichts ist so niederschmetternd wie betrogen zu werden vom eigenen Körper. Hiob gelingt es, auch in der Katastrophe standhaft zu bleiben – trotz Vernichtung seiner Herden, seiner Kinder und seiner sozialen Reputation –, doch als Satan fordert: «Haut für Haut ... strecke deine Hand aus und taste sein Gebein und Fleisch an», und Gott ihn mit Schwären peinigt, bricht Hiob zusammen.

Ein Symptom drückt äußerste menschliche Verwundbarkeit aus. Es hat sich gezeigt, daß etwas in uns eindringen kann, daß unser Körper uns nicht mehr ganz gehört – vielleicht noch nie gehört hat, daß wir, auch wenn wir uns für weitestgehend geistige Geschöpfe halten, immer noch den sinnlosen Launen blinder Materie unterworfen sind. Ein dumpfes, grobes und lähmendes Etwas hat seinen Stachel in unser Fleisch gebohrt, und unsere natürliche Reaktion ist, ihn herausreißen zu wollen.

Das Symptom mag, so ironisch es klingt, auch deshalb auftauchen, weil wir ein erstes leises Klopfen am Tor nicht beachtet haben. Wie bereits gezeigt, sind wir gewohnt, Schreie und Flüstern der Psyche als belanglos abzutun, ihre Botschaften als unbegründet. Der Vorbote kann uns in vielen Maskierungen erschienen sein, mit vielen Stimmen zu uns gesprochen haben, ehe er sich in unserem Fleisch zu erkennen gibt.

Auch das Symptom ist ein Vorbote – oder, genauer gesagt, ein Wegbereiter – einer systemischen Pathologie, die sich über die Stelle hinaus, an der sie zuerst auftritt, ausbreitet, möglicherweise sogar über den Körper hinaus auf die Familie, die Gesellschaft, die Umwelt. Ein Symptom ist mehr als eine Ankündigung – es ist ein Zusammentreffen von verschiedenen Kräften. Im Altertum betrachtete man das Symptom als Ausdruck jenes Punktes, an dem sich Äußeres und Inneres überschnitten. Die chinesische Medizin sieht es als ein Produkt der «Interkommunikation zwischen inneren und äußeren Systemen». Das Wort selbst leitet sich ab vom griechischen *syn*, «zusammen», und *piptein*, «fallen». Störungen im Leben oder im Körper sind möglicherweise schon tagelang, monatelang oder jahrelang vorhanden, ehe sie in einem offensichtlichen Symptom «zusammentreffen».

Der Körper kann solche Störungen eine Zeitlang dämpfen, so wie ein lebender See eine bestimmte Menge industrieller Abwässer absorbieren und reinigen kann oder wie Laub den Überschuß an Kohlendioxid eine Weile verarbeiten kann. Doch an irgendeinem Punkt werden diese natürlichen Regenerationsfähigkeiten – ob äußerlich oder innerlich – überstrapaziert, und das System bricht unweigerlich zusammen. Am Ende taucht ein sichtbares Zeichen für die Störung des Gleichgewichts auf – Magenkrebs, Flußsterben, Algenblüte –, scheinbar aus dem Nichts.

Margaret oder Die Kraft der inneren Arbeit

Die ersten Symptome eines Ovarialkarzinoms tauchten bei Margaret Green auf, nachdem sie zwei Monate zuvor von ihrem Gynäkologen noch für kerngesund erklärt worden war. Es war Juni, und sie stand kurz davor, ihren Exehemann Kent zum zweiten Mal zu heiraten. Ihre erste Verbindung war entsetzlich gewesen. Kent war ein charmanter, gutaussehender Mann mit athletischem Körperbau und glich aufs Haar Margarets älterem Bruder, den sie abgöttisch geliebt und dessen tragischen Tod sie nie verwunden hatte. Leider stellte sich heraus, daß Kent drogenabhängig war.

Margaret, Tochter eines Alkoholikers, hatte ihn nach zehn Monaten verlassen und sich allein ein erfolgreiches Leben aufgebaut. Kent hatte sich einer kleinen religiösen Gemeinschaft angeschlossen und «Jesus gefunden». Doch dann tauchte er nach zwei Jahren plötzlich wieder bei ihr auf – absolut clean, wie er behauptete. Er wolle gemeinsam mit seinem Bruder ins Baugeschäft einsteigen. Er liebe sie.

Er habe sich total verändert. Ob sie es nicht noch einmal mit ihm versuchen wolle?

Nach einigem Zögern beschloß Margaret, dem Prinzip Hoffnung eine Chance zu geben. Sie hatte sich in den beiden Jahren ohne Kent erfolgreich im Immobiliengeschäft betätigt, doch sie war damit einverstanden, ihr Haus zu verkaufen und zu ihm in den Norden San Franciscos zu ziehen.

In jenem Sommer begannen «die beiden qualvollsten Monate meines Lebens». Das Geld schmolz dahin wie Butter an der Sonne – Anfang August war fast nichts mehr vorhanden. «Bald werde ich alle meine schönen Kleider verkaufen müssen, nur um was zu essen zu haben, mein sorgfältig aufgebauter Ruf ist hin, sie haben sogar gedroht, das teure neue Auto wieder abzuholen. Wir können es uns nicht einmal leisten, über die Golden Gate Bridge zu fahren, weil das einen Dollar kostet!»

Doch die Geldnöte waren nichts im Vergleich zu den anderen Sorgen. Margarets Traum von Versöhnung verwandelte sich schon in einen Alptraum: «Kent sagte, wegen seines Glaubens könne er erst wieder mit mir schlafen, wenn wir verheiratet seien, und dann müßten wir sofort Kinder für Jesus zeugen. Allmählich dämmerte mir, daß ich in einer Falle saß, und sobald Kent sah, daß er mich hatte, mißhandelte er mich wieder. Und dann ... ich dachte echt, das war's. Ich habe es gewollt, ich habe mir das Bett gerichtet, also muß ich drin liegen. Ich muß den Rest meines Lebens mit ihm verbringen.»

Margaret war zu stolz, um sich an ihre Freunde zu wenden, die alle lauthals gegen die geplante Wiederverheiratung protestiert und sich von ihr abgewendet hatten, als sie einsahen, daß sie von ihrem Vorhaben nicht abzubringen war. «Sie hätten in großen Lettern an den Himmel geschrieben: ‹Wir haben's dir ja gesagt.› Ich hatte alle Brücken hinter mir abgebrochen. Ich hatte keine Hoffnung mehr, war gefangen, es gab keinen Ausweg.»

Dann entdeckte sie eines Morgens beim Duschen einen Knoten. In den beiden Monaten seit ihrer letzten Routineuntersuchung waren die Eierstöcke, die Kents Kinderfabriken werden sollten, sobald er sein Strafzölibat aufgegeben hatte, plötzlich «riesig» geworden. Auf schnellstem Wege schaffte man sie ins Krankenhaus zu einem Eingriff. Obwohl man ihr versicherte, die Tumore seien zu achtzig

Prozent gutartig, erfuhr sie nach dem Aufwachen aus der Narkose, daß man ihr die Gebärmutter entfernt hatte – die Tumore waren doch bösartig gewesen. Jetzt, mit einigen Jahren Abstand, denkt Margaret rückblickend: «Die Krebserkrankung war das einzige, was mich aus dieser Ecke herausholen konnte, fast so etwas wie eine göttliche Offenbarung. Nun mußte ich Kent nicht mehr heiraten. Ich mußte nicht seine Kinder bekommen. Und ich war die finanziellen Sorgen los – in meiner Kraftfahrzeugversicherung existierte eine Klausel, nach der die Gesellschaft im Krankheitsfall sämtliche Zahlungen übernehmen muß. Auf verrückte, schreckliche Weise bedeutete das Freiheit.»

Inwieweit Margarets innerer Konflikt zum Wachstum des Karzinoms beigetragen hat, kann man nicht mit Bestimmtheit sagen, obgleich einige Forscher die umstrittene These aufgestellt haben, man könne manche Tumore als somatischen Ausdruck einer Existenzkrise betrachten.

Ein Psychologe hat über zwei Patientinnen berichtet, bei denen «ein Tumor im Bereich ihres Reproduktionssystems Konflikte hinsichtlich einer Entscheidung über eine Schwangerschaft aufdeckten». Die eine war eine neunzehnjährige Lesbierin mit einem drei Zentimeter großen Tumor im rechten Eierstock, der operativ entfernt werden sollte. Die Patientin erlebte eine spontane, außergewöhnlich intensive psychische Entladung während ihrer ersten Gruppentherapie-Sitzung, verbunden mit heftigen Zuckungen und Schreien. «Es erinnerte bisweilen an Exorzismus, Totenklage und Geburtswehen.» Nach einem «Dialog» mit ihrem Symptom gelang es der Frau, ihren Tumor als «Ausdruck eines inneren Wunsches nach Mutterschaft» zu betrachten, «einen Wunsch, den sie im Rahmen ihrer homosexuellen Identität unterdrückt hatte».

Die Frau hielt später fest: «Heterosexuell zu sein hieß, Kinder zu bekommen. Um Kinder zu kriegen, mußte man heterosexuell sein. In meiner Sexualität hin- und her gerissen, fühlte ich mich mit der Zeit auch körperlich zerrissen. Verwundet. Die Wunde war mein Eierstock. Mein innerer Kampf äußerte sich in einem Tumor.»

Zwei Wochen nach der entscheidenden Gruppentherapie-Sitzung war der Tumor (der nicht durch eine Biopsie analysiert worden war, so daß nicht klar ist, ob es sich um ein Karzinom handelte) auf dem Röntgenbild nicht mehr zu sehen. Nach fünf Jahren war sie noch immer symptomfrei. Der Psychologe gibt sich alle Mühe zu betonen, daß der emotionale Konflikt und seine anschließende Lösung nicht unbedingt den Tumor und seine Heilung *verursacht* haben muß. Doch die innere Arbeit, die diese junge Frau geleistet hatte, ermöglichte es ihr, «Bedeutungen zu entdecken, die mit ihrer Krankheit zusammenhingen», und diese in ihr Leben mit einzubeziehen.

Die Sprache der Symptome

In der koreanischen Zen-Tradition gibt es folgende Geschichte: Der vielbeschäftigte Prinz eines mächtigen Königreichs bemerkt eines Morgens beim Anziehen zwei rote, schmerzhafte Flecken auf dem Oberschenkel. Er hält sie für Stiche eines giftigen Insekts, das sich in den königlichen Bettlaken verborgen hatte, und rügt seinen Kammerdiener. Er läßt die Seidenlaken verbrennen und geht dann unverzüglich seinen täglichen Pflichten nach.

Doch als er sich am Abend zu Bett begeben will, bietet sich dem Prinzen ein schauerlicher Anblick: Die beiden Beulen auf dem Oberschenkel haben sich in ein Augenpaar verwandelt, das ihm wütende Blicke zuwirft! Erst Stunden später findet er einen unruhigen Schlaf. Im ersten Morgengrauen schleudert er die Bettdecke zur Seite, um sein Bein zu untersuchen. Entsetzt muß er feststellen, daß nicht nur die Augen immer noch da sind, sondern daß sich darunter jetzt auch noch Nasenlöcher befinden, die sich rhythmisch öffnen und schließen! Aus Angst, jemand könne sein Leiden entdecken, legt er sich einen seidenen Verband an; den schwachen Atemlaut ignorierend (die Nase scheint immer dann einzuatmen, wenn auch er es tut), wendet er sich seinen Staatsgeschäften zu.

Am Abend spielt er seinen Vasallen aus entfernt gelegenen Provinzen, für die er ein Bankett veranstaltet, Fröhlichkeit vor. Die Gäste wundern sich nur, als plötzlich unter dem Tisch ein erstickter Ruf ertönt. Der Prinz preßt die Hand so krampfhaft auf das Bein, daß er beinahe zwei Finger dabei einbüßt – seinem Symptom ist ein Mund gewachsen!

Hastig murmelt er in dem anschließenden Stimmengewirr eine Entschuldigung und läuft so schnell wie möglich in seine Privatgemächer, läßt den Hofarzt kommen und zwingt diesen, nachdem er ihn zu absolutem Stillschweigen verpflichtet hat, das Gesicht operativ zu entfernen. Eine Wunderheilung! Das Leben kehrt für ein paar Monate zur Normalität zurück. Doch eines Tages, als der Prinz seine Reiterelite beim Exerzieren kommandiert, ertönt ein wütender Schrei aus dem Nichts: Sein Symptom macht sich deutlicher bemerkbar als je zuvor. Das Pferd des Prinzen scheut und steigt, und er landet im Staub. Seine Männer, die die seltsamen Schreie des verborgenen Gesichts hören, geben Fersengeld. Gerüchte, nach denen der Herrscher von Dämonen besessen sei, tauchen in der Hauptstadt auf und machen die Runde.

Eine zweite heimliche Operation wird durchgeführt, eine dritte – ohne Erfolg. Das Gesicht taucht immer wieder auf. Der Prinz, der inzwischen seine Gemächer nicht mehr verlassen kann, empfängt tagtäglich Magier und Astrologen, die alte Zauberformeln vor sich hin murmeln, während das Königreich allmählich zerfällt.

Schließlich platzt ein grauhaariger Mönch in abgetragenen safrangelben Gewändern unangekündigt in die Gemächer des Prinzen. Er schiebt die händeringenden Höflinge schroff zur Seite und berichtet dem Prinzen von einem Strom in einer weit abgelegenen Provinz, der unter dem Schutz Kwan Yins stehe, der Göttin des Mitleids. Seine Wunderwasser heilten alle Wunden. Ausgerüstet mit der eilig skizzierten Landkarte des Mönchs macht der Prinz sich mit einer kleinen Reitereskorte auf den Weg. Obgleich das Gesicht in dicke Mullschichten gewickelt ist, fährt es während der anstrengenden Reise mit seinem lauten, unartikulierten Gebrüll fort. Sobald die Gruppe den heiligen Fluß erreicht hat, springt der Prinz vom Pferd und entnimmt seiner goldbestickten Satteltasche einen silbernen Becher.

Er nimmt den Verband ab und will das heilige Wasser über das verhaßte Gesicht gießen, um es für immer zum Schweigen zu bringen, als der Mund plötzlich aufhört zu schreien. «Halt!» ruft er. «Die ganze Zeit über hast du mich nicht ein einziges Mal näher betrachtet, um auch nur ein Wort zu verstehen. Erkennst du mich denn nicht?»

Der Prinz, der jetzt genauer hinsieht, erkennt mit einemmal das verzerrte Ebenbild seiner selbst, in den Augen ein seit langem uneingestandener Schmerz. Bei diesem Anblick kommen dem Prinzen die Tränen, und sowie er weint, werden die Gesichtzüge weicher, die Augen klarer, und das Antlitz Kwan Yins erscheint. «Du hattest kein mitfühlendes Herz», sagt sie. «Kein Schwert der Selbsterkenntnis. Wie sonst hätte ich dich zu deinem wahren Wesen aufrufen sollen?» Die Höflinge, die sich, in sicherer Entfernung zwar, doch in Hörweite niedergelassen hatten, vernahmen nun zwei Stimmen, die sich bis spät in die Nacht hinein über das geheime Leid des Prinzen unterhielten, das seinen Schlaf schon lange vor Erscheinen des Gesichtes gestört hatte. Als die Sonne aufging, war der Prinz geheilt. Später erschien hin und wieder mal ein einzelnes Auge und schaute sich um – als Erinnerung und Mahnung.

Das ist fürwahr ein hübsches Märchen, doch kaum eine brauchbare Beschreibung eines Heilverfahrens. Die Vorstellung, Symptome könnten als sichtbare Inschrift der Seele erscheinen, klingt nach grausamem, abergläubischem Gefasel. Zu Recht stoßen uns Deutungen ab, die das Opfer selbst für sein Leiden verantwortlich machen. Dennoch haben wir, jenseits naiver Vorstellungen von einem Symptom als Strafe oder als symbolträchtiges Rebus, zuweilen das Gefühl, als drücke der Körper in manchen Fällen ebenso wie Träume eine unausgesprochene Wahrheit aus.

Mit Bestimmtheit kann hingegen gesagt werden, daß der Körper heftig auf unsere Gedanken und Gefühle reagiert. «Die Leidenschaften der Seele scheinen alle mit dem Körper verbunden zu sein», schrieb Aristoteles, «da der Körper durch sie Veränderungen unterliegt» – eine Tatsache, die jedem einleuchtet, der je schmutzige Gedanken in bezug auf seine Lehrerin hatte und prompt errötete.

Doch ein Tagtraum, der das Herz höher schlagen läßt, ist bei weitem nicht mit einer Krankheit zu vergleichen. Die Frage, ob ein bestimmtes Symptom zuweilen ein bestimmtes emotionales Muster «ausdrückt», ist schwierig zu beantworten. Man hat bereits nachgewiesen, daß sowohl Emotionen als auch geistige Vorstellungen spezielle Muskelbereiche beeinflussen können, daß sie das elektrische Potential verändern, die Biochemie und die Immunreaktion. Auch scheint es nicht allzuweit hergeholt anzunehmen, daß die Botenmoleküle, die sich an verschiedenen Stellen im Körper wie Puzzlestücke einfügen, möglicherweise Botschaften von emotionalem Leid an unsere Organe übermitteln. Doch die Medizin hat noch eine langwierige Aufgabe vor sich, um sicherzustellen, welche Gefühle die biologischen Gegebenheiten beeinflussen, wie und in welchem Ausmaß.

Es gibt natürlich eine ganze Menge apokryph klingende Geschichten, in denen Krankheitssymptome einer Vielfalt von emotionalen Konflikten zugeordnet werden. So wird in einer Untersuchung über Heilung und Religion folgende Behauptung aufgestellt:

«Ich kenne einen Fall, in dem ein Patient erblindete, weil er sich weigerte ‹nach vorn zu schauen›, oder eine Patientin, die magenkrank wurde, weil sie eine bestimmte Situation ‹nicht verdauen› konnte, einen Fall von Bronchialasthma, in dem der Patient geheilt wurde, nachdem er ‹sich etwas vom Halse geschafft› hatte, Anorexia nervosa bei einer Patientin, die ‹nach Liebe hungerte›, eine Erkrankung der Speiseröhre bei einer Patientin, die die Tatsachen einer emotionalen Situation nicht ‹schlucken› konnte.»

Formulierungen dieser Art klingen vielleicht zu direkt, die Geschichten zu vage. Doch der Gedanke, Symptome seien körperliche Inschriften, drängt sich förmlich auf. Aristoteles definierte menschliche Empfindungen als «Worte *[logoi]*, die im menschlichen Fleisch ausgedrückt» werden. Diese Formulierung erinnert an Alfred Adlers Theorie von Krankheit als einem «Organdialekt», in dem, wie ein anderer Psychologe erklärt, bestimmte Organe geradezu prädestiniert seien, «besonders sensibel auf psychische Konflikte zu reagieren ... Wenn der Konflikt auf den Körper projiziert wird, reagiert das ‹betroffene Organ›. Wird der Konflikt nicht so bald wie möglich von der Projektion weg in die Psyche übertragen, wo er von Natur aus hingehört, treten an dem Organ Schäden auf, die letzten Endes irreparabel sind.»

C. G. Jung zufolge deutet eine einfache Erscheinung der Geist-Körper-Sprache – das Erröten – auf einen psychischen Komplex mit einem intensiven «Gefühlstonus» hin. Ein solcher Komplex, so sagt er, habe eine gewisse eigenständige Physiologie. Er kann den Magen in Aufruhr versetzen. Er kann die Atmung beschleunigen und den Herzschlag in Unordnung bringen. Es wurde behauptet, Erröten, ein körperliches «Symptom», das als Reaktion auf die spezielle Empfindung von Scham entsteht, zeige, daß der Mensch das einzige Tier sei, welches eine «Körpersprache zur Dramatisierung des Geistigen» besitze. Viele Krankheiten müßten teilweise neu wahrgenommen werden als Aufführung eines Dramas, dessen Text der Körper sei.

Vor allem im Falle chronischer «Zivilisationskrankheiten» kann der Körper zu einem Kommunikationsweg werden, wenn andere

Mittel sozialen und persönlichen Ausdrucks blockiert sind. In der Computersprache der Medizin hieße das, wenn normale Übertragungskanäle ausfallen, können psychische Signale auf physiologische Kanäle umgeleitet und somit in biologische Sprache übersetzt werden.

Emotionen umleiten

In seinem Film *Hannah und ihre Schwestern* sprudelt Woody Allen gegenüber seiner Freundin los: «Ich werde nicht wütend. Ich neige dazu, mich zurückzuziehen. Ich ... ich züchte statt dessen einen Tumor.» Obwohl die meisten von uns das als einen zynischen Gag abtun würden, habe ich bei vielen Reisenden, mit denen ich sprach, die Tendenz entdeckt, unliebsame Emotionen zu «somatisieren».

Arline Erdrich zum Beispiel erzählt mir: «Ich hatte eine Mutter, die immer nur rumbrüllte. Stellte man ihr eine Frage, hörte sie nicht zu, sondern schrie einen nur an. Dem hatte ich nie etwas entgegenzusetzen. Es schüchterte mich ein. Jedesmal wenn ich versuchte, meine Wut zum Ausdruck zu bringen, wurde mir der Hals so eng, daß ich zu ersticken drohte.»

Arline, deren Karzinom im fortgeschrittenen Stadium in den Lymphknoten im Hals saß, erinnerte sich daran, daß ihre Mutter («eine strafende Person», die sie mit nassen Handtüchern zu schlagen pflegte) sie nur dann beachtete, wenn sie, Arline, krank war. «Also habe ich mir immer, wenn es mir schlechtging, fast bewußt Fieber und geschwollene Drüsen ‹zugelegt›. Zumindest würde sie dann zum Fiebermessen zu mir kommen.»

Viele Forscher haben psychosomatische Kofaktoren bei rheumatoider Arthritis festgestellt. Die Opfer leiden oft unter einem typischen Kindheitstrauma, das zur Abspaltung von Emotionen und Erinnerungen vom Bewußtsein geführt hat. Daraus wurde folgendes abgeleitet: «Neuralfunktionen, die in der Regel mit Emotionen in Verbindung gebracht werden, erfahren die Betroffenen nicht in den höheren kortikalen Bahnen des Verstandes, sondern sie werden statt dessen über den Hypothalamus und die direkt mit ihm verbundenen Organe mit dem vegetativen Nervensystem, den endokrinen Organen und dem Immunsystem kurzgeschlossen.»

Vielleicht kann man sogar davon ausgehen, daß Menschen, die dazu neigen, Emotionen «umzuleiten» oder «zu somatisieren», zwar einerseits für bestimmte Krankheiten besonders anfällig sind, daß sie andererseits aber aufgrund ihrer Fähigkeit, den Körper durch den Geist beeinflussen zu können, auch bessere «Selbstheiler» sind. Niro Asistent zum Beispiel, die der Meinung ist, ihre ungewöhnliche Remission von ARC (Aids-Related-Complex = 3. Phase der Aids-Erkrankung, Lymphadenopathie-Syndrom) habe eine psychische Komponente gehabt, berichtete mir: «Als ich elf Jahre alt war und nicht zur Schule gehen wollte, konnte ich meine Beine lähmen. Der herbeizitierte Arzt stellte *buchstäblich* eine Lähmung fest, absolut keine Reflexe. Sie untersuchten mich von Kopf bis Fuß, doch die Sache blieb rätselhaft. Wenn die Schule dann aus war und ich zum Spielen nach draußen gehen wollte, konnte ich einfach wieder laufen.»

Auch ich kann mich noch dunkel daran erinnern, daß ich krank wurde, wenn ich die Schule schwänzen oder anderem Druck ausweichen wollte. Ich hatte schlimme Allergien und litt immer wieder an asthmatischer Bronchitis, beides typische Erkrankungen für Kinder aus emotional gestörten Familien. Asthma wurde mit Störungen in der Eltern-Kind-Beziehung in Verbindung gebracht, vor allem wenn ein Kind «nicht für sich selbst sprechen» durfte. Die Symptome asthmakranker Kinder reagieren nachweislich stark auf eine «Parentektomie», wie ein Forscher es halb scherzhaft nannte, also wenn man ein Kind für ein paar Monate dem elterlichen Einfluß entzieht. Untersuchungen haben ergeben, daß dies in Fällen, die als unheilbar galten, zu dramatischen Symptomverbesserungen geführt hat, obwohl man das Kind ohne sein Wissen einigen dem Elternhaus entnommenen Staubproben aussetzte.

Asthma wurde auch mit dem Begriff «innerliches Weinen» umschrieben. In einigen Untersuchungen wurde festgehalten, daß asthmakranke Patienten fast unfähig waren zu weinen. Einem Forscher zufolge ist Asthma die Rückbildung auf einen «primitiven Sprachmechanismus», denn er hatte festgestellt, daß Weinen die Basis für Atemkontrolle ist, die später beim richtigen Sprechen angewandt wird.

Sprache und Selbstdarstellung waren meine schmerzlichsten Probleme. Meine Eltern behaupten, wahrscheinlich nicht ganz wahrheitsgetreu, ich hätte meinen ersten Satz bereits mit sieben Monaten gesprochen. Als Kind war ich von Natur aus geschwätzig, ein Zug, der sowohl zu Hause wie in der Schule auf wenig Gegenliebe stieß. In meinem Zeugnis in der vierten Klasse hieß es unter «Verhalten» deutlich: «Marc schwätzt unaufhörlich.» In jenem Jahr kam ich ins Krankenhaus, wo mir die entzündeten Mandeln entfernt wurden –, ein Routineeingriff in den fünfziger Jahren, doch ein Eingriff, den ein Kind, wie Ivan Illich sagt, häufig als «emotionale Aggression» erlebt: «Eingesperrt in einem Krankenhaus . . . erfährt es, daß Fremde in seinen Körper eindringen können aus Gründen, die nur sie kennen.»

Rückblickend glaube ich, daß ich die Erfahrung unbewußt als Bestrafung für meine Stimme erlebte. Ich erinnere mich, daß ich den Entschluß faßte, mich künftig mehr wie ein «normales» Kind aufzuführen. Ich begann, meine Energie, die ich jetzt für übertrieben hielt, zu zügeln, versuchte, «nicht so viel über alles nachzudenken», sprach weniger, wurde vorsichtig. Dieses Hin und Her zwischen Selbstdarstellung und Schweigen, der Kampf zwischen Energie (Schilddrüsenfunktion) und ihrer Unterdrückung wurde typisch für mein Leben. Ich war stets Feuer und Flamme, mich auszudrücken, hatte jedoch eine feuerhemmende Vorrichtung eingebaut, einen mächtigen Hemmschuh gegen die Äußerung «unliebsamer» Gedanken und Gefühle. Als ich schließlich beim *New Age Journal* landete, hatte ich den Wunsch, laut zu sprechen, meine Anwesenheit spürbar zu machen, so lange unterdrückt, daß er sich verflüchtigt hatte. Wie so oft der Fall bei Krankheit, trafen meine Symptome an einem Kreuzweg von Gefahren und Chancen zusammen, als eine schwierige psychosoziale Geschichte zu einem einzigen Moment verdichtet wurde.

Symptome – Heiler oder Mörder?

Bei Raymond Berté, Professor für Rehabilitation und begnadeter Amateursänger, entwickelte sich ein seltenes Halskarzinom, das zur operativen Entfernung seines Kehlkopfs führte. Der Grund für seine Erkrankung, meint er, läge zum Teil in der Beziehung zu seinem Vater:

«Mein Vater schimpfte immer mit mir, wenn ich mit anderen Kindern spielte. Er machte mich vor allen nach Strich und Faden fertig. ‹Wie kommt es nur, daß ich immer nur dich aus allen heraushöre? Wie kommt es, daß du von allen hier in der Straße den Mund am weitesten aufreißt?› Wenn er meine Aufmerksamkeit aus einiger Entfernung auf sich lenken wollte, pfiff er durchdringend ... Bei diesem Ton blieb ich stets wie angewurzelt stehen. Ich drehte mich dann auf der Stelle um und sah, wie er sich die Hände um den Hals legte. Die Botschaft war unmißverständlich: ‹Ich werde dir den Hals umdrehen!› ... Auf dem Weg zu meiner Operation vernahm ich eine ängstliche kleine Stimme tief in meinem Innern: ‹Nun mußt du mich nicht mehr hören, Papa.›»

In diesem Fall war der Hals das «Zielorgan», der Sitz des stärksten psychischen Widerstandes, die Stelle im Körper, die sowohl Träger von Repressionen als auch Kampfschauplatz für die emotionale Befreiung geworden war.

Sogar der Zeitpunkt, zu dem Bertés Krankheit ausbrach, stimmte mit dem Augenblick überein, da der Würgegriff der Repression sich zu lockern begann. Berté «fand einen Ausweg im Gesang. O Gott, es war mir piegegal, ob es jemandem gefiel oder nicht. Ich selbst war begeistert von mir, ich bekam von mir selbst Gänsehaut ... Man sagt, daß eine Glühbirne am hellsten leuchtet, kurz bevor sie kaputtgeht. So schön wie kurz vor Ausbruch meiner Krankheit hatte ich noch nie gesungen.» Es war gerade so, als ob seine verinnerlichten Kräfte der Repression in dem Augenblick, da er ein neues Gefühl authentischen Seins erlebte, mit unverminderter Autorität wiederauferstanden.

Auch Bertés Erfahrung erinnert an die Idee eines «Zusammentreffens» – an eine Überlagerung von Körper und Geist, von internem und externem Selbst, von Individuum und Gesellschaft, von Immunsystem und pathogenen Erregern und in gewisser Weise vielleicht sogar von Gesundheit und Krankheit. Denn unsere Symptome haben einen Januskopf: Sie schauen hinaus in die Welt und hinein in die Seele, sie drücken sowohl Mangel als auch Potential aus, Krankheit und das Bedürfnis nach Genesung.

Der Jungianer James Hillman vermutet, daß der Krankheitsherd genau der Punkt unserer Körper-Geist-Einheit ist, an dem wir am verletzbarsten sind: «Wo wir am offensten sind, geben wir uns die größte Mühe, zu verbergen.» Doch gerade deshalb kann der Sitz des Symptoms auch das Potential für ein intensiveres Leben beinhalten. Die verletzliche Stelle ist zugleich eine Öffnung: «In deinem Symptom liegt deine Seele», könnte das Motto heißen. Alfred Adler vertrat die Ansicht, körperliche Symptome seien Zugänge zu den unterentwickelten Teilen der Persönlichkeit. «Organdialekt» oder «Organjargon» von Symptomen könnten uns mit unerschöpflichem Material über unsere zentralen emotionalen Konflikte versorgen, wenn wir sie nur beachteten.

Zu diesem Paradox haben sich Psychologen und Ärzte gleichermaßen geäußert. Das Symptom ist zugleich Angriff auf das Leben des Körpers *und* Ausdruck desselben. Vom Standpunkt des Psychologen Abraham Maslow lautet die Fragestellung: «Bedeutet Krankheit, Symptome zu haben? Ich behaupte heute, daß Krankheit darin bestehen kann, keine Symptome zu haben, obwohl eigentlich welche da sein sollten.»

Im 18. Jahrhundert, bevor der Gedanke aufkam, Fieber mit Aspirin zu «bekämpfen», hielt man eine erhöhte Körpertemperatur nicht für ein Anzeichen von Krankheit, sondern von Widerstand gegen eine Krankheit. Erhöhte Temperatur wird heute in der Tat wieder als eine vom Gehirn eingeleitete Strategie zur Bekämpfung pathologischer Erreger betrachtet. In einer komplizierten Choreographie reagiert der Körper auf Bakterien, indem er chemische Stoffe, sogenannte Pyrogene (wörtlich «Hitzeverursacher») in den Blutkreislauf schickt, um die angreifenden Mikroorganismen abzutöten. Dementsprechend hieß es in einer frühen medizinischen Schrift ganz richtig, Fieber sei «eine Anstrengung des Lebens, dem Tod zu entrinnen ... *februare* bedeutet, mit einem Ritual die Schatten des Todes aus einem Haus zu vertreiben.»

Psychologisch gesehen mag ein Symptom das Bemühen darstellen, die emotionale Vergangenheit wie eine abgestorbene Hand abzustoßen – ein allerletzter Versuch, tiefste persönliche Not sowohl zu exorzieren als auch zu äußern. Der Sitz des Symptoms mag die Stelle sein, an der die Transformation am deutlichsten, am dringlichsten zum Ausdruck kommt. Auf den Heilprozeß auswirken könnte sich, ob man das Symptom als Produkt eines unbewußten «Zwecks» betrachtet oder ob man lediglich einem biologischen Zufall nach seinem Eintreten eine symbolische Bedeutung beimißt. Jung meint, daß Symptome aufgrund der Beobachtung und Konzentration, die man ihnen widmet, Brennpunkte höchster Potentialität seien.

In der medizinischen Literatur gibt es eine ganze Reihe von Anekdoten über Fälle von Krebserkrankungen, die auf das Bedürfnis zurückgeführt werden, dem Selbst eine «Stimme zu verleihen». Ein Psychiater, der sich mit Fällen von Spontanremission beschäftigt hat, berichtet über die Fallgeschichte eines zweiunddreißigjährigen Patienten, der mitbekam, wie sein eigener Vater den Mord an einem nahen Verwandten plante. Nachdem das Verbrechen begangen worden war, überfiel ihn die Angst, er könnte als Zeuge gegen den eigenen Vater vor Gericht aussagen müssen, und so verdrängte er die Begebenheit schließlich vollständig.

Etwa um die gleiche Zeit, als dieses psychische Trauma entstand, wuchs bei dem Mann ein Karzinom im Hals. Doch während einer intensiven psychotherapeutischen Sitzung am Abend vor seinem Operationstermin brach er zusammen und erzählte die ganze Geschichte. Zitternd und weinend ließ er seinen lange unterdrückten Emotionen freien Lauf.

Nur vier Stunden später beendete er die erste Mahlzeit, die er seit einer Woche schmerzfrei hatte zu sich nehmen können, und sagte den Eingriff ab. Nach vier Tagen war der Tumor völlig verschwunden.

Ein oft zitierter japanischer Forscher, Yujiro Ikemi, der eine Studie über Spontanremissionen durchgeführt hat, berichtet über den Fall eines Shinto-Priesters, «von Natur aus wortkarg und asketisch», bei dem ein Karzinom an den Stimmbändern wuchs. In einer rührenden Unterredung teilte ihm das Oberhaupt seiner Religionsgemeinschaft mit, er sei eine «unschätzbare Stütze» für sie alle und möge deshalb doch fortfahren zu predigen. Er kam der Bitte nach, die Heiserkeit verschwand, und nach knapp einem Jahr war er von seinem Karzinom geheilt.

In beiden Fällen sieht es so aus, als habe das Zulassen eines nicht wahrgenommenen Potentials, verkörpert durch das Symptom, einen Heilungsprozeß in Gang gesetzt. Ein Forscher auf dem Gebiet der Körper-Geist-Einheit vertritt die Ansicht, daß «ein Patient, der sich einem Symptom mit respektvoller Neugier nähert, statt es wie üblich zu ignorieren, ihm Widerstand und Ablehnung entgegenzubringen», Zugang zu «Signalen aus jenen Bereichen der Persönlichkeit» erhält, «die nachdrücklich nach Entwicklung verlangen».

Meinen eigenen Beobachtungen zufolge erweckt eine Krankheit, sobald der Mensch bereit ist, sich dieser Fragestellung zu öffnen, immer weniger den Anschein eines geheimnisvollen Monsters, sondern wird vielmehr als Teil seiner selbst empfunden. Unsere Monster – das Wort ist abgeleitet vom lateinischen Begriff *monstrare*, «hinweisen auf» – zeigen uns sehr oft unser wahres Gesicht.

Albert oder Der heilsame Dialog

Albert Kreinheder, ein Analytiker der Schule C. G. Jungs, litt unter rheumatoider Arthritis, die ihn zu einem Zeitpunkt, den er für einen Höhepunkt in seinem Leben hielt, praktisch zum Krüppel machte. Die Gelenke schmerzten so stark, daß er ohne fremde Hilfe nicht in der Lage war, aufzustehen oder sich seinen Mantel anzuziehen. Er mußte Treppen hinauf und hinunter schleichen und «wie ein Wurm» über den Boden kriechen. Die trockenen, gegeneinander scheuernden Knochen verursachten Schmerzen, denen nicht einmal zwei Dutzend Aspirin am Tag beikommen konnten. Nachdem er alle möglichen Therapien durchexerziert hatte, «Ärzte, Chiropraktiker, Ernährungswissenschaftler, Masseusen und Tarotkarten», sah Kreinheder keine andere Möglichkeit mehr, als mit seinen Schmerzen zu «reden».

Sein Dialog bestand zunächst im Aufschrei des unschuldigen Opfers angesichts eines rücksichtslosen, tyrannischen Unterdrückers. «Du hältst mich fest im Griff. Ich habe schreckliche Angst vor dir. Ich kann dich nicht beherrschen, nicht zu dir vordringen, dich nicht beeinflussen.»

«Schmerz» entgegnete ihm, sein einziger Zweck bestehe darin, ihm seine Überlegenheit zu zeigen: «Ich habe Macht, die deine Kräfte übersteigt. Mein Wille bezwingt deinen.» Doch dann nahm die «Unterhaltung» eine unerwartete Wendung. «Schmerz» erklärte, er sei nicht einfach nur irgendein beliebiger Tyrann, sondern «jemand ohnegleichen. Ich will jederzeit in deinen Gedanken sein. Darum halte ich dich fest im Griff und zwinge dich, ausschließlich an mich zu denken. Jetzt, da ich in dir bin, kannst du nicht mehr leben wie bisher, kannst nicht mehr dieselben Dinge tun.»

Plötzlich entdeckte Kreinheder einen Sinn in seiner Krankheit:

«Unsere Wunde ist die Stelle, an der das Selbst Zugang zu uns findet.» Er erlebte seine Arthritis nicht mehr als bloße Qual, sondern als einen Aspekt der «ganzen Persönlichkeit». Seine Krankheit war ein «Fenster» und ein «positives Zeichen, das mir Wachstumsmöglichkeiten aufzeigte ... Entweder wachsen wir mit dem dringenden Bedürfnis nach Individuation, oder es wächst gegen uns.» Obwohl er eigentlich den Kampf aufgegeben hatte – nicht resignierend, sondern unter «inniger Einbeziehung» seines «Freundes, des Schmerzes» –, bildete sich seine Krankheit allmählich zurück.

In einem anderen Dialog teilte ihm eine «Führer»-Figur, die Kreinheders eigener Phantasie entsprungen war, mit: «Das Paradoxe ist, daß die Wunde zugleich ein Schatz ist. Das physische Elend zieht unsere Aufmerksamkeit auf sich. Doch wenn wir tiefer eindringen, hängt vielmehr daran: Erinnerungen und Vorstellungen und ... physische Bilder, die mit den Symptomen kommen. Die Symptome öffnen uns. Sie reißen uns buchstäblich auf, damit die Dinge, die wir brauchen, hineinfließen können ... Mit jedem Symptom kommt auch ein symbolischer Inhalt, und es ist Aufgabe der Seele, sich zu weiten, damit sie die eindringenden Bilder und Symbole aufnehmen kann ... Eine Krankheit beinhaltet immer ihre eigene Heilung sowie die Heilung unserer ganzen Persönlichkeit.»

Verstärkung des Symptoms

Einer der wichtigsten Vertreter dieser Art, Symptome zu sehen, ist Arnold Mindell, ein in Zürich ausgebildeter amerikanischer Psychologe, der heute in Oregon lebt. Er entdeckte seine Technik während der Behandlung eines an Magenkrebs leidenden Patienten, der im Krankenhaus im Sterben lag. Als der Mann, der nur zeitweise bei Bewußtsein war, ihm sagte, er habe unerträgliche Schmerzen, drängte Mindell ihn aus einem Impuls heraus, «den Schmerz noch zu verstärken». Der Mann blähte den durch die Krankheit angeschwollenen Bauch auf, bis er glaubte zu platzen. Schließlich schrie er: «Ich will einfach nur explodieren, ich habe nie richtig explodieren können!»

An diesem Punkt erkannte der Mann, daß er sein starkes, doch lange Zeit unterdrücktes Gefühlsleben nie voll zum Ausdruck gebracht hatte. Mindell gelangte zu der Überzeugung, daß diese verkümmerte Lebendigkeit «sich, in Form eines Tumors somatisiert, nachhaltig zum Ausdruck brachte». Obwohl man dem Mann den nahen Tod prognostiziert hatte, besserte sich sein Zustand nach dieser emotionalen Katharsis unverhofft. Er wurde aus dem Krankenhaus entlassen und arbeitete intensiv in einer Therapie mit Mindell, deren Ziel weitere emotionale «Entladungen» waren. Er starb drei Jahre später und hatte damit die Prognosen seiner Ärzte weit überschritten. Was jedoch noch wichtiger ist: Er hatte in dieser Zeit zum ersten Mal «innere Lebendigkeit» erlebt.

Mindell beschreibt auch den Fall eines kleinen Mädchens, das wegen eines schnell wachsenden Tumors im Rücken im Sterben lag. Sie bat ihn, das Stützkorsett zu entfernen, damit sie «in eine schöne Welt davonfliegen» konnte. Der Psychologe befürchtete, diese Vorstellung könnte ihren Tod ankündigen oder beschleunigen, doch er ermutigte sie trotzdem, sich auf den Bauch zu legen und Flugbewegungen mit den Armen zu machen. Entzückt «flog» sie davon und erlebte in ihrer Vorstellung ein Universum voller Planeten und Wolken, doch bald begann sie zu weinen und wollte eine Zeitlang zur Erde zurückkehren und sie nicht wieder verlassen, ehe sie nicht bereit dazu war. In den Wochen und Monaten nach dieser Sitzung besserte sich der Gesundheitszustand der Kleinen rapide. Schon bald konnte sie das Stützkorsett ablegen. Zu guter Letzt, behauptet Mindell, sei ihr Tumor verschwunden.

Wir können unsere Hoffnung – oder unser Schicksal – nicht auf Anekdoten gründen, die sich unter der Rubrik «Das Rätsel um den verschwundenen Tumor» zusammenfassen lassen. Doch Arnold Mindell, der mit Hunderten physisch kranker Menschen gearbeitet hat, ist zu der Überzeugung gelangt, daß «die Symptome des Körpers nicht unbedingt pathologischer Natur sind, daß heißt, sie sind nicht einfach Krankheiten, die behandelt, unterdrückt oder geheilt werden müssen. Symptome sind ausgesprochen bedeutungsvolle und zweckmäßige Signale. Sie können der Beginn phantastischer Lebensphasen sein oder den Betroffenen erstaunlich nahe an den Kern des Daseins führen.»

Er vermutet, daß das Symptom «der Teil unserer selbst sein könnte, der versucht, in diesem Leben zu wachsen und sich zu entwickeln ... der weise Signalgeber eines jeden Menschen. Tauchen die Signale im Körper auf, nennen wir sie Symptome. Tauchen sie im Traum auf, nennen wir sie Symbole.»

Mindells Technik, die «Verstärkung des Symptoms», basiert zunächst auf Selbsterkenntnis. Er rät seinen Patienten, sich intensiv auf ein Symptom zu konzentrieren: «Vergessen Sie alles, was mit der Vorstellung ‹Mit mir stimmt was nicht› zusammenhängt, und nähern Sie sich ihm als Wissenschaftler, der das Unbekannte erforscht.» Wird die Erfahrung intensiviert, scheint ein «Programmwechsel» stattzufinden, das heißt, wird der Schmerz in einem «Empfangskanal» zu extrem, wechselt er ganz automatisch die Frequenz». Mindell hat beobachtet, daß der Schmerz sich an der Grenze des Erträglichen in Sehen, Hören, Bewegung oder eine andere kognitive Form verwandelt. Wendet sich ein Patient den Bildern, Stimmen, der Musik, den Tänzen oder Geschichten zu, die vor seinem inneren Auge auftauchen – indem er zu ihnen spricht, sie ausdrückt, sich kreativ mit ihnen beschäftigt –, kann ein Heilungsprozeß einsetzen, der nicht unbedingt physisch ablaufen muß, sondern der eine Reise hin zu jenen «Träumen, die auf Verwirklichung drängen», beinhalten mag.

Was traditionelle Kulturen als Krankheit betrachten, entspricht nicht immer den westlichen Vorstellungen von Krankheit, und umgekehrt, was westliche Ärzte für Pathologie halten, wird von anderen Kulturen nicht immer als eben solche betrachtet. Und natürlich kann die Bedeutung eines Symptoms, wenn wir überhaupt in diesen Begriffen rechnen wollen, leicht mißverstanden werden. Mindells Arbeit ist umstritten, und er wurde von Kollegen schon heftig angegriffen, da seine Theorien zu gefährlichen Exzessen führen könnten.

Wie wörtlich solche Ideen zu nehmen sind und in welchem Maße man sie in die Praxis umsetzen kann, bedarf noch der Erörterung. Gewiß, wenn es darum geht, den Text des Körpers mit den entsprechenden medizinischen Anmerkungen zu versehen, dann sind die meisten Laien fachliche Analphabeten.

So ist zum Beispiel in Thomas Manns Erzählung *Die Betrogenen* eine ältere Dame fest davon überzeugt, auf wunderbare Weise wieder zu menstruieren, obwohl ihre Blutungen in Wirklichkeit ein Symptom des Karzinoms ist, an dem sie schließlich stirbt. Gleichzeitig jedoch zeigt Mann, daß die Vorstellung der wiedereinsetzenden Mensis ihr ermöglicht, dem Tod friedvoller zu begegnen.

In einem anderen Fall wirkte sich die falsche Interpretation eines Symptoms sowohl physisch als auch psychisch heilsam aus: Ein Krankenhauspatient hörte zufällig, wie der Arzt sagte, das Herz des Mannes habe einen «Galopprhythmus» – womit ein bestimmter krankhafter Zustand des Herzens beschrieben wird. Doch der Patient, der den Worten des Arztes fälschlicherweise entnahm, er sei «gesund wie ein Pferd», war so begeistert von dieser «Diagnose», daß er wieder zu Kräften kam und wie durch ein Wunder gesund wurde.

Der Schnittpunkt zwischen Symptom («zusammentreffen») und Symbol (von *symballein*, «zusammenwerfen») ist weder gut markiert noch gut ausgeleuchtet und daher in gewisser Weise unsicheres Terrain. Wie sollen wir die Wegweiser entziffern, wenn wir Fremde in einem fremden Land sind und kaum der Sprache mächtig? Am Ende stehen wir bestenfalls mit einem Gefühl für die Richtung da – daß wir sowohl die medizinische Wahrheit als auch die psychologische Wahrheit brauchen, um gesund zu werden. Hierzu schreibt Albert Kreinheder:

«Ärzte, die Menschen aufschneiden, müssen an die Wirklichkeit des Fleisches und des Messers und der isomorphen Beziehung von Virus zu Blut zu Zelle zu Lymphknoten glauben ... doch wir Patienten brauchen unsere Phantasien und unsere Träume und unsere Mythen. Soll der Arzt es getrost auf seine Weise betrachten ... Doch ich möchte es auch so sehen dürfen, wie ich es will. Mein Weg ist kein Irrweg. Er besteht aus meiner Erfahrung, meiner Realität, meiner psychischen Wahrheit. Und er macht mich gesund. Ich hätte in den letzten zehn Jahren dreimal tot sein können, wenn ich nicht diese ‹psychische Realität› gehabt hätte, die mich aufrechthielt.»

Das griechische Wort *symptoma* bedeutet «alles, was einen befallen hat», rein zufällig. Freud hingegen war nicht der einzige, der glaubte, daß da nicht nur purer Zufall eine Rolle spielt. Manchmal, so formuliert es Joseph Campbell, seien es «Ringe auf der glatten Oberfläche des Lebens, hervorgerufen durch unvermutete Quellen, und die können sehr tief sein – so tief wie die Seele selbst».

Wenn wir uns das Symptom zu eigen machen, holen wir es in den magischen Zirkel des Bewußtseins. Wenn wir eine Beziehung zu ihm aufbauen, uns mit ihm vertraut machen und es analysieren, können wir unser Heilpotential vergrößern: Wir öffnen uns der dritten geheimnisvollen Kraft, die sowohl Psyche als auch Soma durchdringt. Nehmen wir den Weg über die Seele zu unserer Krankheit, werden wir zu aktiven Mitwirkenden bei der Aufführung des Heilungsdramas.

5 Diagnose:
Die Macht des Begriffs

Vielleicht ist den Dingen, die uns umgeben,
die Unbeweglichkeit auferlegt worden von der
Unbeweglichkeit unserer Wahrnehmung.

Marcel Proust

Wenn das Symptom der endgültige, unüberhörbare Aufruf zum Reiseantritt ist, dann ist die Diagnose ein Rubikon. Solange ein Symptom noch keinen Namen hat, ist es privat, persönlich, gehört es uns allein. Danach ist es in einen institutionalisierten medizinischen Rahmen gestellt, ist von gesellschaftlicher Relevanz und hat auch subjektiv eine andere Gewichtung erhalten. Die Diagnose ist eine Initiation, ein Übergangsritual, aus dem man mit neuem Namen und Titel wiederauftaucht: Der Patient mit der Krankheit X.

Wenn wir schon die Vorboten und Wegbereiter der Krankheit mißachtet haben, zögern wir erst recht, ihre immer noch unleserlichen Kommuniqués zu übersetzen. Die meisten von uns fürchten sich unbewußt davor, eine Krankheit beim Namen zu nennen, denn das könnte bedeuten, ihren schrecklichen, noch unausgesprochenen Geist wie bei einer Geisterbeschwörung zum Leben zu erwecken. So wie Scrooge versucht, seine Geister als eine dyspeptische «Käserinde» abzutun, versuchen auch wir, unser Symptom so lange wie möglich in den Grenzen von Allgemeinplätzen zu halten. Die Entdeckung eines Knotens in der Brust kann für eine Frau zu einer Art Zusammenbruch ihres Datennetzes führen. Obwohl sie alle Informationen hat, die sie braucht, um einigermaßen vernünftig zu handeln – sie weiß, daß sie einen Knoten in der Brust hat und daß es ein Karzinom sein kann –, ist sie in dem Augenblick nicht in der Lage, etwas dagegen zu unternehmen. Psychologen rechnen im Durchschnitt mit einem Zeitraum von vier bis sechs Wochen, ehe eine Frau ihre angeschlagenen emotionalen Kräfte einigermaßen sammeln kann, um einen Arzt aufzusuchen. Auch von gebildeten Frauen weiß man, daß sie bis zu fünf Jahren und länger in einer Krise lebten – mit dem Knoten –, bevor sie medizinische Hilfe suchten.

Die Psychologen nennen Leugnung, was in der Mystik Nichtbeachtung des Rufs heißt. Wenn wir die förmliche Aufforderung schlichtweg überhören, dann, so meinen wir, bleiben wir vielleicht, wie wir sind, und können die Abreise hinauszögern oder ganz vermeiden.

Man kann sich noch so gut vorbereitet fühlen, noch so gefeit sein gegen schlechte Nachrichten – der Augenblick, in dem die Diagnose gestellt wird, bedeutet einen Schock. Ein Onkologe in San Francisco hat sich angewöhnt, das Gespräch, in dem er die Diagnose mitteilt, auf Band aufzunehmen, denn er hat festgestellt, daß sehr viele Patienten sich unbewußt weigern, ihm richtig zuzuhören. Die meisten Patienten, mit denen ich sprach, erinnerten sich jedoch an den Augenblick der Diagnose (wenn auch nicht an den genauen Inhalt) mit unverfälschter, frostklarer Deutlichkeit. Selbst bei nicht lebensbedrohenden Krankheiten war es, als fände ein kleiner Tod statt, als wäre die normale Identität zu Ende, als hätte ein förmlicher Bruch mit der persönlichen Geschichte stattgefunden.

Viele Patienten beschrieben allerdings auch ein beinahe unheimliches Gefühl der Ruhe als ihre Reaktion. So stellte Jacob Zieghelboim überrascht fest: «Meine Kollegen machten sich alle große Sorgen um mich, doch mir ging es emotional gar nicht so schlecht. Komischerweise hatte ich das Gefühl, daß etwas Unglaubliches geschah, eine Art verrücktes Abenteuer. Ich weiß, es klingt unangemessen, aber ich spürte eine gewisse Freiheit.»

Diesen merkwürdigen Gleichmut bezeichnen Psychologen als «unangebrachten Affekt» – eine Gefühlsverlagerung, als Reaktion des Organismus auf Schock. Der Schlag wird verzögert, um später um so wuchtiger zu treffen.

Carol Boss war gerade in den Norden Kaliforniens gezogen, nachdem sie sich als Yoga-Lehrerin in den Gefängnissen des Staates New York verausgabt hatte. Freunde hatten eine riesige Abschiedsparty für sie gegeben – irgend jemand hatte sogar ein Pferd mit in die Wohnung gebracht –, um ihren Neubeginn zu feiern. Von allen Seiten bekam sie zu hören, wie fabelhaft sie aussehe, und genauso fühlte sie sich auch: Die Welt stand ihr offen. An jenem Weihnachtstag, dem ersten in der warmen, nach Eukalyptus duftenden Gegend, war sie mit Freunden aufs Land gefahren, um über die Bedeutung des kommenden Jahres nachzudenken. Da entdeckte sie eines Morgens ein beängstigendes Symptom: «Ich stand unter der Dusche und bemerkte, daß meine linke Brust irgendwie anders aussah. Ich tastete sie ab und stellte fest, daß sie hart wie Stein war! Noch vor wenigen Tagen war sie ganz in Ordnung gewesen, keine Spur von Veränderung. Ich sah wunderbar aus, fühlte mich hervorragend, mir ging es so gut wie nie zuvor. Am Nachmittag jenes Tages, als ich ein heißes Bad nahm, sagte eine meiner Freundinnen, eine angehende Krankenschwester: ‹Es kann kein Karzinom sein, das tritt nicht so plötzlich auf.› Wie zum Hohn hatte ich mich bereits für ein Seminar mit dem Thema ‹Bewußt leben, bewußt sterben› angemeldet. Ich verschob einen Arztbesuch auf später und ging statt dessen zu diesem Seminar.»

Als Carol schließlich einen Arzt aufsuchte, «geriet das medizinische Personal in Aufruhr». Der Arzt teilte ihr mit, noch während sie auf dem Biopsietisch lag, sie habe ein entzündliches Karzinom – eine der am schnellsten fortschreitenden und unbedingt tödlichen Krebsformen. «Er gab mir bestenfalls noch ein paar Monate. Es war ein Augenblick, den ich nie vergessen werde: Ich blickte zum Operationstisch zurück, auf die Blutlache darauf, wissend, daß es mein Blut war und daß ich Krebs hatte. Man schaltet um, und die Welt scheint sich ebenfalls zu verändern. Man weiß, daß nichts wieder so sein wird wie früher.»

Paradoxerweise fand jedoch ein «Bewußtseinswandel» statt – ihr war zumute, als würde sie zum ersten Mal ganz und gar in die Gegenwart gestoßen.

«Mein Leben lang war ich besessen von dem Wunsch, immer besser zu werden. Ich hatte eine schwere Kindheit hinter mir, jede Menge Traumata und emotionale Schäden, und ich tat alles nur Erdenkliche, um damit fertig zu werden – Workshops, Bioenergetik nach Reich, Psychotherapie nach Esalen. Doch was ich auch unternahm, ich spürte nach wie vor diese Selbstverleugnung, ganz so, als wäre ich nicht so vollkommen wie die anderen.

Die Biopsie war der Moment, da ich das alles losließ. Es war, als wollte ich kundtun, ich bin hier, und so bin ich, und ich bin so, wie ich bin vollständig. Nicht verheiratet? Gut. Keine Kinder? Na und? Nicht so erfolgreich und perfekt, wie ich sein sollte? Auch gut. Auf einmal war ich mit meinem Leben zufrieden, so wie ich es bisher geführt hatte. Das überraschte mich. Die Biopsie war wie ein Prüfungstag, an dem ich in die richtige Welt entlassen wurde, nicht nur auf Probe. Wenn ich je etwas in meinem Leben gelernt habe – jetzt war der Augenblick gekommen, zu sehen, was es wert war.»

Die Periode des Schockzustands ist «eine erste Gelegenheit zur Genesung», meint eine Psychotherapeutin aus San Francisco. Wenn es sich einrichten läßt, daß der Patient sich der Fürsorge eines guten Freundes anvertrauen kann, sich gesund ernährt, einen Unterstand vor dem Sturm findet, besteht nach ihrer Ansicht die Möglichkeit, sich in Ruhe mit der enormen Umstellung im Leben zu beschäftigen, bevor man sich auf eine Behandlung einläßt, die nur allzu häufig in verwirrender Eile begonnen wird.

Was bedeutet ein Name?

Eine Diagnose zieht eine Behandlung nach sich – nicht nur das, sie legt sie fest, denn jeder Krankheit entspricht ein bestimmtes medizinisches Normverfahren. Aristoteles vertrat die Ansicht, die richtige medizinische Bezeichnung sei das Tor zur geeigneten Therapie. Aufgrund eines Namens – wissenschaftlich abgeleitet, durch Experimente erhärtet und im Labor getestet – können Prognosen abgegeben und eine spezielle Behandlung verordnet werden.

Sind aber wissenschaftliche Diagnosen der einzige Weg, unsere Begegnung mit der Krankheit zu umschreiben? Unser Klassifizierungssystem («Nosologie») ist zum Teil ein von unserer Kultur abhängiges Kunstprodukt, ein Ergebnis von Geschichte, Philosophie und Naturwissenschaft gleichermaßen. Es ist nicht einfach eine «objektive Wahrheit», sondern eine Möglichkeit der Begriffsfindung und der Interpretation, um auf diese Weise ein komplexes menschliches Phänomen zu erfassen. Eine Diagnose kann noch so intelligent sein, sie bleibt, um es mit den Worten des Philosophen Michel Foucault zu sagen, «ein Gebiet, das die Grauzonen von Dingen umschreibt».

Überschattet von drei Jahrhunderten westlicher Denkweise, angefangen bei der Leib-Geist-Trennung durch Descartes bis hin zu Newtons Welt unsteter, aufeinanderprallender Körper, behandelt die moderne Diagnose mit ihrer Etikettierung Schlüsselfragen wie Nebensächlichkeiten: Ist Krankheit eine Sache oder ein Prozeß? Ist ihre «natürliche Geschichte» unerbittlich oder hat es Momente der Umkehr gegeben? Sitzt sie nur in einem bestimmten Organ oder ist sie lediglich der sichtbarste Beweis einer systemischen Störung größeren Ausmaßes? Ist sie nur körperlich oder liegen Wechselwirkungen mit der Psyche vor? Die Beantwortung jeder dieser in aller Regel nicht gestellten Fragen hat weitreichende Folgen nicht nur für die Diagnose selbst, sondern auch für die Behandlung, die sich unweigerlich daraus ergibt.

Ted Kaptchuk, ein Kenner der chinesischen Medizin, weist darauf hin, daß die Diagnosen der westlichen und der östlichen Medizin auf verschiedenen logischen Grundstrukturen basieren. «Der Arzt fragt: ‹Welches X verursacht Y?› Der Akupunkteur will wissen: ‹Wie sieht die Beziehung zwischen X und Y aus?›» Ärzte der westlichen Kulturkreise suchen nach einem einzelnen Krankheitserreger, um ihn erst zu isolieren und dann zu beherrschen oder zu zerstören. Chinesische Ärzte untersuchen das Individuum als Ganzes, Körper und Geist, um nach einem «Störungsmuster» zu suchen.

Für den Patienten haben diese Diagnosen je nach Einstellung sehr reale, praktische Konsequenzen. Nehmen wir einmal sechs verschiedene Patienten an, die sich beim Arzt über heftige Magenschmerzen beklagen. Bei uns würden alle sechs wahrscheinlich ins Krankenhaus zum Röntgen des oberen Gastrointestinaltrakts oder zu einer Endoskopie geschickt, wobei dann festgestellt würde, daß sie ein Magengeschwür haben.

Ein chinesischer Arzt würde sich die Mühe machen, jeden einzelnen Patienten genau zu befragen und zu untersuchen, wobei er dessen emotionales Naturell, äußere Erscheinung, Schlafgewohnheiten, Stimme, Zunge, Haut, Nahrungsgepflogenheiten, Puls, Häufigkeit und Art der Ausscheidungen in Betracht zöge. Anschließend könnte jeder der sechs Patienten eine andere Diagnose gestellt bekommen – «feuchte Hitze, die sich auf die Milz auswirkt», oder «Schwäche des Yin, den Magen betreffend», oder

«Störung der Leber greift auf die Milz über» usw. –, und jede dieser Diagnosen zöge eine andere Behandlung nach sich.

Die chinesische Medizin hat gezeigt, daß diese poetisch klingenden Diagnosen viele endokrinologische, neurologische und pathogene Voraussetzungen klären können, die auch die westliche Wissenschaft behandelt, obwohl beide Systeme zum Teil von verschiedenen anatomischen Strukturen ausgehen. Darüber hinaus wird der Körper, da der gesamte Organismus in Betracht gezogen wird, häufig über einen längeren Zeitraum gestärkt und tonisiert.

Auch die westliche Medizin hat einmal eine ganze Reihe von Anzeichen berücksichtigt, um eine Krankheit zu diagnostizieren. Eine hippokratische Diagnose bezog sich nicht nur auf offensichtliche physische Symptome, sondern ebenso auf Rasse, Geschlecht, Ort, Klima, Wasserversorgung, soziale und politische Bedingungen und Gewohnheiten, allgemeine gesundheitliche Verfassung, Lebensweise, Persönlichkeit – bis hin zu Details wie Redeweise, Verhalten, Schweigen, Gedanken, Schlaf oder Schlaflosigkeit, Träume, Kratzer, Tränen, Stuhlgang, Urin, Speichel, Erbrechen, frühere Krankheiten, Aufstoßen, Blähungen, Hämorrhoiden.

Doch zu Beginn des 19. Jahrhunderts etwa setzte sich die Ansicht durch, daß die Idiosynkrasien der Patienten nicht nur irrelevant für die neu entwickelte Standardisierung der Medizin waren, sondern so «unwesentlich und zufällig», daß sie das wissenschaftlich exakte Verständnis des Gesamtbildes einer Krankheit nur störten. Der Neurologe Oliver Sacks nennt dies «die Idiotie der letzten drei Jahrhunderte . . ., die die Menschen zu Maschinen, Automaten, Marionetten, Puppen, leeren Tafeln, Formeln, Ziffern, Systemen und Reflexen degradiert».

Heute beginnt eine neue Generation von Ärzten, dieses Vermächtnis zu hinterfragen und uralte Formen des Patientengesprächs wiederzubeleben. Dennoch neigt die konventionelle Diagnosestellung immer noch dazu, die Person an sich außer acht zu lassen in dem verfehlten Versuch, einen Fall auf seine reinen, manipulierbaren Variablen zu reduzieren. Für Laborproben und computerlesbare Ausdrucke spielt die Lebensgeschichte eines Patienten und seine Persönlichkeit – ebenso wie der lebendige körperliche Kontakt der Krankheit – nur eine zweitrangige Rolle. Das Individuum wird taxiert, aber man setzt sich nicht mit ihm auseinander. Für den behandelnden Internisten im Krankenhaus war ich nicht mehr als das Strichmännchen meiner selbst, ein Bild, das durch Verbinden von Punkten entsteht, abgezeichnet von Ausdrucken auf seinem Schreibtisch. Bei dieser eindimensionalen Skizze – erstellt im Dienste einer Zeit-Kosten-Effizienz und der Wissenschaft – werden andere Formen der Erkenntnis eher unterdrückt.

Angehende Diagnostiker müssen einen langen Weg von den frühen Maximen des Hippokrates zurücklegen: «Man kann weder ein Gewicht noch eine Form, noch eine Berechnung entdecken, auf die man seine Beurteilung von Gesundheit und Krankheit stützen könnte. In der Medizin gibt es keine Sicherheit, nur im Gefühl des Arztes.» Der griechische Begründer der modernen Medizin wäre zutiefst betroffen, könnte er den Kliniker von heute sehen: «Einen biologischen Buchhalter, der sich mit Input/Output-Kalkulationen beschäftigt», wie Ivan Illich ihn kritisch beschreibt – selten mehr als ein Anhängsel von Kolben, Objektträgern und Mikroskopen.

Die Auswirkungen der Diagnose

Die Auswirkungen all dessen auf den Patienten können gar nicht gravierend genug eingeschätzt werden, denn mit der Diagnose wurde ein Pfeil abgeschossen, dessen Flugbahn unabänderlich festliegt. Illich schreibt dazu:

«Man nimmt dem Patienten die Krankheit aus der Hand und verwandelt sie in Rohmaterial für ein institutionalisiertes Unternehmen. Seine gesundheitliche Verfassung wird anhand feststehender, abstrakter Gesetze bestimmt ... Eine Diagnose verstärkt das Leiden nur, konstatiert Unfähigkeit, zwingt zu Inaktivität und lenkt die Befürchtungen auf Unheilbarkeit, auf Unsicherheit und die Abhängigkeit von zukünftigen medizinischen Untersuchungsergebnissen. Das alles gipfelt im Verlust der Selbstbestimmung. Außerdem wird der Mensch in eine bestimmte Rolle gedrängt, die ihn von den anderen, gesunden Menschen isoliert. Er muß sich der Autorität von Spezialisten unterordnen.»

Computertomogramme, Knochenmarkstests, Ultraschall, Laparoskopien, Biopsien, «Blutarbeit» – die erstaunliche, zuweilen schmerzhafte Phalanx diagnostischer Techniken wird alsbald auf

den Patienten angewandt, der sich eher verletzt, viviseziert, verge-
genständlicht vorkommt.

Die «professionelle Beurteilung» durch den Arzt, die Macht seiner Interpretation ist für den Patienten von großer Bedeutung. Der
Arzt nimmt im Verlauf des medizinischen Beweisverfahrens in der
Tat die Stellung eines Richters ein, dessen Bemerkungen, auch wenn
sie nur am Rande geäußert werden, schicksalhaften Urteilssprüchen
gleichkommen. Mark Pelgrin beschreibt seinen ersten Besuch beim
Chirurgen wie folgt: «Die Stille wurde noch undurchdringlicher,
denn plötzlich erkannte ich, daß es Jehova war, der sprach. Das war
der Mann, der in sich die Worte trug, die meine Zukunft verständlich
oder unverständlich machen würden.»

Namensgebung, daß wußte schon Adam in der Bibel, ist ein die
Schöpfung ergänzender Akt. Worte formen die Wahrnehmung: Je
nachdem, welchen Namen ein Sachverhalt bekommt, wird er empfunden, und in gewisser Weise wird damit auch bestimmt, was er *ist*.
Hindus bezeichnen die Welt, so wie wir sie sehen, als *namarupa*,
«Name und Form», ausgehend davon, daß eine Sache und ihre Bezeichnung sehr eng miteinander verbunden sind. Ein Name sagt
auch etwas aus über den Einfluß, er bestätigt die kontrollierende In-
stanz. Wer den Namen festlegt, beansprucht die Herrschaft. James
Hillman stellt im Hinblick auf die Psychotherapie fest:

«Sobald eine professionelle Benennung existiert, ist eine fest um-
rissene Größe mit buchstäblicher Realität entstanden. Einerseits
kann ich mich vor diesem ‹Ding› schützen, wenn ich mich davon
trenne, denn jetzt hat es ja einen Namen. Andererseits jedoch ‹habe›
ich nun ‹Etwas› . . . Mehr noch, der Therapeut ist zum eigentlichen
Gott geworden, der als einziger in der Lage ist, den Zustand zu beseitigen, weil er ihn auch herbeigeführt hat.»

Die Macht der Prognose

Wenn ein Diagnostiker in drastischer Deutlichkeit schildert, wie die
Krankheit schlimmstenfalls verlaufen könnte, und seine Worte noch
dazu mit Statistiken untermauert, können seine Ausführungen unbeabsichtigt «prophetische» Kräfte entwickeln. Bei Krebspatienten
wurde zum Beispiel direkt nach der Diagnose eine plötzliche Ver-

schlechterung des Gesundheitszustands festgestellt. Das lag möglicherweise an der Depression, die eine Diagnose hervorrufen kann. Diese Depression wiederum kann sich negativ auf das Immunsystem des Patienten auswirken (obgleich in diesem Zusammenhang zugegeben werden muß, daß dies zum Teil auch dem natürlichen Krankheitsverlauf entsprechen könnte).

Jeanne Achterberg vertritt die Ansicht: «Geistige Vorstellungen werden so bereitwillig in physische Veränderungen umgesetzt, daß der Tod für jemanden, der eine gefürchtete Diagnose vom Arzt seines Vertrauens erhalten hat, ebenso denkbar ist wie der Hexentod für einen Haitianer, der mit einem Fluch belegt wurde.»

Ein jesuitischer Missionar, der im 17. Jahrhundert China bereiste, erzählt: «Wenn man ihnen sagt, daß sie an dem und dem Tag krank sein werden, sind sie, wenn dieser Tag kommt, auch wirklich krank und leiden so entsetzlich, daß sie zuweilen sogar daran sterben.»

Vor allem Aids-Patienten spüren die Last des medizinischen Urteils. Niro Asistent sagt: «Sobald die Diagnose feststand, schienen sich meine Symptome im Nu zu verstärken. Innerhalb von drei Wochen wurde ich echt krank. Ich hatte so wenig Energie, daß ich manchmal eine Dreiviertelstunde brauchte, um aus dem Bett zu kommen. Nachtschweiß kam jetzt nicht, wie vorher, nur hin und wieder vor, sondern jede Nacht, und tagsüber hatte ich Schüttelfrost. Nach der Diagnose wurde das alles zwanzigmal schlimmer.»

Die Wahrheit

Es gibt eine berühmte Geschichte über den Mann, der vom König zum Tode verurteilt wird und verkündet, er wolle, falls der König ihn nur für ein Jahr noch am Leben ließe, dem Pferd des Königs das Fliegen beibringen. Der König ist von der Sache sehr angetan und gewährt den Strafaufschub. An die sich über ihn lustig machenden Höflinge gewandt, sagt der Mann: «Wer weiß? Vielleicht ist der König in einem Jahr schon tot. Oder das Pferd ist gestorben. Oder ich lebe nicht mehr. Oder das verdammte Pferd hat fliegen gelernt.»

Fairerweise sollte an dieser Stelle jedoch angemerkt werden, daß Ärzte häufig meinen, sie dürften keine falschen Hoffnungen wecken. Daher schildern sie den Patienten, wie ihre Krankheit im schlimmsten Fall oder, wenn's hochkommt, im Durchschnitt ausgeht, selten jedoch erwähnen sie positive Ausnahmen. Ein Arzt gestand mir einmal: «Manchmal haben wir regelrecht Angst vor Optimismus. Ich versuche, mich selbst ebenso wie den Patienten vor Enttäuschungen zu bewahren. Wenn ich auf eine bösartige Geschwulst stoße, denke ich an einen Mann, den ich gerade behandelt habe – Ingenieur, zwei Kinder, eine gutaussehende Frau, alles, wofür es sich zu leben lohnt – und der gestorben ist. Hinzu kommt, daß die Fälle, die man dem Arzt in der Regel überweist, um so hoffnungsloser sind, je besser der Arzt ist, was wiederum bedeutet, daß mehr Patienten als üblich während seiner Behandlung sterben, und das trägt zu seinem Pessimismus bei.»

Ein Onkologe aus Houston sagt: «Allzuoft ziehen wir die schwarze Richterrobe über und nehmen jegliche Hoffnung – Hoffnung, die wir alle eines Tages brauchen. Wenn die Beschäftigung mit dem sterbenskranken Patienten derart förmlich und unerbittlich wird, vergessen wir Ärzte nur allzuleicht, daß der Zeitpunkt kommen wird, an dem auch wir eines Tages zu einem anderen Arzt gehen und sagen: ‹Ich weiß nicht, was mit mir los ist, mir geht es sehr schlecht, ich glaube, ich muß sterben. Was können Sie für mich tun?›»

Die Art und Weise, wie sich Ärzte ihren ernsthaft kranken Patienten gegenüber verhalten, ist heute von Land zu Land immer noch sehr unterschiedlich. In Japan erfahren Krebspatienten fast nie ihre Diagnose. Ein bekannter japanischer Arzt erklärt das so: «Menschen reagieren sehr heftig, wenn sie das Wort Tod hören. Wir sollten den Patienten ermöglichen, den Rest ihres Lebens angstfrei zu verbringen.»

Im Gegensatz dazu meint ein Arzt in Kalifornien: «Untersuchungen haben ergeben, daß die meisten Krebspatienten, denen man die Diagnose nicht mitgeteilt hat, dennoch wissen, daß sie Krebs haben. Dem Patienten die Diagnose vorzuenthalten kann daher verheerend sein, denn der Patient könnte aus dem Schweigen den Schluß ziehen, sein Zustand sei völlig hoffnungslos, und sich einem Gefühl der Hilflosigkeit hingeben . . .»

Ablehnung des Urteils

Erstaunlich viele Menschen, mit denen ich sprach, lehnten es ab, sich dem medizinischen Urteil zu beugen, sie weigerten sich einfach, es zu akzeptieren. Illusion und Selbsttäuschung können sich positiv auf die Psyche eines Menschen auswirken. Weist man das Urteil zurück, erkauft man sich Zeit für die innere Vorbereitung. Ein vorübergehendes Leugnen der Realität hilft dem Betroffenen durchzuhalten. «Tatsachen sind die Feinde der Wahrheit», wußte schon Don Quichotte.

Die Reisenden, mit denen ich sprach, bestätigten mir fast einhellig ihren Glauben daran, daß es eine tiefere Wahrheit geben müsse als die groben Tatsachen, die ihnen der Arzt mitgeteilt hatte. In einer ausgezeichneten (unveröffentlichten) Studie über sechzehn Krebskranke, die auf ungewöhliche Weise überlebten, hält eine Psychologin fest, daß fast alle «paradoxe» Reaktionen auf ihre Diagnose zeigten: «Sie leugneten nicht, daß sie Krebs hatten und daß Krebs oft einen tödlichen Verlauf nimmt, aber sie akzeptierten nicht, daß die Krankheit bei *ihnen* zum Tod führen würde.»

Nachdem man Art McGrary auf Prostatakrebs hin untersucht hatte, ging er ins Labor und besorgte sich eine Kopie seines Pathologieberichts. «Ich bin einfach hingegangen und hab danach gefragt. Ich hatte nicht vor, auf meinen Arzt zu warten, damit er es mir sagte. Als er mir dann mitteilte, daß ich nach dem Ergebnis der Knochenuntersuchung sofort operiert und anschließend bestrahlt werden müsse, schickte ich ihn zum Teufel. Er war noch ziemlich jung und sagte: ‹Damit unterzeichnen Sie Ihr eigenes Todesurteil.›

Tja, ich hab dem Tod schon verdammt oft ins Auge gesehen. Wer will schon sterben! Aber Prostatakrebs trifft einen auf einer anderen Ebene. Ich war erst einundfünfzig und hatte das abwegige Gefühl, es käme einer Kastration gleich, wenn ich mir die Prostata wegoperieren ließe. Das übliche Verfahren besteht darin, zunächst die Prostata zu entfernen, und wenn die Krankheit dennoch fortschreitet, wird man mit weiblichen Hormonen behandelt. Wenn das nicht hilft, werden die Hoden entfernt. Alles in allem gab der Arzt mir nur eine Überlebenschance von dreizehn bis achtzehn Monaten.»

Nach einer emotional und physisch anstrengenden Reise durch die verwirrende Welt der Alternativmedizin gelang es Art, die Prognose seines Arztes zu widerlegen. «Nach drei Jahren ging ich wieder zu dem Typen hin und sagte ihm: ‹Es gibt mich noch.› Er konnte keine Spur der Krankheit mehr entdecken. Trotzdem holte er sein Plastikmodell einer Prostata aus dem Schrank und begann sofort wieder von einem chirurgischen Eingriff zu reden.»

Vorhersagen überleben

Natürlich ist Art eine Ausnahme, und die Sorge seines Arztes – und seine Befürchtungen – waren verständlich. Wir können aus Arts Fall und ein paar wenigen, ähnlich gelagerten nicht schließen, daß etwas existiert, was uns erlaubt, eine medizinische Diagnose zu ignorieren. Viele Pathologien sind seit nahezu hundert Jahren untersucht worden, und man kann schwerlich leugnen, daß ihr Verlauf in vielen Fällen stets der gleiche ist.

Trotzdem kann die Entschlossenheit, gesund zu werden, die diese Patienten an den Tag legten, gerechterweise nicht nur als einfaches Leugnen betrachtet werden. Die meisten von ihnen hatten sich mit der Möglichkeit, wenn nicht sogar Wahrscheinlichkeit des Sterbens abgefunden. «Hoffen ist Gift», sagte mir ein Patient. «Es kann in gewisser Weise auch dazu dienen, die echten Gefühle zu übertünchen.» Diese Patienten hatten indessen einen heuristischen Glauben. Sie hatten die Frage «Was ist wenn?» vor alle anliegenden Entscheidungen gestellt, die sie im Hinblick auf ihr Leben zu treffen hatten.

Doch fällt es schwer, der Sicherheit wissenschaftlicher Aussagen zu widerstehen. Der Ansturm statistisch belegter Prognosen («eine Wolke von Zahlen . . . wie auf einer Börsen-Anzeigetafel», schrieb Mark Pelgrin) kann jeden noch so unvernünftigen Schuß Optimismus, den der Patient zu nähren versucht, hinwegfegen – vor allem, wenn in ihm bereits eine gewisse Skepsis hinsichtlich einer Heilung existiert. Die herrschende Meinung scheint zu suggerieren, daß das, was einmal kaputt ist, nie mehr wiederhergestellt werden kann. Man kann kein Weinglas zu Boden werfen und davon ausgehen, die Scherben könnten sich auf geheimnisvolle Weise wieder zusammensetzen, als laufe ein Film rückwärts ab. Ein zerstörtes Gebäude kann nicht aus Staub und Trümmern wieder erstehen. «Siehe, wenn Er zerbricht, so hilft kein Bauen», lamentiert Hiob. «Wenn Er jemanden einschließt, kann niemand aufmachen.»

Alle Ärzte schilderten mir haargenau, welchen Verlauf mein Tumor nehmen konnte – in Arterien eindringen, sich auf Lungen und Knochen ausbreiten, zu einem weniger differenzierten Zelltyp degenerieren. Nicht ein einziger rückte freiwillig mit einem ebenso detaillierten physiologischen Bild von einem Tumor heraus, der sich zurückbilden könnte, der inaktiv wird, sich einkapselt oder sogar vom Körper resorbiert wird, obwohl es solche Fälle schon gegeben hat. Doch sie schienen noch nie etwas davon gehört zu haben.

Auch gegen meinen eigenen Fatalismus mußte ich ankämpfen. Lawrence LeShan hat dargelegt, wie viele seiner Krebspatienten schon vor ihrer Erkrankung das übermächtige Gefühl hatten, im unentrinnbaren Netz des Schicksals gefangen zu sein, im «kalten Universum der Mechanik» von Galilei und Newton – das Gefühl, unausweichlich in einer blinden Maschinerie zu stecken, die ihre Ängste, Hoffnungen und Träume nur wenig beachtet.

Manchmal fällt es schwer, daran zu denken, daß die Prognose, der Börsenfernschreiber im Krankheitsgeschäft, nicht auf einem unabänderlichen Schicksal beruht. Sie beginnt an einem bestimmten Bezugspunkt – *jetzt* –, der sich ständig bewegt. Wenn ein Element sich in einer bestimmten Situation verändert, kann man die Summe und die Reihenfolge dessen, was danach kommt, nicht mehr so einfach vorhersagen. Die epidemiologischen Analysen, auf denen Prognosen basieren, sind Mittelwerte. Diagnostiker beziehen nur selten den ganzen Menschen in ihr Kalkül ein – psychospirituelle Komponenten, Partnerbeziehung und Familienleben, die Bereitschaft, eine besondere Diät einzuhalten, vielleicht unterschiedlich reagierende Immunsysteme – Faktoren, von denen jeder einzelne den Verlauf einer Krankheit verändern kann.

Vor meiner Diagnose hatte ich unzählige lebhafte Träume, die sich mit der Frage beschäftigten, wessen Prognose man trauen sollte: der meines Arztes, die besagte, daß sich meine Krankheit nur verschlimmern und mich schließlich umbringen würde, wenn ich mich nicht operieren ließe, oder meinem eigenen Gefühl, ich könnte vielleicht auch einen sanfteren Weg der Besserung beschreiten. Ein Traum zeigte mir die Möglichkeit einer körperlichen Genesung in deutlichen Bildern:

Ich sitze am Steuer meines ersten eigenen Autos, eines alten Studeba-
kers aus dem Jahre 1949. Doch der Wagen ist in schauderhafter Ver-
fassung: Die Bremsen sind kaputt, der Steuermechanismus funktio-
niert kaum. Das Hauptproblem scheint jedoch ein Klumpen
teilweise erstarrter «Gallertmasse» zu sein, der an dem Punkt sitzt,
wo Lenkwelle und Achse aufeinandertreffen. Ich frage mich, ob ich
den Wagen denn wirklich zum alten Eisen werfen muß, denn die Ma-
schine ist noch immer leistungsfähig, und der Innenraum ist auf ge-
heimnisvolle Weise mit glänzendem blauem Stoff neu aufgepolstert
worden.

Damals fand ich den Traum unverständlich. Jahre später erst wurde
mir seine Bedeutung schmerzhaft klar. Mein geliebter Studebaker
Champion war Baujahr 1949, stammte also aus dem Jahr, in dem ich
geboren wurde, als ich in gewissem Sinne zum ersten Mal auf den Fah-
rersitz meines Körpers kletterte. Die Maschine, die antreibende Lebenskraft, vibriert noch. Das «Innere» ist in herrlichem Tiefblau gehalten, der traditionellen Farbe für Heilung und Spiritualität. Es war
das erlösende Bild, daß etwas Beschädigtes erneuert werden kann.
Der Traum stellte mich vor eine quälende Wahl: War die Degenerie-
rung meines Organs so weit fortgeschritten, daß es «zum alten Eisen»
gehörte, oder konnte es irgendwie wiederhergestellt werden?

Ist der Verlauf einer Krankheit festgelegt?

Die Ansichten unserer Ärzte haben sich in gewisser Weise gegenüber
jenen eines Arztes aus dem 19. Jahrhundert nicht sehr verändert, der
folgendes niederschrieb: «Der Urheber der Natur hat den Verlauf
der meisten Krankheiten vorgeschrieben durch unabänderliche Gesetze, die man schon bald entdeckt, wenn der Verlauf der Krankheit
nicht vom Patienten unterbrochen oder gestört wird.»
   Der dieser Äußerung zugrunde liegende Gedanke ist erstaunlich:
Krankheiten haben, wie das Universum bei Descartes, von Gott
selbst ein vorhersehbares «Programm» mitbekommen. Der Patient
gehört irgendwie nicht zur Krankheit dazu. In dieser Formulierung
wird er zu einer nebulösen Variablen in einem ansonsten unver-
fälscht ablaufenden, unerbittlichen natürlichen Prozeß.

Selbst heute noch, im Zeitalter von Echtzeit-Meßdatenverarbeitung, werden Diagnose und Prognose lieber nach dem altbewährten Strickmuster der pathologischen Anatomie des 19. Jahrhunderts erstellt, als der neugierige Blick des Arztes nicht viel mehr sah als das, was Michel Foucault wie folgt kritisch beschreibt: «Eine glatte Oberfläche immer gleichbleibender Beschaffenheit . . . Koinzidenz ohne Entwicklung . . . eine Ebene und ein Moment.»

Obwohl dieser isolierte Blickwinkel durchaus medizinische Einsichten ermöglicht, bleibt er doch bruchstückhaft. Im Rahmen einer bestimmten Diagnose gibt es viele Ebenen und viele Momente. Ein Arzt geht so weit zu behaupten, es sei unmöglich, eine statistische Wahrscheinlichkeit, abgeleitet aus einer umfangreichen klinischen Versuchsreihe, zu postulieren, um Heilung, Tumorregression oder langes Überleben nach der Behandlung für einen bestimmten Patienten vorherzusagen.

Die statistische Einmaligkeit eines jeden Menschen ist durchaus einer Überlegung in der Diagnostik wert. Der berühmte Arzt und Lehrer Sir William Osler hat einmal gesagt: «Die Frage, welcher Patient die Krankheit hat, ist wichtiger als die, welche Krankheit der Patient hat.» Einige Untersuchungen belegen, daß ein Grippevirus sich in einem Menschen mit intaktem Immunsystem anders verhält als dieselbe «objektive» Mikrobe in einem Menschen, dessen körpereigene Abwehrkräfte geschwächt sind. Auch Krebszellen verhalten sich in einer Körper-Geist-Einheit, die unter ständiger Anspannung steht, schlecht ernährt wird und emotional gestört ist, möglicherweise anders als in einer ausgeglicheneren.

Einer neueren Studie zufolge konnten zum Beispiel normale Mäuse, denen Krebszellen eingepflanzt wurden, teilweise oder vollständig das Wachstum des Tumors eindämmen. Doch als man die Tiere unter Streß setzte, wucherten die Tumore. Wenn das Wachstum von Tumoren bei Mäusen durch Streßfaktoren beeinflußt werden kann, um wieviel mehr muß das dann beim Menschen mit seiner komplexen Psyche und den verschlungenen Pfaden der Körper-Geist-Einheit der Fall sein?

Die Krankheit als Ganzes gesehen ist häufig kein Einzelobjekt und daher auch nicht unabhängig wie zum Beispiel ein Stein am Wegesrand. Sie existiert in Beziehung zum Organismus, der ständig Veränderungen unterworfen ist. Ein Medizinprofessor hält dazu fest: «Allein die Vorstellung, es bestehe eine Struktur, ist künstlich. Struktur ist das, was man unterm Mikroskop sieht . . . Doch was man unter einem Mikroskop sieht, ist nicht das, was in einem Kranken vor sich geht. In der Natur hält nichts so still wie ein Objekt unter dem Mikroskop.»

In einem Artikel über ein «Experiment offene Schule», das kürzlich in Arkansas durchgeführt wurde, entdeckte ich eine dazu passende Metapher. Verwaltungsbeamte befürchteten, alle «schlechten» Schüler würden sich nun an bestimmten Schulen einschreiben und dort den Unterricht erheblich behindern. Statt dessen erwies sich, daß Kinder, die an einer traditionellen Schule mit emotionalen Problemen, Verhaltensstörungen und Lernschwierigkeiten zu kämpfen hatten, *diese in der neuen Schule nicht zeigten.* Die Kinder, von denen man angenommen hatte, sie seien unverbesserlich, änderten ihr Verhalten entsprechend der «gesünderen» Umgebung.

Natürlich kann man die blinden Machenschaften von Krebszellen nicht mit der individuellen Sensibilität eines Menschen vergleichen. Denn selbst wenn immer mehr medizinische Untersuchungen durchgeführt werden, um die Auswirkungen psychischer Kofaktoren auf den Ausbruch von Krankheiten zu belegen, steht der eigentliche Beweis im wesentlichen noch aus. Obwohl den Patienten, die ich kennenlernte, nackte Daten fehlten, schöpften sie Kraft aus ihren eigenen, laienhaften Beobachtungen. Arline Erdrich erzählte mir: «Ich sah andere, die dieselbe Krankheit hatten wie ich, Leute mit weniger ausgeprägten Symptomen als meine, die dennoch starben. Ich sah auch Menschen, deren Zustand wesentlich schlechter war als meiner, die aber überlebten. Ich mußte mich fragen, warum das so ist. Wenn alles nur an der Chemie und der Biologie hängt, dann müßten alle im Stadium Zwei-B so wie ich leben und gedeihen, und alle mit Vier-B, die dem Tode geweiht sind, dürften gar nicht mehr da sein. Aber manchmal war es genau umgekehrt.»

Ein Biologe hat beobachtet, daß die bloße Identifikation eines Brustkrebs-Zelltyps keinen Schluß darauf zuläßt, daß die krankhafte Veränderung genau den für Brustkrebs charakteristischen Verlauf nehmen wird. Manche krankhaften Veränderungen führten vielleicht nur selten oder nie zu Metastasen, andere tauchten auf und verschwanden ohne weiteres wieder.

Ein Problem besteht nun darin, daß aufgrund einer bestimmten

Diagnose eine viel zu radikale Therapie verordnet werden kann. Jährlich werden Tausende amerikanischer Frauen einer sogenannten «prophylaktischen Mastektomie» unterzogen, weil bei ihnen Fibrozyten in der Brust festgestellt wurden, obwohl diese nur selten zu Brustkrebs führen. («Fibrozyten», sagt eine Ärztin aus Boston, «ist ein wertloser Begriff – er hat weder in klinischer noch mikroskopischer, noch irgendeiner anderen Hinsicht eine Bedeutung. Er kann zwölf oder fünfzehn verschiedene Dinge meinen.») Kleine Karzinome in der Prostata werden routinemäßig durch operative Entfernung des gesamten Organs, Chemotherapie oder Bestrahlung behandelt. Eine vernünftige Behandlung ist verständlich, denn in den USA sterben jährlich 36 000 Männer an dieser Krankheit. Doch liegen bei schätzungsweise einem Drittel aller Männer über fünfzig mikroskopisch kleine, krankhafte Veränderungen durch Prostatakrebs vor, die der Körper einkapselt. Außerdem hat man in Schweden Patienten im Frühstadium von Prostatakrebs begleitet (der in den Vereinigten Staaten operiert oder bestrahlt worden wäre), die erst dann mit Hormonen behandelt wurden, als das Karzinom streute, und dabei festgestellt, daß die Überlebensrate der Patienten in der Tat um drei Prozent höher lag als bei denen, die mit aggressiveren Methoden traktiert wurden. Man stellte fest, daß weniger virulente Krebserreger in den meisten Fällen gar nicht erst streuen, während virulente Erreger sich in der Regel *trotz* Behandlung als tödlich erwiesen.

Die heutige Diagnosepraxis gleicht vielfach den Methoden des Militärs, mit denen die Stärke des Feindes eingeschätzt wird. Schockiert vernahm ich die Äußerung eines Spezialisten des Verteidigungsministeriums, der den Plan des «Abbaus» amerikanischer Truppen in Europa nach dem kalten Krieg kritisierte. «Eine Militärstrategie muß auf die maximale Schlagkraft des Feindes ausgerichtet werden, nicht auf seine möglichen Absichten.» Doch sein diagnostischer Blick auf das «Reich des Bösen» (das, wie sich herausgestellt hat, innerlich ausgehöhlt und für Veränderungen bereit war) entsprach nicht dessen Entwicklung.

Traumdiagnose

Hin und wieder liefert uns die Körper-Geist-Einheit Bilder als Begleitmaterial zu Worten.

Die Forscherin Jeanne Achterberg, die eine Gruppe schwerkranker Krebspatienten untersucht hat, stellte fest, daß man aufgrund ihrer inneren Bilder am zuverlässigsten vorhersagen konnte, wie sie mit ihrer Krankheit umgehen würden – zuverlässiger noch als durch Messung der Immunkörper im Blut (die eher wie ein Blick in den Rückspiegel ist, da sie physiologische Ereignisse widerspiegelt, die bereits stattgefunden haben).

Bei einer ihrer Untersuchungen benutzte sie einen eigenen, auf Bilder basierenden Test, um die Einstellung der Patienten zu ihrer Krankheit, zur Behandlung und zu den körpereigenen Heilungskräften zu bestimmen. Sie und ihre Kollegen konnten mit hundertprozentiger Sicherheit vorhersagen, wer sterben würde oder wessen Zustand sich erheblich verschlechtern würde, und mit großer Wahrscheinlichkeit, bei wem eine Remission stattfinden würde.

Ihre Ergebnisse wurden durch eine Studie erhärtet, in der Faktoren wie die bildhafte Vorstellung von weißen Blutkörperchen, von der Farbe des Karzinoms und verschiedene metaphorische Qualitäten untersucht wurden, die schwerkranke Patienten mit ihrer Krankheit verbanden. Die Resultate waren überzeugend: «Dreizehn von vierzehn Menschen in ‹gutem› Zustand beschrieben ihr Karzinom als rot oder schwarz, während acht von elf Patienten in relativ schlechtem Zustand ihr Karzinom in helleren Farben beschrieben.»

Wie bereits erwähnt, kann ein Traum verblüffend exakte symbolische Informationen über die klinische Eigenschaft einer Krankheit liefern. Doch Symbole sprechen oft auch eine deutliche Sprache hinsichtlich der psychologischen Bedeutung einer Krankheit. Arnold Mindell versichert zum Beispiel, daß unter den Hunderten physisch kranker Menschen, mit denen er gearbeitet hat, kein einziger Fall war, bei dem sich die Krankheit nicht im Traumleben des Patienten gezeigt hätte. Träume sind vielfach ein fehlendes Bindeglied, sie nennen einen «versteckten Namen», der das rechte Verständnis erschließt.

Das Verblüffende an meiner eigenen Krankheit, worüber ich jahrelang nachgedacht habe, war, daß meine Krankheit in einer Reihe ausgesprochen lebhafter Träume «diagnostiziert» wurde, in Träumen, die meinen medizinischen Diagnosen diametral entgegenstanden – übrigens auch meinem eigenen bewußten Dafürhalten –, so daß sie für einige Verwirrung sorgten.

Nachdem man meinen Tumor entdeckt hatte, hatte ich die offizielle Diagnose um einige Monate hinausgezögert. Schließlich ließ ich mir doch einen Termin für eine Nadelbiopsie bei einem Spezialisten geben. Als ich auf dem Operationstisch lag, fiel mir ein Traum ein, den ich einige Monate zuvor gehabt hatte, in dem «Medizinmänner» Nadeln in mein «Halshirn» gesteckt und Blutklumpen entfernt hatten. Jetzt, da ich sehr stillhielt, als der Pathologe die langen Nadeln in meine Schilddrüse versenkte, hatte ich das Gefühl, dieselbe Mutprobe zu bestehen. Als ich die Krebsdiagnose erhielt, überkam mich ein verrücktes Triumphgefühl: Meine Träume hatten nicht gelogen. Etwa um diese Zeit waren die Träume jedoch komplexer geworden, vieldeutiger, als flüsterten sie mir etwas in einer fremden, aber auch wieder vertrauten Sprache zu. Von dem Moment an, da mein Knoten zum ersten Mal entdeckt wurde, hatten die Ärzte unablässig das Problem angesprochen, ein «klares Bild» von der Krankheit zu bekommen. An dieser Stelle seien – als Beispiel – nur drei Träume angeführt, die meine Aufmerksamkeit auf sich zu lenken versuchten:

Zeitungsreporter wollen ein braunes Pferd fotografieren, sind sich aber nicht im klaren, ob es eine Stute oder ein Wallach ist. Sie beschließen, das Tier entweder «neu aufzunehmen» oder die Bilder anders zu bezeichnen. Der Herausgeber sagt: «Die Entscheidung überlasse ich Ihnen.»

Ich schaue durch eine Kamera und sehe etwas, das ich zunächst für ein «UFO» halte. Doch dann erkenne ich, daß es eine Art Phantasieflugtier ist mit einem lebendigen Vogelkopf und einem mechanischen Körper aus einem Metallkasten, der mit schwirrenden Schmetterlingsflügeln verziert ist. Es bewegt sich mit einem sirrenden Laut fort, wie ein Automat aus dem 18. Jahrhundert. Es kommt mir reichlich komisch vor mit seiner heraushängenden Vogelzunge, die wie in einem Zeichentrickfilm brabbelt. Ich erfahre, daß diese Chimäre ein «Truthahn-Bussard» ist. Außerdem merke ich, daß ich, obwohl ich durch ein weitreichendes Teleobjektiv zu schauen meinte, in Wirklichkeit eine Kamera für Porträtaufnahmen benutze, für sehr scharfe Bilder also.

Krabben und Käfer aus grellbuntem Plastik trippeln in merkwürdiger Eile über den Boden. Als ich eines dieser Tiere mit dem Fuß umstoße, sehe ich, daß es eigentlich nur winzige Ameisen sind, denen diese Masken fest auf dem Rücken sitzen. Diese Entdeckung erfüllt mich mit Abscheu.

Heute ist mir klar, daß jeder dieser Träume das Wesen meiner Krankheit bis ins Detail hinein beleuchtete, ebenso wie sie Aspekte meines Lebens und meiner Persönlichkeit widerspiegelten, die zur Entstehung der Krankheit beigetragen haben könnten.

Der «Pferdetraum» enthält ein sehr deutliches Symbol: Jung zufolge repräsentiert ein Pferd in der Regel den Körper und die animalische Vitalität, mit der wir durchs Leben «reiten». Damals war mein Tumor gerade mit Ultraschall «fotografiert» worden, und man hatte mir gesagt, er sei wahrscheinlich gutartig. Doch im Traum rätseln die Fotografen, ob das Pferd eine Stute ist (das heißt, ob es fähig ist, sich zu reproduzieren wie Krebszellen) oder ein Wallach. Sie müssen ein neues Bild aufnehmen (d. h. einen neuen diagnostischen Test machen), oder den Fotos, die ihnen schon vorliegen, ein anderes diagnostisches Etikett verleihen, doch die Entscheidung darüber ist auf bestürzende Weise beliebig, fifty-fifty sozusagen. Monate später stellte sich heraus, daß mein Karzinom zu den «Grenzfällen» gehört, irgendwo zwischen gutartig und bösartig angesiedelt, dessen Klassifizierung in gewisser Hinsicht offen war.

Eine andere Dimension des Traumes erschloß sich mir am nächsten Tag, als unverhofft das Freiexemplar einer Zeitschrift in der Post war, deren Titelbild das Gemälde eines braunen Pferdes wiedergab, das genauso aussah wie das Pferd in meinem Traum. Dem dazugehörigen Artikel war zu entnehmen, daß es sich um das Porträt eines berühmten Rennpferdes aus dem 18. Jahrhunderts handelte, das kurz nach seiner Verewigung auf der Leinwand gestorben war. Offenbar gehörte das Pferd, dessen Körper in Schweiß gebadet und von grausamen Peitschenstriemen überzogen war, einem Adligen, der eine enorme Summe darauf gesetzt hatte. Das Pferd war so brutal zum Sieg getrieben worden, daß es kurz darauf an Erschöpfung starb. Zeitschriften-Pferd, Zeitschriften-Redakteur: Auch ich hatte mich für anderer Leute Geldbeutel gnadenlos schinden lassen.

Der zweite Traum stellt einen weiteren Versuch dar, ein genaues Bild zu bekommen. Diesmal handelt es sich um ein «unbekanntes Flugobjekt». Es stellt sich heraus, daß es, ähnlich wie ein Pferd, eine «Sowohl-als-auch»-Kreatur ist. Ich konnte nicht erkennen, ob es ein wunderlicher Mechanismus oder ein lebendiges Tier war, ein Truthahn oder ein Bussard («Truthahn-Bussard», so erfuhr ich aus dem Lexikon, ist ein Synonym für «Geier»), ob es bedrohlich oder eher harmlos war. Der Traum betonte, daß es ein «scharfes» Bild war – doch *wovon?*

Rückblickend war die merkwürdige, wie ein Greif anmutende Kreatur wohl eine Darstellung sowohl meiner tatsächlichen Krankheit als auch der modernen Diagnostik selbst, die, wie es bei Oliver Sacks heißt, seit ihren Ursprüngen im 18. Jahrhundert Menschen stets auf «Maschinen, Automaten, Puppen» reduziert hat. Erst nach meiner Operation sollte ich erfahren, daß meine Krankheit lediglich aus dem rein «mechanischen» Blickwinkel einer Diagnose Krebs war: Ein bösartiger Zelltypus zwar, der sich bei Männern in meinem Alter in aller Regel jedoch nicht aggressiv verhält – ein Paradoxon, eine Chimäre.

Ein Greifvogel ist in der Regel das Symbol für einen bevorstehenden Todesfall, doch da im Traum ein anderer Begriff verwendet wurde, um die Kreatur zu «diagnostizieren» – nämlich «Truthahn-Bussard» –, klang es nach Trauer und Ungewißheit zugleich. Diese Vögel sind eigentlich, obwohl ihnen ein furchteinflößender Ruf vorauseilt, eher erbärmliche Tiere: «Ihre Schnäbel sind schwach, und ihnen fehlt die Kraft anderer Raubvögel», erfuhr ich aus einer Enzyklopädie, daher «greifen sie fast ausschließlich hilflose Tiere an». Die symbolische Bedeutung dieser Bilder war, daß die krankhaft veränderten Zellen in der Regel zu schwach sind, um einem Körper mit intaktem Immunsystem schaden zu können. (Speziell über Papillarkarzinome im Schilddrüsenbereich las ich unter anderem: «Gegen diesen Zelltypus gibt es so viel Resistenz, daß nur sehr selten Metastasen an anderer Stelle auftreten.») In der Enzyklopädie heißt es weiter, amerikanische Greife hätten keine Syrinx (Kehlkopf bei Vögeln) und seien daher «stimmlos». Auch hier vermischt sich psychologische Bedeutung mit Physiologie im alchimistischen Schmelztiegel des Unterbewußten.

Der dritte Traum zeigt eine unheimliche Horde riesiger Krabben und Käfer. Das Wort *cancer* (Carcinoma) ist, wie ich später erfuhr, das lateinische Wort für Krabbe. Sowohl Krabben als auch Käfer gehörten der Unterabteilung *Arthropoden* (Gliederfüßler) an, Lebewesen mit Außenskelett. Diese Tiere wachsen in bestimmten Abständen aus ihren Hüllen heraus. Der Häutungsprozeß erlaubt schnelles Wachstum und eine signifikante Veränderung der Körperform. Diese Lebewesen wären geeignete Metaphern für Krebs, aber in der Sprache der Psyche auch für den Transformationsprozeß, die Metamorphose. Im Traum stellt sich heraus, daß die «Käfer» nur künstliche Kostüme sind, die die armen Ameisen mühsam mit sich herumschleppen müssen. Wie der Truthahn-Bussard sind diese Krebs-«Käfer» Lebewesen, die zunächst zwar erschreckend aussehen, sich dann aber als relativ schwach erweisen – eigentlich sogar als völlig andere Spezies.

In späteren Träumen pflegten verschiedene Lebewesen mit Außenskeletten eine Art Evolution zu erleben, in deren Verlauf sie immer weniger bedrohlich wurden. In einem Traum wurde mir «rohes Hummerfleisch» angeboten, das aus einer teilweise aufgebrochenen Schale quoll, doch der Anblick verursachte mir große Übelkeit, so daß ich es nicht essen konnte. In einem anderen Traum, etwa einen Monat danach, bot man mir halbrohes, auf japanische Art zubereitetes Krabbenfleisch als Teil einer Samurai-Initiation an.

In einem dritten Traum schließlich war ich in ein Restaurant gegangen und hatte «Krabbenstäbchen» (vorgekochtes, *falsches* Krabbenfleisch) in einer Teigtasche bestellt. Als man mir sagte, das Gericht sei «nicht auf der Karte», ging ich nach hinten in die Küche und meinte: «Ich bereite es mir selbst zu.» Interessant war, daß mein Chirurg mir nach der Operation sagte, der Tumor sei «völlig abgekapselt, wie in einer Tasche» gewesen. In meinem Traum war ich in der Lage, ihn zu «essen», was vielleicht sogar andeuten sollte, daß mein Immunsystem auch «eigenhändig» mit ihm fertig geworden wäre. Doch das gehört in den Bereich purer Spekulation.

Es ist nicht weiter überraschend, daß ich diese bizarren Symbole nicht mit dem genügenden Selbstvertrauen interpretieren und sie auf meine Entscheidungen hinsichtlich der Behandlung anwenden konnte. C. G. Jung hatte mehrfach verblüffend exakte, auf den Träumen von Patienten basierende Diagnosen gestellt, die er zum Teil noch nie zuvor gesehen hatte. Außerdem war ich nicht in der Lage, die «spirituelle Diagnose» zu erkennen, die meine Träume enthielten – Hinweise auf die Bedeutung der Krankheit für die Psyche oder darauf, wie die «innere Krankheit» geheilt werden könnte. Vom heutigen Standpunkt aus kommt es mir vor, als hätte ich selbst wie eine «Weder/Noch»-Kreatur gelebt, die nie ihr authentisches Selbst einforderte. Ich selbst prügelte mich wie einen geschundenen Gaul auf die Ziellinie zu, ich versteckte mich unter einer schillernden Außenhülle und verbarg darunter die aufopfernde, arbeitssüchtige Ameise, ich selbst hatte keinen Kehlkopf, und vielleicht war ich gehäutet, transformiert, aufgebrochen worden, damit meine innere Verletzlichkeit schließlich zutage treten konnte.

Den eigenen Namen finden

Natürlich ist es wichtig, unsere Symptome in medizinisch verständliche Terminologie übersetzen zu lassen. Trotz all ihrer uneingestandenen Unsicherheiten hat die wissenschaftliche Nomenklatur den Vorteil, zu entmystifizieren und unsere Alpträume durch leidenschaftslose Daten zu ersetzen. Doch sie hat auch die Tendenz, die Suche nach dem, was «auf der Speisekarte steht», wie es in meiner Traumsprache hieß, zu unterbinden. Sie gibt vor, uns sagen zu können, «was wir haben», und untersagt uns, weiterzusuchen. Es ist beinahe so, als beschreibe uns ein Kundschafter von der Höhe eines Bergkamms aus einen Widersacher – *über und über mit Haaren bedeckt, haushoch, ein riesiges, blutunterlaufenes Auge –*, obwohl unser Gegner direkt vor uns steht und wir ihn selbst prüfen, mit ihm ringen und vielleicht sogar mit ihm verhandeln können.

«Ruft eure Krankheit zu euch, setzt sie vor euch hin», drängte Jeanne Achterberg eine Gruppe von Patienten bei einem Seminar, an dem auch ich teilnahm. «Erkennt sie an, gebt ihr eine Geschichte, eine Metapher, ein Geräusch, einen Geruch, eine Hülle. Dann macht euch ein Bild von innerlich ablaufenden Prozessen, die euch heilen können, von Kräften, die aus dem Vermächtnis unserer Vorfahren stammen.»

Das Wort *Pathologie* wird abgeleitet vom griechischen *logos* («Gespräch») und *pathos* («die Eigenschaft von Erlebtem oder Beobachtetem, die Gefühle des Mitleids, der Sorge, der Zuneigung oder des Erbarmens weckt»). Der Terminus an sich beinhaltet bereits den Dialog mit dem, was verletzlich ist. In der Tradition der Schamanen ist jede Diagnose eine Geschichte von Beziehungen. Das Volk der Gimi zum Beispiel behandelt Krankheit nicht wie ein von der Persönlichkeit ihres Opfers unabhängiges Phänomen. Krankheit hat außerdem eine Bedeutung für die Gemeinschaft, nicht nur für das Individuum, und das kommt immer dann zum Ausdruck, wenn die Angehörigen eines Mannes oder einer Frau in ein Behandlungsverfahren mit einbezogen werden.

Die Medizin von Stammeskulturen deckt ebenso wie die moderne Medizin Ursachen auf und schlägt Heilmittel vor. Doch die Diagnosen bei Stammeskulturen stellen die Krankheit außerdem noch in einen bestimmten Kontext. Wenn Krankheit diagnostiziert wird als Folge eines Vertragsbruchs mit der Natur, einer Beleidigung eines Geistes der Vorfahren oder von Verleumdungen durch einen neidischen Nachbarn, erfordert die Heilung die Wiederherstellung der zerbrochenen Beziehungen, eine Harmonisierung des Lebens des Patienten im größeren Rahmen. Allein der Name, den die Diagnose der Krankheit verleiht, beinhaltet schon die Heilungsgeschichte.

Eine Psychologin schlug einmal vor, bei der diagnostischen Fallgeschichte eines Krebspatienten stets auch Dinge mit einzubeziehen, «die den Geist betreffen»: «Wie schwerwiegend hat sich die Zerstörung seiner Neigungen, Theorien, Ziele und seines Ehrgeizes, seiner Hoffnungen auf ihn ausgewirkt? Welche geistigen und physischen Gewohnheiten hat er? Wo lagen seine Ängste, sein Verlangen? Wie sehen seine glücklichsten Erinnerungen aus?»

Zu Beginn des Zeitalters der modernen Medizin lernten Diagnostiker, es Porträtmalern gleichzutun und eine statische Szene detailgetreu darzustellen – das Wesen eines Individuums zu einem bestimmten Zeitpunkt einzufangen. Doch die Medizin beginnt allmählich einzusehen, daß ein Individuum, nicht sein Abbild, krank oder gesund wird. Trotz der Verdienste der Technologie und der phantastischen Szenarien, die sie zu zeichnen vermag, ist es Sache des Reisenden, aus dem Rahmen zu steigen und das noch unbekannte Potential eines dreidimensionalen Lebens einzufordern.

6 Arzt und Patient

Die Beziehung zwischen Arzt und Patient, wollte
man ihr buchstäblich folgen, würde uns eine ganze
Welt außergewöhnlichen Reichtums an Imagination
eröffnen, den wir uns kaum leisten können.

William Carlos Williams, Dichter und Arzt

Beim Durchblättern eines Buches über Südbabylonien stieß ich auf
das früheste uns bekannte Bild einer heilenden Gottheit. Es war ein-
graviert in einen für Zeremonien benutzten Becher aus dunkelgrü-
nem Speckstein aus der Zeit des Königs Gudea und zeigt eine Chimäre: den Kopf einer Schlange ziert eine Krone, auf der zwei
Stierhörner sitzen, den Hals ziert eine Löwenmähne, Klauen und
Schwingen sind die eines Adlers, der Körper hat das Fell eines ge-
fleckten Leoparden, und der Schwanz ist der eines Skorpions. Verblüfft entdeckte ich in ihren Pranken einen Stab und zwei ineinander
verschlungene, emporstrebende Schlangen – einen Caduceus, Symbol der Heilenden seit den Tagen des Götterboten Hermes. Die Figur erinnerte an die verschlungenen Kräfte, an die alle Ärzte sich
wenden und die sie bewahren müssen – die gefährlichen und zugleich befreienden Paradoxa der Transformation (die Schlange
wurde verehrt für ihre Macht, die Haut des zu klein gewordenen
Selbst abzustreifen), die Naturgewalten und die beachtlichen Monster der Psyche.

Die ersten Ärzte wußten, daß in der Beziehung zwischen Patient
und Arzt enorme psychische Spannungen existieren. Krankheit
zwingt dazu, nicht nur in den Körper, sondern auch in das Selbst hin-
abzusteigen. Für die Begründer der westlichen Medizin, die Arzt-
Priester der Asklepios-Tempel in Epidauros und Kos, war die

Transformation von Psyche und Soma die eigentliche Grundlage der Heilkunst. Ein Heiler in traditionellen Kulturen war nicht nur Arzt, sondern zugleich Psychologe, Meister des Ritus, sozialer Vermittler sowie spiritueller Mentor und hatte in vielen Fällen selbst eine schwere Krankheit überlebt. Er war Arzt für Leib und Seele. Vom heilenden Buddha, dem asiatischen Äquivalent zu Asklepios als Ahnherr der Ärzte, heißt es, er habe sich der Aufgabe verschrieben, «Lebewesen zu helfen, ihre negativen Muster zu ändern. Er bemühte sich vor allem darum, alles Leben zu einem großen Erwachen, einem Wendepunkt von beachtlicher Tragweite hinzuführen.»

Unser moderner Gott der Heilung, personifiziert durch den Arzt («Halbgott in Weiß»), sieht die Dinge wahrscheinlich nicht so komplex. Meine Ärzte gaben mir im großen und ganzen zu verstehen, die Psyche spiele keine (positive) Rolle, sie sei bestenfalls Nebensache, wenn nicht gar Hindernis für ihre Aufgabe. Ihre Botschaft lautete: «Ihre Maschine ist kaputtgegangen. Lassen Sie sie eine Woche hier, und wir werden die notwendigen Reparaturen vornehmen.»

Selbst wenn wir uns inzwischen angewöhnt haben, nicht vielmehr zu erwarten als einen Mechaniker, der sich von Berufs wegen mit der Reparatur menschlicher Körper befaßt, schwebt uns ein anderes Bild des Arztes vor. Wir betrachten ihn unweigerlich durch die Camera obscura der Psyche – als Tröster oder Richter, Elternersatz oder Beichtvater, Retter oder klauenfüßigen Gott. Daß wir ihn für seine Leistungen bezahlen, ändert nichts daran. Für den Patienten, der ein Sprechzimmer auf der Suche nach Heilung betritt, spiegelt der Arzt die trügerischen Hoffnungen und Ängste nicht nur des Augenblicks, sondern eines ganzen Lebens wider, das jetzt aus den Fugen geraten ist.

Der Zauberer

Wenn wir an den Zauberer von Oz denken, fällt uns Betrug ein – der Vaudeville-Scharlatan, der ebensowenig die Herztransplantation, die der Blech-Holzfäller sich so sehr wünschte, durchzuführen vermochte, wie er einen schlimmen Fall von Sodbrennen kurieren konnte. Doch in einem anderen Licht betrachtet, ist der Zauberer ein für die Schamanenkultur typischer Heiler, dessen Ziel es ist, die schlummernden Selbstheilungskräfte seines Patienten zu wecken.

Die Begegnung von Blech-Holzfäller und Zauberer ist ein klassisches Zusammentreffen. Er und seine Mitpatienten treffen im Wartezimmer des imposanten Smaragdpalastes ein – ehrfürchtige Bittsteller des größten Herzchirurgen der Welt (das zumindest hofft der Blech-Holzfäller – für Krähenschreck soll es der größte *Hirn*chirurg der Welt sein).

Die Autorität des Heilers und das Vertrauen des Patienten leiten sich von bestimmten, allen Kulturen gemeinsamen Elementen ab. Dazu gehören die Erwartungen des Patienten, die in der Regel durch eine Reise oder Pilgerfahrt noch verstärkt werden: von der beeindruckenden Größe des Hauses, in dem der Heiler wohnt, dem sogenannten «Gebäudekomplex», von den besonderen Regalien und der Ausstattung des Heilers, sei es Stethoskop oder heiliges Trinkgefäß, von seinem hohen sozialen Status und von der Aura von Macht, Geheimnis und sogar Angst, die ihn umgibt.

Patienten kommen in einer Krise häufig in einer Art Trance zum Arzt, mit der für diesen Zustand typischen Offenheit für hypnotische Suggestion und psychischen Wandel. Der Zauberer von Oz nutzt die Ehrfurcht und die Empfänglichkeit des Blech-Holzfällers, um ihn zu einer Suche anzustacheln, die ihn über körperliches Wohlbefinden hinaus zu psychospirituellem Wachstum führen wird. Der Zauberer versorgt seine Patienten durchaus auch mit «echter» Medizin – der Blech-Holzfäller erhält anstelle des Herzens einen Flicken und der Löwe ein grünes pharmazeutisches Elixier, das ihm zu mehr Mut verhelfen soll. Doch die nachhaltigste Wirkung erzielt der Zauberer damit, daß er jedem Charakter die ihm oder ihr eigene, angeborene Stärke zur Erlangung von Ganzheit zeigt. Um wieder gesund zu werden, müssen der Blech-Holzfäller und seine Kameraden mehr tun als dämonische Kräfte besiegen oder neue Organe empfangen (typische symbolische Züge schamanistischer Initiationsrituale), sie müssen den Heiler in sich selbst wecken.

Die Vorstellung, daß Ärzte die ganze Persönlichkeit und nicht nur die zerstörten Teile behandeln sollten, ist dem westlichen Verständnis trotz der Erfolge in neuerer Zeit immer noch irgendwie fremd. Der ehemalige Chefredakteur des *New England Journal of Medicine* stellte dazu lakonisch fest: «Man kann doch von einem Arzt nicht erwarten, daß er eine Hauptrolle bei der Veränderung eines wie auch immer gearteten gesundheitsschädlichen Lebenswandels spielen soll. Er hat schließlich genug zu tun . . .»

Es ist eine Ironie für Arzt und Patienten gleichermaßen, daß die ganzheitliche Methode auch klinisch effektiver sein könnte als das ausschließlich medizinische Modell. Der Kardiologe Dean Ornish hat seine Anhänger in Erstaunen versetzt, als er hoffnungslose Fälle von Koronarerkrankungen einer «Lebensstil»-Behandlung unterwarf – u. a. Diät, Körpertraining und Meditation – und damit Besserung erzielte. Ornish hält unbeirrbar an seiner Überzeugung fest, daß die heilende Zunft ein breiteres spirituelles Netz auswerfen muß als gemeinhin üblich:

«Zu Anfang wollte ich meinem Buch den Titel ‹Öffne dein Herz› geben. Damit war nicht nur im wortwörtlichen Sinn die Reinigung der Arterien gemeint, sondern im metaphorischen Sinn ein ‹Sich-Öffnen›. Ich interessiere mich nicht nur für die Heilung von Herzkrankheiten. Ich will wissen, auf welche Weise diese Erkrankung zu einem Katalysator wird, aufgrund dessen sich die Wahrnehmung der Patienten, ihr Selbstverständnis und ihre Werte verändern. Wenn man Patienten dazu bewegen kann, an der persönlichen Transformation zu arbeiten, gewinnt man auf mehreren Ebenen: Wenn ihr Leben reicher und freudvoller wird, *wollen* sie einfach länger leben. Und das motiviert sie, die Veränderungen vorzunehmen, die sie gesund machen können.»

Was man als einen neuen Heilungsweg via Körper-Geist-Seele-Einheit bezeichnen könnte, kritisierte eine Ärztin scharf als «beinahe religiösen» Standpunkt und «unbesonnenen, wild optimistischen Transzendentalismus», der, «den Glauben dem Beweis» vorziehe. Doch gerade mit neueren Belegen für die Verbindung zwischen Gehirn, Organen und dem Immunsystem untermauern Ornish und andere Kollegen ihre Sicht. Diese Ergebnisse, so argumentieren sie, besagen, daß psychologische Medizin gleich physischer Medizin ist und umgekehrt – und daß alle, die diese Tatsache in der Praxis mißachten, den Kopf in den (wissenschaftlichen) Sand stecken.

Der Heiler

Ornish gehört einer kleinen, aber einflußreichen Gruppe von Ärzten an, deren Vorgehensweise auf die ältesten Prinzipien ihrer Zunft zurückgeht. Viele von ihnen praktizieren Yoga oder Meditation. Von ihrem Standpunkt aus gesehen besteht die Aufgabe eines Arztes nicht darin, lediglich Reparaturen durchzuführen, sondern vielmehr den Weg zu spiritueller Regeneration zu weisen.

Für die konventionelle Medizin ist das nach wie vor kein Thema. Moderne Behandlungsmethoden werden als rein objektives Unterfangen betrachtet, dessen Ergebnisse reproduzierbar sind, unabhängig davon, wie und durch wen die Behandlung ausgeführt wird. Doch von jeher schon haben Ärzte die Ansicht vertreten, daß die Beziehung zwischen Arzt und Patient ihre eigene Heilkraft in sich birgt. Agrippa, ein Arzt der Renaissance, schrieb dazu: «Es ist erwiesen, daß ein unerschütterlicher Glaube und die von keinem Zweifel angekränkelte Haltung von Hoffnung und Liebe gegenüber dem Arzt und seinen Methoden viel zur Heilung beitragen, ja, in der Tat zuweilen mehr als die Medizin selbst.»

Forscher haben wiederholt darauf hingewiesen, daß psychologische Faktoren wie das Verhalten eines Arztes am Bett des Patienten und die «rituellen» Aspekte moderner medizinischer Verfahren an sich bereits starke Heilmittel sind. Bernie Siegel weist in diesem Zusammenhang auf die «Erfolgsgeschichte» des Chemotherapeutikums Cisplatin hin. Es wurde zunächst mit enormem Enthusiasmus angewandt. Ärzte berichteten über eine Effektivität bei Krebs von immerhin fünfundsiebzig Prozent. Doch mit der Zeit sank die Erfolgsquote des neuen Mittels auf 25 bis 30 Prozent. Warum?

Siegel vermutet, daß eine Atmosphäre positiver Erwartung, erzeugt von zuversichtlichen, begeisterten Ärzten, die glaubten, eine magische Kugel gefunden zu haben, den Heilungsprozeß beim Patienten beflügelt hat. Als das Mittel später von gelangweilten Technikern verabreicht worden sei, habe die Wirkung wahrscheinlich nachgelassen. Siegels zugegebenermaßen spekulative Einlassung erinnert an den nur teilweise ironisch gemeinten Rat eines französischen Arztes aus dem Jahre 1833: «Man sollte so vielen Patienten wie möglich neue Arzneimittel verabreichen – solange sie noch Heilkraft besitzen.»

Die Annahme, ein Arzt könnte diese Art von Macht besitzen, wird höchst zwiespältig betrachtet, vor allem von ganzheitlich orientierten Therapeuten, die versuchen, auf medizinische Mystifizierung zu verzichten und die dem Patienten eigene Heilkraft zu wecken.

«Jahrzehntelang haben wir dafür gesorgt, das das Individuum seine Unabhängigkeit verliert», erklärte ein Arzt. «Wir haben uns selbst so dargestellt, als könnten wir allenthalben die Rettung bringen, alle Schlachten gewinnen, ja sogar Tote wieder auferwecken, wenn man uns nur die Möglichkeiten und die nötigen Geldmittel für unsere unglaublich leistungsstarke Technologie zur Verfügung stellte. Wir müssen von diesem Podest heruntersteigen.» Doch die hohe Erwartungshaltung vieler Patienten vermittelt manchen Ärzten zuweilen das Gefühl, sie sollten «das Spiel mitspielen, den Zaubermantel anziehen und ein wenig Atmosphäre schaffen – vielleicht sogar Blitze erzeugen», wie eine befreundete Ärztin mir einmal fast verzweifelt sagte.

Auf einem Kongreß der American Holistic Medical Association 1991 in Colorado meinte ein Endokrinologe: «Das gegenwärtige System muß zusammenbrechen. Alle spüren das. Das alte Muster ist überholt, das neue ist da, doch die meisten unserer Kollegen wollen es einfach nicht anerkennen.» Die Aufgabe, die diese Ärzte zu bewältigen haben, besteht darin, entsprechend neuen, verwirrenden theoretischen Maßstäben zu praktizieren. Wenn der Heilungsprozeß durch Einbeziehung der «Beziehungskomponente» zwischen Arzt und Patient beschleunigt werden *kann*, welche Form soll diese Beziehung dann annehmen?

Während eines Workshops bemühte sich eine kleine Gruppe selbsternannter «Mediziner im Umbruch» darum, zu beschreiben, wie ihre Patienten sie sahen und wie sie als Ärzte gesehen werden wollten. Sie hatten einen Kreis gebildet, aus dem eine Vielzahl spontaner Vorschläge kam: «Alleskönner . . . Zuhörer . . . Zauberer . . . Tröster . . . Vertrauter . . . Problemlöser . . . Pfandleiher . . . Besitzer unverdienten Wohlstands . . . Geistlicher . . . Lehrer . . . Eheberater . . . Idol . . . Großorganisator . . . Gottheit . . . Führer . . . Motivierender . . . Wegweiser . . . Helfer . . .»

Aus Berichten von Patienten geht jedoch hervor, daß Ärzte, die ihre Rolle derart ernsthaft hinterfragen, noch selten sind. Medizinprofessoren, Krankenhäuser, die pharmazeutische Industrie und

Versicherungen propagieren nach wie vor ein Modell, in dem Überlegungen hinsichtlich der «Ganzheit der Persönlichkeit» bestenfalls als Luxus neben den Notwendigkeiten standardisierter Behandlungsmethoden betrachtet werden.

Doch ob wahrgenommen oder nicht, Patient und Arzt schaffen unweigerlich einen psychischen «Begleittext», der sich auf das Ergebnis der Behandlung auswirken kann – auch wenn sich beide der Rolle, die sie spielen, nicht bewußt sind.

Der Elternersatz

Eine Rolle, in die Patienten den Arzt gern drängen, ist die des «Elternersatzes». In der Stunde unserer größten Hilflosigkeit packt uns vielleicht die unausgesprochene Hoffnung, die allmächtigen Eltern unserer Kindheit könnten wie durch einen Zauber wieder auftauchen, uns in die Arme schließen und alles zum Guten wenden. Und wenn nicht sie, dann nimmt vielleicht der Arzt ihren Platz ein als Erbe ungelöster Probleme bezüglich Autonomie, Autorität und Erziehung.

Ärzte ihrerseits spielen vielleicht durchaus absichtlich mit der Eltern-Kind-Dynamik. Als Dr. Wang merkte, daß ich mich nicht operieren lassen wollte, richtete er eine dringende Bitte an mich, der ich mich wohl kaum verschließen konnte: «Wenn Sie mein Sohn wären, würde ich Sie bitten, diese Operation durchführen zu lassen. Ich verspreche Ihnen, daß Sie dadurch wieder gesund werden. Ich würde es nicht riskieren, Sie mehr als mein eigenes Kind zu verletzen. Ich will nur Ihr Bestes.»

Was mich unter normalen Umständen skeptisch gemacht hätte – da war ein Mann, der mit Eifer doch nur das propagierte, was er von Berufs wegen ausführen wollte, mochten seine Absichten noch so edel sein –, rührte mich statt dessen zu Tränen. Vielleicht wußte er eben wie Eltern am besten, was gut für mich war. Er stellte mir Liebe in Aussicht – doch nur für den Fall, daß ich ihm erlaubte, mich auf unbeschreibliche Weise zu verändern.

Ich weiß nicht, wie er reagiert hätte, wenn ich seine Autorität noch weiter untergraben und die von ihm vorgeschlagene Behandlung abgeändert oder rundweg abgelehnt hätte. Denn Autorität hat zwei

Gesichter: Verführung und Zwang. Letzterer wird vielfach dann ausgeübt, wenn der Patient zuviel Unabhängigkeit an den Tag legt («Nach zwölf Jahren kostspieliger Ausbildung», sagt mir ein Arzt, «mag ich es nicht, wenn der Patient mir sagt, was ich zu tun und zu lassen habe.») oder wenn der Arzt befürchtet, daß eine von ihm für notwendig erachtete und bewährte Arznei abgelehnt wird.

Als zum Beispiel eine Patientin ihrem Arzt gegenüber Zweifel an einer chemotherapeutischen Behandlung auf Probe äußerte, bekam der Arzt «einen Koller. Er sagte: ‹Wenn Sie sich keiner Chemotherapie unterziehen wollen, wenn Sie lieber sterben wollen, bitte, dann gehen Sie doch woanders hin.›» Derartige medizinische Ultimaten, selbst wenn sie nicht explizit ausgesprochen werden, lassen bekannte Kindheitsängste wiederaufleben. Bei einem Autor heißt es dazu: «Untersuchungen von chronisch kranken Menschen haben gezeigt, wie tief bei ihnen die Furcht vor Ablehnung sitzt. Sie verursacht mehr Ängste als der eigentliche Tod.» Und die Unfähigkeit des Arztes, die aufkommenden Emotionen zu akzeptieren, könne das Gefühl der Isoliertheit beim Patienten noch intensivieren.

Wenn man bedenkt, welche Rolle Emotionen im Heilungsprozeß spielen könnten, ist diese Haltung des Arztes geradezu verheerend. Denn wenn Krankheit ebenso eine innere Krise ist wie eine rein körperliche – wenn eine bestimmte Emotion bisweilen sogar den Verlauf einer Krankheit *beeinflußt* –, sind die rebellische Haltung eines Patienten, sein kindisches Verhalten oder andere «unangebrachte» Reaktionen, die nur zu oft als hinderlich für die Behandlung angesehen werden, vielleicht entscheidende Faktoren für die Heilung. So wird zum Beispiel durch eine ganze Reihe von Studien belegt, daß die Bereitschaft, negative Gefühle zum Ausdruck zu bringen, mit einer erhöhten Immunabwehr einhergeht. (Bernie Siegel berichtet über den Fall einer Patientin mit Hauttuberkulose, die «sich selbst heilte, indem sie ein Jahr lang ihre tiefsitzende und verborgene Feindseligkeit gegenüber ihrem Vater auf den Arzt übertrug. Alle Geschichten, die ich über Heilung von Hauttuberkulose gehört habe, beinhalten eine Auseinandersetzung mit Autorität.»)

Doch es ist nicht nur die in aller Regel vom Arzt erzeugte Atmosphäre, die «Heilungsgefühle» verhindert, auch der Patient selbst kann aufwallende Emotionen als bedrohlich empfinden. Eine Psychotherapeutin schreibt, daß Patienten, die Zugang zu lange verborgener Trauer oder Wut erlangen, dazu neigen, diese zurückzudrängen, «um das Kind in sich zu leugnen, zu befrieden und zu beherrschen». Wenn der Ausbruch einer Krankheit ähnlich ungelöste emotionale Probleme aufwirft, können sich Patienten, die früher ihre Gefühle beherrschten, um die bedingte Liebe ihrer Eltern zu erlangen, plötzlich in derselben pathogenen Bindung mit der Person wiederfinden, in deren Obhut sie sich begeben haben.

Ein merkwürdiges Einvernehmen kann sich zwischen Arzt und Patient entwickeln, das die psychischen Deformationen der «krankheitsanfälligen Persönlichkeit» noch verstärkt. Wie weiter oben beschrieben, hat der Psychologe Lawrence LeShan die Beobachtung gemacht, daß Krebspatienten häufig unter dem Gefühl leiden, ihr Leben sei bestimmt von einem lieblosen, unerbittlichen Schicksal, ein Gefühl, das auf frühe Störungen in der Eltern-Kind-Beziehung zurückzuführen ist. Unter diesen Voraussetzungen muß man sich fragen, welche Auswirkungen es wohl auf den Patienten hat, wenn er das Reich der Onkologie betritt, in dem Untergangsprognosen die Regel sind? Ein Medizinhistoriker sagte mir: «Die meisten Onkologen sind therapeutische Nihilisten. Angesichts der armseligen Ergebnisse, die sie meistens mit ihren Interventionen erzielen, sind sie oft demoralisierte Männer in einem demoralisierten Beruf.» Viele Patienten, mit denen ich sprach, beklagten sich darüber, daß ihr Arzt sich manchmal wie hinter einer Sonnenbrille verschanze, in der sie sich widerspiegelten. Er schien gerade dann abweisend oder gar ängstlich zu sein, wenn der Reisende verzweifelt der Aufmunterung bedurfte.

Man bedenke dies im Lichte einer kürzlich erstellten Studie der Universität von Pittsburgh, die zeigte, daß eine Therapie, die darauf abzielte, den Pessimismus von Krebspatienten abzubauen, zugleich auch ihre Immunabwehr stärkte. Der negative Einfluß eines pessimistischen Arztes auf das Immunsystem wird in einem Gedicht von John Donne aus dem 18. Jahrhundert beschrieben, das dieser auf dem Krankenbett verfaßte: «Ich beobachte den Arzt mit derselben Sorgfalt wie er die Krankheit, ich sehe seine Angst, und ich ängstige mich mit ihm.»

Die Haltung eines Arztes kann im Patienten auch das Gefühl der Hilflosigkeit verstärken – eine weitere, die Immunabwehr schwächende Emotion, die häufig aus der Kindheit herrührt. Besonders innerhalb der Schranken institutionalisierter Medizin mag die Haltung des Arztes «vergiftender Pädagogik» gleichkommen, ein von Alice Miller geprägter Begriff, mit dem sie Methoden der Kindererziehung beschrieb, die die persönliche Autonomie des Abhängigen untergraben. Viele Patienten erfuhren durch ihre Ärzte genau die Behandlung, wie sie Alice Miller aus pädagogischen Lehrschriften des 18. und 19. Jahrhunderts in bezug auf die Behandlung der Schüler durch den Lehrer zitiert:

«. . . daß nie der Eindruck aufkomme, ein Erwachsener könne im Unrecht sein oder einen Fehler begehen . . . daß der Erwachsene im Gegenteil die eigene Schwäche vor dem Kinde verberge und gottgleiche Autorität beanspruche . . . Das größte Problem sind chirurgische Eingriffe. Wenn denn je ein solcher notwendig sein sollte, sage man kleinen Kindern kein Wort darüber vor der Zeit, sondern verberge alle Vorbereitungen, führe die Operation schweigend durch und sage dann, mein Kind, nunmehr bist du geheilet, und der Schmerz wird in Bälde vorüber sein.»

Der Lehrer

Dieser «pädagogische» Stil wirkt besonders ironisch, wenn man bedenkt, daß das Wort Doktor sich vom lateinischen *docere* ableitet – «lehren». Was aber soll gelehrt werden? Die konventionelle Medizin verschreibt sich zum größten Teil immer noch der alten, krank machenden Zweiteilung – Körper und Geist, Innen und Außen, Emotion und Verstand, Individuum und soziales Umfeld –, die der Patient selbst in Einklang bringen muß, um gesund zu werden. Unsere Methoden der Gesundheitsvorsorge – schnell, oberflächlich und bruchstückhaft – wandeln auf denselben kulturellen Irrwegen wie unsere Krankheit. Was für einen Schamanen der Verlust der Seele wäre – ein verfallendes Selbst, der Verlust der Fähigkeit lebendigen Erlebens, die Abkoppelung von der Ganzheit –, steht nicht im Gegensatz zur konventionellen Definition von Gesundheit, sondern ist in gewissem Sinne sogar erforderlich.

Wir könnten uns eine radikalere, bejahendere und im strengen Sinne gegenkulturelle Rolle des Arztes vorstellen: derjenige, der die Einmaligkeit des Patienten fördert, der Selbsterfahrung erleichtert, der dazu beiträgt, den Patienten von pathologischen Lebensmustern zu befreien, der dem Patienten hilft, vom Streben nach bloßer «Normalität» Abstand zu nehmen und sich authentischem Sein zuzuwenden. Der Arzt als Lehrer könnte seine Patienten mit einer praktischen Landkarte für den Weg zur Körper-Geist-Einheit ausrüsten, nach der man sich richten kann, um das zu wecken, was der weise Taoist Lao-tzu «vollkommene Intelligenz» genannt hat. « . . . jene durchdringende und erfüllende Kraft, mit der alle Dinge in ihre ursprüngliche Harmonie versetzt werden».

Einige «Ärzte im Umbruch» bringen diese Haltung bereits in ihre Praxis ein. Eine Ärztin beschreibt, was sie einen «auf die Persönlichkeit bezogenen Untersuchungsverlauf» nennt: «Ich sehe meine Patienten einmal im Monat zu einer zweistündigen Sitzung, und in der Zwischenzeit müssen sie ‹Hausaufgaben› erledigen: gezieltes Körpertraining und geistige Übungen auf der Suche nach Möglichkeiten, in ihr Leben hineinzuschauen.»

Ein Professor an der Georgetown School of Medicine und Vorstandsmitglied der «Abteilung für Geist/Körper-Eingriffe» am National Institute of Health, beschreibt seine entsprechenden ungewöhnlichen medizinischen Praktiken wie folgt:

Meine Praxis befindet sich in Washington, D. C., und meine Patienten sind daher vor allem vom Typ «hartgesottener Manager». Sie suchen mich auf, damit ich sie wieder zusammenflicke, nicht, um ihre Seele zu (unter)suchen. Ich habe mir angewöhnt, jeden Patienten zu fragen, warum er seiner Meinung nach krank geworden ist. Nachdem die übliche Reaktion – «Warum zum Teufel fragen Sie *mich* das, dafür bezahle ich Sie doch!» – abgehakt ist, habe ich festgestellt, daß fünfundneunzig Prozent mit tiefgreifenden, gewichtigen Gründen herausrücken, warum es sie gerade zu diesem Zeitpunkt und an dieser Körperstelle trifft.

Fast immer verschreibe ich ihnen dann eine Art Meditation zusätzlich zu einem Medikament. *Meditation* und *Medikation* haben denselben Wortstamm: «kümmern» und «kurieren». Mitunter versuche ich sogar, sie zu überlisten, damit sie sich selbst auf andere Weise wahrnehmen. Dem einen rate ich, nackt vor einem Spiegel zu tanzen, dem anderen, in das erkrankte Organ hineinzusummen, einem dritten, auf und ab zu hüpfen und unsinnige Silben herauszuschreien, damit sich etwas löst.

Einem Patienten, einem sehr ernst veranlagten Computeranaytiker, sagte ich, er solle jeden Tag in den Spiegel schauen und lachen. Beim nächsten Mal beklagte er sich, daß er das nicht könne. Doch eines Tages erkannte er, daß er mir zwar immer wieder versichert hatte, er wolle *alles* tun, um gesund zu werden, aber nicht einmal bereit war, sich selbst gegenüber einen gewissen Sinn für Humor zu entwickeln. Das war es, was ihn schließlich zum Lachen brachte. Ich glaube, das war der Zeitpunkt, an dem die eigentliche Besserung einsetzte.

Einer Kennerin des asiatischen Schamanismus zufolge ist diese Art von induzierter kognitiver Veränderung Kern der von Medizinmännern angewandten Verfahren: «Der Heiler schafft einen rituellen Raum für seine Patienten, der außerhalb des Normalen liegt. Er transponiert sie in einen Bereich von Möglichkeiten, in dem sie ihre gewohnten Schranken durchbrechen können. Er stellt den Kontakt des Patienten zur universellen Energie wieder her, verbindet die gekappten Stromkabel und schließt sie wieder ans Netz an.»

Der verletzte Heiler

Manche Ärzte sind sich der Deklassierung ihres Handwerks schmerzlich bewußt. Ivan Illich nennt sie «die Verwandlung eines Arztes von einem Künstler, der seine Fähigkeit an ihm persönlich bekannten Individuen ausübt, in einen Techniker, der wissenschaftliche Regeln auf Patientenkategorien anwendet».

Als ich Dr. Adan Rios kennenlernte, war er ein allseits geschätzter Immunologe an einem Krankenhaus in Houston. Seine Frau war die Kinderfrau meiner Schwester gewesen, und ich war von dem tiefen Einfühlungsvermögen dieses Mannes mit der leisen Stimme und den eindringlichen braunen Augen beeindruckt. Zehn Jahre später traf ich ihn zufällig bei einer Aids-Konferenz.

Sein berufliches Engagement auf diesem Gebiet habe ihn verändert, sagte er mir in dem für ihn typischen singenden Tonfall. Er wollte darüber reden. «Vielleicht liegt es daran, daß ich katholisch erzogen wurde», begann er mit einem schwachen Lächeln. «Wir sind es ja gewohnt zu beichten. Früher konnte ich ein Normverfahren beinahe um seiner selbst willen abwickeln und blieb dabei Lichtjahre vom Patienten entfernt. Ging die Geschichte nicht gut aus, tat es mir wohl vorübergehend leid. Aber ich hatte das Gefühl, ich brauchte eine gewisse Distanz, um mich selbst vor Verletzungen zu schützen. Es war der reine Selbsterhaltungstrieb. Ich glaube, meine größte Transformation bestand in der Erkenntnis, daß der Arzt nicht nur den Wunsch haben muß zu behandeln, sondern auch die *Absicht zu heilen.* Wenn ich jemanden heilen will, muß ich eng mit ihm verbunden sein. Ich muß mich als Mensch mit dem Kranken identifizieren, den ich geheilt sehen möchte.»

Eine schamanische Heilerin aus Japan macht eine ähnliche Unterscheidung zwischen der «dualistischen» Behandlungsmethode und der, wie sie es nennt, «Einssein-Therapie». Die erstgenannte Methode betrachtet den Patienten als passives Objekt und verfolgt die Absicht, den Status quo wiederherzustellen ohne eine Veränderung oder einen Lernprozeß auf irgendeiner Ebene von Bedeutung. Es ist eine Art und Weise, Krankheit zu behandeln, die darauf abzielt, das Ego (das konditionierte Selbst) im Krankheitsfall nicht mehr und nicht weniger zu erregen oder zu belästigen als unbedingt notwendig. Eine solche Therapie läßt meistens die Verantwortung des Patienten für seine eigene Verfassung und seine Kenntnisse über die Behandlung, die er erfährt, außer acht.

Bei der zweiten Methode hingegen sind Patient, Heiler und Heilungsprozeß eins. Der Patient wird zum aktiven Teilnehmer, der Disziplin, Selbstprüfung und Bereitschaft mitbringt, seinem Leben eine neue Richtung zu geben. Vielleicht ist der Schamane mit seiner Methode näher am Ziel als westliche Ärzte, weil der Schamane beinahe per definitionem ein «verletzter Heiler» ist, jemand, der aufgrund des eigenen initiatorischen Zerfalls in der Lage ist, das Leid des Patienten nachzuempfinden und unerschütterlich an die Heilkräfte der Körper-Geist-Einheit zu glauben.

«Was ich in meiner medizinischen Ausbildung vermißte, war genau das, was mir zur Einsicht in meine *eigene* Verletzlichkeit verholfen hätte, in die Dinge in mir, die der Heilung bedurften. Es gab kein Äquivalent zur psychiatrischen Lehranalyse, und die Überlegung, man müsse sich mit der eigenen Pathologie beschäftigen, tauchte erst gar nicht auf. Es liegt ein echter Keim der Weisheit in dem Gedanken, daß man für einen anderen nicht tun kann, was man nicht für sich selbst getan hat», lautet die nachdenkliche Bilanz eines Arztes.

Er kann wie viele Angehörige von Stammeskulturen seine verständnisvolle Haltung auf seinen eigenen Kampf gegen ein Leiden zurückführen, in diesem Fall eine ernsthafte Erkrankung des Rückens. «Allen traditionellen Heilmethoden zufolge muß der Arzt nicht nur eine technische Ausbildung erhalten, sondern auch einen Prozeß der Verfeinerung, eine alchimistische Transformation durchlaufen. Im Orient, in Afrika, bei den Ureinwohnern Amerikas kann seit Jahrtausenden der medizinischen Geschichte nur derjenige ein Heiler werden, bei dem dies stattgefunden hat. Erst vor relativ kurzer Zeit geriet diese Tatsache bei uns in Vergessenheit.»

In vielen Kulturen wurde das Innenleben des Arztes selbst als wichtige heilende Eigenschaft betrachtet, als Teil der dem Arzt innewohnenden Macht zu heilen oder krank zu machen. «Bei den Tibetern ist die geistige Verfassung des Heilers nicht einfach eine moralische Frage, die keinen Einfluß auf den Patienten hat», konstatiert Terry Clifford. «Man schreibt ihr sogar einen entscheidenden Einfluß auf dessen Gesundheitszustand zu ... Ganz gleich, welche Behandlungsmethode der tibetische Heiler anwendet, er praktiziert selbst auch innerlich verschiedene mystische Heilungsübungen, Visualisierungen, Mantras usw.»

Die heilenden Gedanken eines Arztes können Auswirkungen auf den Patienten haben, die über den erkennbaren psychologischen Nutzen einer Behandlung durch einen Arzt, der inneren Frieden ausstrahlt, hinausgehen. Gebete stellen durchaus eine augenfällige Kraft mit wissenschaftlich meßbaren Effekten auf biologische Systeme dar. In einer Doppelblindstudie wurde nachgewiesen, daß Gebete die Keimung von Roggensamen fördern. Interessant dabei war, daß die meisten positiven Reaktionen bei Samen erzielt wurden, die ernsten Streßsituationen ausgesetzt worden waren (z. B. Salzwasser) – vielleicht ein Hinweis darauf, daß sich ein Organismus in der Krise Heilkräften besonders gern öffnet.

In anderen Laborstudien wurde nachgewiesen, daß Gebete die Wachstumsraten leukämoider weißer Blutkörperchen verlangsamten, die Wundheilung beschleunigten und Kröpfe und Tumore bei Ratten zum Schrumpfen brachten. Ausgeklügelte Experimente, bei denen die Betroffenen nicht wußten, daß für sie gebetet wurde – haben positive klinische Ergebnisse in Fällen von Asthma und Herzinfarkten gezeigt. In verschiedenen Untersuchungen wird die Vermutung geäußert, daß eine einfache andächtige Haltung – das Gefühl der Empathie, der Fürsorge und des Mitleids – offenbar den Boden für die Heilung bereitet.

In alten Traditionen schloß sich der Heiler dem Kampf des Patienten um seine Gesundheit in allen Bereichen menschlicher Erfahrung an, metaphysischen wie physischen. Manchmal unternahmen Heiler anstelle der Patienten metaphorische Reisen und paddelten in ihren geistigen Kanus zu den Festungen der Krankheitsgeister, um für die Seelen der Betroffenen zu kämpfen – selbst wenn sie dabei das eigene Leben riskierten. In gewissem Sinne war es die Aufgabe des Medizinmannes, seine *eigene* Geschichte von Kranksein und Heilung immer wieder neu zu inszenieren.

Das Ausmaß, in welchem ein Arzt zugleich Heiler ist, bestimmt, inwieweit er den Patienten in den Bereichen von Körper, Geist und Seele kennenzulernen vermag – Bereiche voller Gefahren und Chancen. Solche Heiler sind die lebende Brücke zwischen der Welt der Psyche und der Welt der Materie. Sie kennen den Weg, der aus der Krankheit führt, weil sie den Weg in die Krankheit oft genug aus erster Hand erfahren haben. Ein Arzt sagte mir einmal: «Heute spüre ich, daß das, was meinem Patienten zustößt, in gewisser Weise auch mir zustößt. Wird er verletzt, werde ich auch verletzt. Es ist beinahe so, als reisten wir auf demselben Weg.»

7 Schwere Geschütze, magische Kugeln: Die Trutzburg der Medizin

Zuerst und vor allem bedenke: füge kein Leid zu.

Hippokrates

Heute ist der Archetyp des «verletzten Heilers» gespalten: Alle Macht des Heilens scheint in den Händen des Arztes zu liegen und die Pathologie allein beim Patienten. Mag sein, daß dieser Dualismus für die eigentümliche Art medizinischer Praxis in der westlichen Welt verantwortlich ist. Wenn der Arzt «keine Berührung mehr» mit seiner eigenen Verletzung hat, heißt es bei Oliver Sacks, neigt er dazu, Krankheiten «nicht mehr als Teil unserer selbst und Bestandteil der Welt» zu betrachten, sondern als «schlichtweg fremd und böse».

Diese Sicht von Krankheit, die geradezu einer Dämonisierung gleichkommt, hat für den Patienten weitreichende Folgen und führt mitunter zu einem Behandlungsstil, bei dem ein Arzt «die Krankheit ungestraft mit allen ihm zur Verfügung stehenden Waffen bekämpft ..., ohne auch nur einen einzigen Gedanken an den Kranken als Person zu verschwenden».

Der Krieg gegen die Krankheit

Je stärker sich die Krankheit einer schnellen Heilung widersetzt oder je tückischer sie auftritt, um so schwerer – und destruktiver – sind die Geschütze und die magischen Kugeln, die gegen sie eingesetzt werden. Besonders im Fall «großer Krankheiten» werden unsere Ärzte häufig zu Spaltpilzen, Kriegstreibern und Taktierern der «gesund-morbiden Opposition», wie der Philosoph Michel Foucault sie einmal bezeichnete. In diesen Fällen riskiert der Patient – bereits rekrutiert, um die Befehle des Arztes entgegenzunehmen – häufig. einem unglücklichen Zufall auf dem Schlachtfeld seines eigenen Körpers zum Opfer fallen.

Ich habe mich oft gefragt, wieso ausgerechnet ich, ein anerkannter Skeptiker und Gegner jeglicher Standardisierung, mich als medizinischer Wehrpflichtiger auf einen Kleinkrieg einließ, der so gnadenlos geführt wird, daß sogar gutartige Schilddrüsentumore mit sturer Regelmäßigkeit entfernt werden? (Untersuchungen haben ergeben, daß sechsundneunzig Prozent der Operationen an Patienten, «die den aggressiveren Chirurgen unters Messer kamen, weder notwendig noch nützlich waren», schreibt ein anerkannter Schilddrüsenchirurg.) Vielleicht liegt die Antwort darin, daß ich an den Feind *glaubte;* ich bat förmlich darum, als voll tauglich eingestuft zu werden, da ich davon überzeugt war, der Tod habe plündernde Horden gesichtsloser Krebszellen geschickt, die meinen Brückenkopf erstürmen sollten. Die hingeworfene Bemerkung meines Bruders damals, ich sei ein «Feigling», wenn ich mich vor dem Eingriff drücken würde, traf mich wie den tauglichen Mann, der nicht bereit ist, für die gute Sache zu kämpfen, und dafür in aller Öffentlichkeit geohrfeigt wird.

Das soll nicht etwa heißen, Ärzte seien eine böswillige, desinteressierte, verschworene Gemeinschaft. Sie gehen ebenso wie die Allgemeinheit von der Vermutung aus, daß die Grundpfeiler der Medizin schon allein deshalb, weil sie von alters her existieren und durch gängige Praxis und «gesunden Menschenverstand» untermauert wurden, solide sein müssen. Tatsächlich findet sich jedoch in einem Bericht von offizieller Stelle die Anmerkung: «Schätzungsweise zehn bis zwanzig Prozent der heute in der Medizin angewandten Verfahren konnten anhand von Kontrollversuchen als wirksam eingestuft werden . . . Viele Technologien werde nachweislich nicht genügend ausgewertet, ehe man sie auf breiter Ebene einsetzt.»

Und die Geschichte lehrt uns, daß vom rituellen Opfertod bei den Azteken bis hin zu den Kapitalbeschaffungsbudgets des Pentagon derart institutionalisierte Praktiken, deren Kosten den eigentlichen

Nutzen übersteigen, äußerst dauerhaft sein können. Sie stützen sich auf die Angst, daß es keine erkennbaren Alternativen gibt, auf überzeugende ökonomische Argumente, auf die feste Überzeugung, man riskiere mit dem Verzicht auf diese Behandlungsmethoden eine Katastrophe, auf die Meinung, die Unzulänglichkeiten des Systems seien eher die Ausnahme als die Regel.

Der Kampf der Großen Medizin gegen die Große Krankheit hat etwas von einem Heiligen Krieg. Wir betrachten die Komplikationen, die zweifelhaften Methoden und die offensichtlichen Fehlschläge der Medizin lieber als reine Zufälle. Ein Kleingeist, wer da herumkritteln wollte, wo die Kampagne im Prinzip doch so erfolgreich verläuft. Aber eine Reihe von Träumen aus jener schrecklichen Zeit, da ich versuchte, eine Entscheidung hinsichtlich der Behandlungsmethode zu fällen, erwiesen sich rückblickend als deutliche Mahner, die mir zu verstehen geben wollten, daß es eine Kehrseite des goldenen Zeitalters der Medizin gibt. Kurz bevor ich entdeckte, daß ich krank war, träumte ich folgendes:

Ein «Wahnsinniger» bringt mich in einem Lastenaufzug in den Keller eines Gebäudes. Er hält die blutbespritzte Axt eines Henkers in der Hand, die zweimal eingekerbt ist – ein Zeichen dafür, daß er bereits zwei Opfer erledigt hat. Ich weiß, daß er, wenn wir unten angelangt sind, eine dritte Kerbe hinzufügen wird, nachdem er mir den Kopf abgeschlagen hat.

Ich glaubte damals, diese furchterregende Gestalt sei der Tod selbst, eine Traumvariante vom Schnitter Tod und seiner Sense. Die Kerben standen wahrscheinlich für meine Schwester und meine Großmutter, für Menschen also, die ich geliebt hatte und die ihm bereits zum Opfer gefallen waren. Ich glaubte, ihnen schon bald auf seinen tödlichen Dreschboden folgen zu müssen.

Jahre später erst erkannte ich, daß der Tod meiner Schwester und meiner Großmutter etwas ganz Spezifisches gemeinsam hatten: Beide waren im Krankenhaus gestorben, nachdem sie sich einem zweifelhaften, «heroischen» medizinischen Verfahren unterworfen hatten. Als meine Schwester nach fehlgeschlagener experimenteller Behandlung ihrer Leukämie ins Koma gesunken war, hatte man sie in einem großen Aufzug in den Keller des Krankenhauses gebracht, von wo sie nicht mehr zurückkehrte. Man teilte uns mit, sie sei während einer Lungenfunktionsprüfung sanft entschlafen. Ein paar Jahre später erlag meine Großmutter im Krankenhaus einem Blutgerinnsel – wenige Tage nach einer Operation, bei der ihrem zerbrechlichen, einundachtzigjährigen Körper noch ein Herzschrittmacher eingesetzt worden war. In beiden Fällen hielt ich die Behandlung für die Ausgeburt einer geradezu wahnsinnigen Hybris.

Heute weiß ich, daß Selbstüberschätzung an der mythologischen Wurzel westlicher «heroischer Medizin» angesiedelt ist: Nachdem Asklepios, der Arzt und Gott, die Kunst der Chirurgie vervollkommnet hatte, wagte er es, mit dem Blut der Gorgo, das Athene ihm geschenkt hatte, zwei Tote wieder ins Leben zu rufen. Er wird daraufhin von Zeus erschlagen.

Die Behandlung meiner Schwester war noch bizarrer, da sie unter Anwendung hochtechnisierter Geräte stattgefunden hatte. Zunächst steckte man sie in eine summende, abgeschirmte Röntgenröhre, in der ihr Knochenmark abgetötet wurde. Dann injizierte man ihr die zwar nicht ganz geeigneten, dafür aber gesunden Knochenmarkszellen meines Bruders, die jedoch nicht «griffen». In der letzten, flackernden Phase ihres Todeskampfes, versiegelt in ihrem keimfreien Laminarströmungszimmer, hatte sie mich an einen gelben Monarchfalter erinnert, der mit den Flügeln schwach gegen ein Kampferglas schlägt.

Dieses Bild war natürlich furchtbar ungerecht gegenüber den ernsthaften Bemühungen des Krankenhauspersonals. Die Ärzte und Schwestern, die sich so selbstlos für sie eingesetzt hatten – sie wirklich ins Herz geschlossen hatten –, weinten bitterlich, als sie starb. Trotzdem hatte ich dem Experiment von vornherein skeptisch gegenübergestanden. Die Art und Weise, wie es zu Ende ging – ebenso wie für die zwölf vorangegangenen Versuchsobjekte –, kam für mich einer Obszönität gleich.

Später sollte ich entdecken, daß angesichts der damals hohen Sterblichkeitsrate bei Knochenmarktransplantationen «ein heftiger Streit darüber entbrannt ist, ob die Hoffnungslosigkeit der Fälle diese extreme Intervention rechtfertigt», wie es in einem Buch zu dem Thema heißt. Erst heute, fünfzehn Jahre später, sind Knochenmarktransplantationen aus dem Bereich der Glaubensbekenntnisse in die Welt der Wissenschaft übergewechselt. Die Ärzte haben jetzt den Punkt erreicht, da sie den Patienten gerade in die Augen schauen und ihnen sagen können: Das ist die geeignete Behandlung für Ihre Krankheit.

Doch vielleicht läuft das Ganze einfach nur darauf hinaus, daß man sagt: *Wer zahlt, trägt das Risiko.*

Die Erfahrung mit meiner eigenen Krankheit hat mich skeptisch gemacht, ob die Sache in der Regel so einfach ist. Schilddrüsenkrebs bei Menschen meiner Altersgruppe ist nachweislich fast immer von medizinischer Hybris *verursacht*: Wie ich später erfuhr, war es in den fünfziger Jahren, im Steinzeitalter der Technik also, geradezu Mode, Kinder zu bestrahlen, die mit vergrößerten Schilddrüsen zur Welt kamen, da man irrtümlicherweise annahm, es führe zu Atemproblemen, wenn dieses Organ nicht auf «Normalmaß» geschrumpft würde. Erst danach gelangte die Forschung zu der Erkenntnis, daß an einem «vergrößerten» Thymus nichts Schlimmes ist, im Gegenteil, der Thymus, einst als «rudimentär» abgetan, wird heute als Produktionsstätte für Lymphozyten betrachtet – einer Schlüsselkomponente des Immunsystems, die in medizinischen Texten bis vor kurzem noch als «weiße Blutkörperchen ohne besondere Funktion» beschrieben wurden.

Bei einem gewissen Prozentsatz dieser bestrahlten Kinder der geburtenstarken Jahrgänge bildeten sich am Ende – wie bei den Bewohnern der Marshall-Inseln nach den ersten Testserien für Wasserstoffbomben oder bei den Einwohnern von Tschernobyl – Papillarkarzinome an der Schilddrüse. Diese Krebsart wurde auch nachgewiesen, wenn man zur Behandlung von Brust, Zähnen und Mandeln bei Kindern im Übermaß Röntgenstrahlen eingesetzt hatte – im Namen einer frühen Gesundheitsvorsorge. Da ich aufgrund meiner anhaltenden Probleme mit den oberen Atemwegen als Kind ständig Röntgenstrahlen ausgesetzt war, kann auch dort eine der Ursachen meiner Krankheit liegen.

Trotz ihrer Triumphe scheint unsere Medizin so fest an technologische Schnellschüsse zu glauben und die kulturellen Deformationen, die sowohl die menschlichen Probleme als auch die zu ihrer Bekämpfung eingesetzten Waffen vermehren, so wenig zu beachten, daß sie – wie die ihr merkwürdig verwandte Institution, die militärische Verteidigung – außerhalb menschlicher Lebensbereiche zu wirken scheint, in einem verworrenen Reich von Strategien, Statistiken und einem gelegentlichen Pyrrhussieg.

Wird ein Arzt im Sprachgebrauch der Chirurgen als «aggressiv» bezeichnet, so gilt dies als Kompliment, obwohl, wie es in einer medizinischen Fachzeitschrift heißt, «Aggressivität häufig ein Zeichen von Verzweiflung ist, und die Aggression eines Chirurgen bildet da keine Ausnahme». Es bedarf schwerer Geschütze, so scheint die logische Folgerung zu lauten, um eine schwere Krankheit auszurotten. Wenn Leben auf dem Spiel steht, erhält der Arzt gewissermaßen einen Blankoscheck für die Fortführung des Kampfes, und jede rationale Einschätzung der Lage wird außer Kraft gesetzt, wenn nicht gar vernichtet. Ich habe selbst erlebt, wie ein Bekannter, Gründungsmitglied des Free Speech Movement der sechziger Jahre und nach eigenem Bekunden «Anarchist», sich derselben Operation unterzog wie ich.

Nachdem bei ihm Krebs diagnostiziert worden war, versuchte er anderthalb Jahre lang, sich mit Diät, Yoga, Kräutern und Meditation selbst zu heilen. Schließlich, so sagte er mir, «war ich es einfach leid, daß alle Welt sich um mich sorgte. Ich konnte die Unsicherheit und die tausend widersprüchlichen Ratschläge nicht mehr ertragen. Jedenfalls hatte ich das Gefühl, alles, was ich aus meiner Krankheit lernen sollte, bereits ‹gelernt› zu haben.» Er packte seine Siebensachen und meldete sich zur Operation an. Wie ich war er inzwischen so überzeugt von der Nutzlosigkeit seiner Bemühungen um Selbstheilung, daß er nicht einmal ein neues Ultraschallbild anfertigen ließ, um den aktuellen Stand der Dinge überprüfen zu lassen. Kurz nach seinem Erwachen aus der Narkose trat der behandelnde Arzt an sein Bett und fragte ihn mit einer gewissen Erregung in der Stimme: «Was ist denn mit Ihrem Tumor passiert?»

Es stellte sich heraus, daß man die Schilddrüse entfernt hatte, nur um dann festzustellen, daß der Tumor verschwunden war. Mein Bekannter war jedoch beruhigt, als der Arzt ihm anschließend versicherte: «Ihre Schilddrüse war allerdings immer noch durchsetzt mit mikroskopisch kleinen Herden, so daß es gut war, sie zu entfernen.» Doch normalerweise entwickeln sich solche mikroskopisch kleinen Herde nicht zu lebensbedrohlichen malignen Karzinomen; sie sind sogar bei einem überraschend hohen Prozentsatz der Bevölkerung vorhanden (Schätzungen zufolge bei zehn Millionen Amerikanern), ohne nachweisbaren Schaden anzurichten. Hatte mein Bekannter sich also letztendlich selbst geheilt, ohne es zu wissen?

Reinigungsriten

Trotzdem war er froh gewesen, sein «kontaminiertes» Organ losgeworden zu sein. Auch mich reizte die Vorstellung, den Krebs restlos aus meinem Körper zu vertreiben. Den Absolutheitsanspruch der Ärzte verstehen wir wahrscheinlich als Versprechen, unseren Körper grundlegend zu reinigen – ein Ansinnen, das wir unter weniger qualvollen Umständen wohl lächerlich finden würden.

Ein Kranker fühlt sich unsauber, kontaminiert, defekt. Für manche Patienten mag Krankheit die Bestätigung eines unterschwelligen Gefühls der Wertlosigkeit sein. Als ich feststellte, daß ich Krebs hatte, kam es mir so vor, als koche plötzlich ein Gefühl der Fehlerhaftigkeit über, das ein Leben lang schon in mir siedete. In einem solchen Zustand läßt man sich nur zu leicht von dem Angebot eines Chirurgen verlocken, der in Aussicht stellt, einen «verfaulten» Teil des Selbst herauszuoperieren oder einen Körper chemisch zu reinigen, der bereits beschämende, unangenehme Gefühle vor der Welt verbirgt. Schließlich sind Körper und Selbstwertgefühl untrennbar miteinander verbunden.

Einem Arzt und Spezialisten für medizinische Anthropologie zufolge «versuchen Kranke, sich im Hinblick auf ihren körperlichen Zustand und die diesem zugrunde liegende Lebensgeschichte selbst zu finden. Der Arzt sollte ihnen helfen, zu einer ‹Krankheits-Identität› zu gelangen, die nicht pejorativ und moralistisch ist. Er ist in der Lage, geeignetere Metaphern anzubieten und dem Patienten zu helfen, Krankheit auf eine Art und Weise zu erfahren, die zu mehr Ganzheit führt. Leider vernehmen viele Ärzte die persönliche Geschichte des Patienten nur als subjektiven Lärm, der die für Diagnose und Behandlung notwendigen objektiven Signale übertönt.»

Doch wie objektiv ist ein Signal, und welcher Teil der Diagnose und der Therapie wird von persönlichem (und kulturell bedingtem) «Lärm» überlagert? In den Vereinigten Staaten wird im Fall fibröser Tumore häufig die Gebärmutter operativ entfernt, obwohl sich weniger aggressive Behandlungsmethoden als ähnlich wirkungsvoll erwiesen haben. Dem *Journal of Women's Health* zufolge «treten bei Frauen, die sich zur Entfernung gutartiger Ovarialzysten einer Hysterektomie unterziehen, fünfmal häufiger Komplikationen auf als bei Frauen, die sich nach derselben Diagnose nicht haben operieren lassen». Obgleich der Nutzen des Eingriffs nach wie vor nicht erwiesen ist, ist die Hysterektomie – nach dem Kaiserschnitt – die am häufigsten vorgenommene Operation in den USA.

Womit kann man das erklären? Rechtfertigungen von Ärzten lassen weniger medizinisch-wissenschaftliche Gründe als vielmehr geschlechtsspezifische Vorurteile vermuten: «Nach der letzten geplanten Schwangerschaft wird der Uterus zu einem nutzlosen, blutenden, Beschwerden verursachenden, möglicherweise krebsbehafteten Organ und sollte daher entfernt werden.»

Allerdings sind Frauen nicht die einzigen, die fragwürdige therapeutische Methoden über sich ergehen lassen müssen. «Chirurgische Eingriffe nutzen bei Prostatakrebs nur wenig oder gar nichts», heißt es in einem 1993 veröffentlichten Artikel in der *Washington Post*. Er beruft sich auf Ergebnisse, die im *Journal of the American Medical Association* veröffentlicht wurden, und stellt fest, daß diese Zahl der Eingriffe in den letzten sechs Jahren trotzdem um das Sechsfache gestiegen ist. Der Koautor des Berichts und Arzt an der Dartmouth Medical School sagte auf einer Pressekonferenz: «Wir tun viel in diesem Land, doch es ist noch nicht klar, ob wir wissen, was wir da tun.»

Dr. Ed Gilbert ist ein Musterbeispiel für den Insider, der zum Outsider wurde. Er bekleidete früher eine führende Position im National Cancer Institute (N.C.I.). Ein paar Monate vor unserem Interview hatte er sich vor dem Kongreß gegen die neuesten vom N.C.I. durchgeführten Testreihen für Medikamente gegen Brustkrebs ausgesprochen – die allen Sicherheitsbedenken zum Trotz «durchgeboxt» würden. «Ich habe mitbekommen, wie unter der Hand Entscheidungen gefällt werden», sagte er knapp. «Da werden Dogmen formuliert und dann als ‹Standardbehandlung› ein für allemal verewigt. Ist eine Behandlungsmethode einmal eingeführt, bleibt dem einzelnen Arzt nichts anderes übrig, als sie zu empfehlen oder einen Prozeß zu riskieren.

Gewiß gibt es Krankheiten wie das Hodgkin-Lymphon, an dem früher neunzig Prozent der Patienten starben, das heute jedoch zu neunzig Prozent heilbar ist. Doch was ist mit Krankheiten, die nur einem kleinen Teil der Betroffenen gefährlich werden? Oder bei denen die Risiken einer Behandlungsmethode in keinem Verhältnis zum Nutzen stehen? Irgendwie ist es im Sinne der Wissenschaft zwingend, eine Krankheit völlig ‹auszurotten› und dabei jeden zu behandeln, dessen man habhaft wird, weil niemand, nicht einer unter Tausenden, es wagt, außerhalb der ärztlichen Auspizien krank zu sein.»

Hinter den Frontlinien der Medizin

Noch ehe mein Tumor als Karzinom diagnostiziert wurde, erkundigte ich mich bei meinem Arzt ängstlich nach Fachleuten, von denen ich gehört hatte, daß sie lediglich Schilddrüsenhormone in wachstumshemmender Dosierung empfahlen statt einer Operation.

«Pillendoktoren!» schnaubte er verächtlich. «Die wissen gar nicht, worum's geht!»

Heute weiß ich, daß mir damals ein seltener Blick in die medizinischen Palastintrigen zwischen mehr oder weniger aggressivem Umgang mit Krankheit vergönnt war, Teil eines seit Jahrhunderten schwelenden Kampfes um Hierarchie und Einflußbereiche. Im 16. Jahrhundert wurde ein Arzt nach strengen humanistischen Maßstäben erzogen, und seine erste Pflicht bestand darin, innere Krankheiten zu diagnostizieren und innerlich anzuwendende Arzneimittel zu verschreiben. Obwohl er das Recht und die Qualifikation hatte zu operieren, war er abhängig von niederen Berufsständen – von Chirurgen und Apothekern –, die körperliche Eingriffe vornahmen. Doch als die Erfindung von Antisepsis und Narkose im 19. Jahrhundert die Voraussetzungen für heroische Medizin schafften, wurde die Hierarchie auf den Kopf gestellt und der Chirurg in den Fürstenstand erhoben.

In naher Zukunft sorgen vielleicht neue Biotechnologien und Fortschritte in der Präventivmedizin (sowie ein in der Bevölkerung wachsendes Gefühl für Kostendämpfung) dafür, daß das Pendel wieder in Richtung weniger aggressive Praktiken ausschlägt. Zur Zeit jedoch haben die Profis mit den kostspieligsten und aggressivsten Werkzeugen die einflußreichsten Pfründe. Und obgleich neuere Strömungen im Gesundheitswesen das Bild verändern könn-

184

ten, werden Studien über Behandlungsmethoden, die ohne Operation oder Medikamente auskommen, nur selten von der Pharmaindustrie oder den Versicherungsunternehmen finanziert – den Hauptquellen für benötigte Forschungsgelder.

Der Bau der «großen Medizin» ruht auf einem Fundament philosophischer Überzeugungen, die noch weitestgehend ungeprüft sind – sowohl von denen, die in der Festung leben, als auch von denen, die durch ihre Tore schreiten. Die Weltanschauung einer Kultur, ihre Arbeitsmodelle und Metaphern, ihre Ideologien über Gut und Böse, durchdringen die Lebensbereiche von Institutionen und Privatpersonen gleichermaßen. Unser Versuch, Krankheit zu kurieren, richtet sich danach, was wir als pathologisch betrachten – sowohl auf gesellschaftlichem wie auf biologischem Gebiet.

Gerechterweise muß man jedoch zugeben, daß diejenigen, die medizinische Richtlinien festlegen, vor kniffligen taktischen Fragen stehen, wie Richard Grossinger, ein Wissenschaftsphilosoph, ausführt:

«Es gibt zwei verschiedene Arten von Krankheiten: solche, die auf Einwirkungen von außen zurückzuführen sind wie Verletzungen, Gifte, Bakterien, schlechte Ernährung usw., und solche, die aus dem Kampf des Organismus mit seiner eigenen Körper-Geist-Einheit resultieren . . . Wenn man nun versucht, eine Störung der zweiten Art zu beheben, als wäre sie eine Krankheit der ersten Kategorie, dann schießt man mit Kanonen auf Spatzen, und die Zerstörungen sind größer als die Heilerfolge – denn die Kräfte, die diese Art der Krankheit verursacht haben, werden sich immer wieder Bahn brechen, solange man sich nicht um sie kümmert und sie neutralisiert. Natürlich ist es nicht immer möglich, funktionell zwischen den beiden Kategorien zu unterscheiden, denn sie überschneiden einander in jedem Organismus.»

In einem meiner Träume wurden meine Tumorzellen offenbar durch eine Gruppe grauhaariger alter Cowboys symbolisiert, die sich in einer Bar ein Handgemenge lieferten. Ein Polizeiwagen tauchte auf, und man trieb sie hinaus auf die Straße – doch zuvor mußten sie noch «Versöhnungsklauseln» unterzeichnen, laut denen sie Grundstücke an ihre ursprünglichen Besitzer zurückgaben.

Mich verwirrte die Milde dieses Bildes. Sollten diese angetrunkenen alten Männer etwa die marodierenden, dämonischen Kräfte einer Krebserkrankung repräsentieren? Wie sich herausstellte, war meine Krankheit, wie ein Mediziner es ausdrückte, von «traniger» Bösartigkeit, ein Grenzfall also, der nur selten aggressive Metastasen bildet. Der Traum schien mir sagen zu wollen, daß meine Zellen eher unordentlich als mörderisch waren, eher senil als böswillig, und daß man sie, da sie sich in gewisser Weise bereits überlebt hatten, veranlassen könnte, ihren fleischlichen Besitz aufzugeben.

Dieser Traum fiel mir wieder ein, als ich kürzlich einen Artikel las, in dem es darum ging, alternative Formen zum herrschenden US-Strafsystem zu entwickeln. Als Beispiel wurde der Fall von drei weißen Jugendlichen angeführt, die eine afro-amerikanische Kirche verwüstet hatten. Sie wurden dazu verurteilt, sich vor die Gemeinde zu stellen und um Vergebung zu bitten, bevor man sie wieder in die Gemeinschaft aufnahm. Trotz ihrer unsozialen Tat beschloß das Gericht, sie nicht wie bösartige Kriminelle zu behandeln, sondern wie gestörte Menschen, die wieder in die Gesellschaft integriert werden mußten. In dem Artikel wurde ein Bundesrichter aus New York wie folgt zitiert: «Urteile über nichtgewalttätige Kriminelle sollten den Gestrauchelten helfen, wieder Boden unter den Füßen zu bekommen, und sie nicht k. o. schlagen. Man sollte mit dem gesunden Teil arbeiten, damit der Mensch nicht vollständig zerstört wird.»

Entsprechend sind einige Ärzte der Ansicht, daß eine neue Wissenschaft der Medizin entstehen wird, wenn man den Begriff der Krankheit neu definiert – eine Wissenschaft, in der Krebs zum Beispiel nicht als teuflischer Aggressor betrachtet wird, sondern als ein Fall von «Entwicklungsstillstand». «Krebszellen sind immer unreif», sagt in diesem Zusammenhang Dr. Zieghelboim. «Deshalb sterben sie auch nie aus. Vielleicht finden wir wirklich Mittel, die Zellen reifen lassen und ihre Funktion normalisieren. Ich bin auch der Ansicht, daß Operationen, Bestrahlungen und Chemotherapie bereits in nächster Zukunft überholt sein werden. Man wird sie nicht mehr oder nur in wesentlich geringerem Umfang anwenden ... Psychospirituelle und psychosoziale Gesichtspunkte werden eine viel größere Rolle spielen. Wir werden eine Bewegung erleben, die von den aggressiven Therapien wegführt hin zu weniger militaristischen immunologischen Verfahren.»

Friedensschluß mit der Körper-Geist-Einheit

Ob im Rahmen internationaler oder persönlicher Beziehungen, psychologischer oder medikamentöser Behandlung: polarisierte, festgefahrene Ansichten über Gut und Böse sind häufig nicht gerade förderlich für langfristiges Wohlergehen und Vitalität. Plato vertrat die Ansicht, daß der Arzt «in der Lage sein sollte, die widersprüchlichsten Elemente im Körper zu Liebe und Versöhnung zu bewegen». Mit fast den gleichen Worten beschreibt ein Psychologe, daß die Psyche lernen muß, «einen Komplex so gut in den Persönlichkeitsrahmen zu integrieren, daß er keinen Gegensatz mehr bildet». Diese beiden Aussagen lassen vermuten, daß doch ein theoretischer Konsens zwischen der häufig im Widerspruch zueinander stehenden Logik der Geist-Heilung und derjenigen der Körpermedizin möglich ist.

In älteren medizinischen Systemen wurde bereits die Ansicht vertreten, daß, grob gesprochen, Psyche und Physis von denselben Gesetzen bestimmt werden. Einer der frühen arabischen Ärzte formulierte es folgendermaßen: «Die Medizin des Körpers ist das Abbild der Medizin der Seele.»

In der heutigen Zeit bringen vielleicht Krankheiten und Behandlungsmethoden, bei denen man davon ausgeht, daß der Geist eine nicht genau festgelegte, aber wichtige Rolle spielt, die «sanfte» Praxis der Psychologie und die «harte» der medizinischen Wissenschaft einander näher. Ganzheitliche Medizin, die offen ist für das Modell der Körper-Geist-Einheit und Biofeedback, Hypnose, Diät und Lebensberatung als therapeutische Mittel einsetzt, wird für eine Reihe verschiedener Leiden als besonders geeignet betrachtet: Hautkrankheiten, Allergien, Warzen, chronische Schmerzen, Angina pectoris, atopisches Ekzem, Migräne und Asthma. Im allgemeinen hat sich in der Medizin ein unsichtbares Klassensystem etabliert, in dem als «psychosomatisch» eingestufte Krankheiten in die «alternativen» Außenprovinzen verwiesen werden, während man sich um die tödlichen Krankheiten – objektives, isolierbares, quantifizierbares Material – in den schillernden Hochburgen, den großen Institutionen kümmert, die mit Hilfe staatlicher Subventionen, biotechnologischer Investitionen und Fördermitteln der Versicherungsunternehmen errichtet wurden.

Doch das von der Körper-Geist-Medizin beanspruchte Terrain hat sich stetig (und für jene, die auf einer rein materialistischen Erklärung des Körpers bestehen, in beunruhigender Weise) erweitert. Theoretiker haben bereits die Vermutung geäußert, daß «fünfundsiebzig Prozent der Krankheiten, die Patienten in Arztpraxen führen, in den Bereich der Körper-Geist-Einheit gehören». Ganz ähnlich argumentierte ein Arzt kürzlich in einem Interview: «Es kann durchaus sein, daß neunzig Prozent der heute angewandten Verfahren und eingesetzten Medikamente in Zukunft als veraltet gelten. Die meisten Krankheiten wird man durch eine Veränderung des menschlichen Verhaltens, der Denkweise, der Eßgewohnheiten oder der Lebensführung behandeln können. Und für die verbleibenden zehn oder zwanzig Prozent werden viel effektivere Technologien als heute zur Verfügung stehen.»

Zur näheren Untersuchung dieser Problematik – und um Patienten Zugang zu möglichen Antworten zu verschaffen – wurden Abteilungen der «Verhaltensmedizin» in größeren Krankenhäusern zu Außenposten der «biopsychosozialen Medizin», die damit begonnen haben, die Körper-Geist-Methode nach dem Prinzip des Trojanischen Pferdes den angrenzenden Fachgebieten unterzuschieben. Dr. Jon Kabat-Zinn, Biologe und praktizierender Buddhist, hat über fünftausend Patienten durch ein Streßreduzierungsprogramm geführt, das auf kontemplativen Techniken beruht.

Ich hatte einmal Gelegenheit, ihn bei der Arbeit mit einer Gruppe chronischer Schmerzpatienten an der Medical School der Universität von Massachusetts beobachten zu können. Eine Hand in der Hosentasche, mit der anderen seine Worte unterstreichend, ermunterte er die Teilnehmer, «Transparenz gegenüber den Dingen zu entwikkeln, die Sie die Wände hochgehen lassen».

Seine Patienten, die teils auf Plastikstühlen, teils auf ultramarinblauen, kadmiumgelben oder erdbeerfarbenen japanischen Meditationskissen saßen, hörten ihm wie gebannt zu. Ein grauhaariger Patient – Bürstenhaarschnitt, bedrucktes Sweatshirt und Hängebauch –, der an einer Rückenverletzung litt, hob seinen mit einem tropfenden Wasserhahn tätowierten Arm, um dann zu fragen, «wie man zentriert bleiben kann».

«Rollen Sie den roten Teppich für den Schmerz aus», riet der Arzt ihm. «Verkrampfen Sie nicht, widersetzen Sie sich ihm nicht. Sonst entwickeln Sie einen feindlichen Überfall auf den eigenen Körper. Errichten Sie einen Brückenkopf, einen Vorposten an der Stelle des Schmerzes. Freunden Sie sich mit ihm an. Arbeiten Sie ständig an Ihren Grenzen. Man kann allem, was ein Mensch tut, Achtsamkeit schenken.»

Er schreibt «zentriert» in großen Lettern an die Tafel. Nur dank seiner lässig-lockeren Art wirkt sein Vortrag über Meditation nicht wie die Karikatur einer Predigt über östliche Weisheit. Er schlägt zwei kleine tibetische Glöckchen aneinander, und ihr silberheller, zitternder Klang schwingt beinahe sichtbar durch die Luft. «Leben Sie im Jetzt. Was gibt es noch zu tun? Warum halb schlafend durchs Leben gehen? Die einzige Zeit, die Sie haben, ist das Jetzt.»

Später, nachdem die Patienten nach und nach gegangen sind und das Aroma von Sandelholz in die neondurchfluteten Korridore des Instituts tragen, sagt er zu mir: «Wir mobilisieren unsere inneren Ressourcen, um Frieden mit uns selbst zu schließen. Wir versuchen nicht, unseren Tumor wie durch Zauber wegzumeditieren. Ich sage meinen Patienten, das wichtigste ist, sich selbst gegenüber so ehrlich wie möglich zu sein. Die eigene Erfahrung zu authentisieren.»

Er rät auch zur Vorsicht gegenüber Verfahren, die «die Psychoneuroimmunologie über Gebühr strapazieren. Wie soll sich einer mit Aids oder dem Tod auseinandersetzen», fragt er mit einem für ihn untypischen Anflug von Verärgerung, «wenn er unverantwortliche Versprechungen und Wunschdenken zu hören bekommt? Das ist einfach Mist!»

Der Weg über die Körper-Geist-Einheit kann in der Tat so mancher Quacksalberei oder noch Schlimmerem Tür und Tor öffnen. Vor ein paar Jahren zum Beispiel las ich, daß einem bekannten Arzt, den ich einmal kennengelernt hatte, ein verschrobener, väterlich wirkender Mann, der ein renommiertes Ausbildungszentrum für ganzheitliche Medizin und eine Krebsberatungsklinik leitete, die Approbation entzogen wurde, weil er Patientinnen sexuell mißbraucht hatte. So hatte er offenbar einer Frau weisgemacht, sexuelle Beziehungen mit ihm – einschließlich eines Verfahrens, das er «Vaginal-Rolfing» nannte – seien erforderlich, um ihren Krebs zu heilen. Eine andere Frau, die selbst im Gesundheitswesen arbeitete, beschrieb seine Begründung für ihre in ähnlicher Weise sexualisierte «Behandlung» gegenüber Zeitungsreportern wie folgt: «Er sagte, daß Krebs so sei wie Angst, und wenn ich vor ihm davonliefe, würde ich vor meiner eigenen Angst davonrennen. Damit wollte er sagen, der Krebs könnte zurückkommen, wenn ich ginge.»

Die magische Kugel

Derart empörende Fälle scheinen jedoch die Ausnahme zu sein. Doch die Relevanz von Seelenarbeit für die Körpermedizin bleibt eine strittige Frage. Psychoneuroimmunologie (PNI) und die damit verbundene Forschung hat zumindest für Ärzte, die sich die Zeit nehmen, über ihre Bedeutung nachzudenken, einen in seiner Bedeutung noch nicht abzuschätzenden Faktor X in die medizinische Gleichung eingeführt: Solange der Geist durch den Körper rollt wie ein unbefestigtes Kanonenrohr über das Achterdeck, wie sollen wir da zwischen rein physischen und rein psychischen Krankheiten eine Grenze ziehen – oder zwischen «rein» wissenschaftlicher Behandlung und den Auswirkungen von Meinungen, Vorstellungsvermögen und Emotionen? Des Rätsels Lösung liegt zum Teil darin, daß manche Krankheiten wie in einem Hüpfspiel hin und her springen – eben noch waren sie psychische Komplexe, die in den Aufgabenbereich von Seelenexperten fallen, und im nächsten Moment gehören sie schon fest zum körperlichen Bereich. Ein interessantes Beispiel dafür ist der Waschzwang, der die Betroffenen in mehr oder weniger kürzeren Zeitabständen zum Waschbecken treibt, ohne daß sie sich seit dem letzten Waschen erkennbar schmutzig gemacht hätten. Die Krankheit wurde ursprünglich als rein psychisch diagnostiziert – als Zwangsneurose –, als Ausdruck versteckter Schuldgefühle, nicht ausgelebter Aggressivität oder verbotener Wünsche, ein Fall für die Couch also.

Bis schließlich anhand von Positronen-Emissions-Tomographien gezeigt wurde, daß unter Zwangshandlungen leidende Menschen merkwürdige Anomalien in den Basalganglien des Gehirns aufweisen sowie einen anomalen Fluß von Neurotransmittern wie Dopamin, Serotonin und Noradrenalin. Zur Abrundung der Evidenz, daß es sich um eine somatische Krankheit handelte, wurden Antidepressiva verschrieben, die viele Patienten, die unter Zwangshandlungen litten, von ihren Symptomen befreiten.

Dennoch kann man Zwangshandlungen nicht auf biologische Anomalien reduzieren, das zeigen die Erfolge der Verhaltenstherapie auf dem Gebiet der Zwangsneurosen. Patienten mit übersteigerter Angst vor angeblicher bakterieller Verseuchung müssen zum Beispiel im Rahmen der Behandlung fünf Tage hintereinander dieselbe Kleidung anziehen, wodurch künstlich eine emotionale Krise erzeugt wird, die zur Befreiung von der Zwangsvorstellung führen kann.

Was geht hier vor? Aus der Perspektive institutionalisierter Medizin betrachtet, müssen Zwangshandlungen entweder psychotherapeutisch kuriert werden – wenn ihre Ursachen geistiger Natur sind – oder physisch behandelt werden – wenn die Ursache biologischer Natur ist.

Ein Durchbruch in dieser Frage wurde erst im Frühjahr 1993 erzielt, als Forscher anhand der schon erwähnten Positronen-Emissions-Tomographien feststellten, daß die Gehirne der Patienten, denen eine Verhaltenstherapie geholfen hatte, dieselben physischen Veränderungen aufwiesen wie medikamentös behandelte Patienten. Zum ersten Mal war damit unzweifelhaft gezeigt worden, wie es in einem Artikel hieß, daß «Worte eine ebenso große Wirkung bei der Korrektur falscher Hirnfunktionen erzielen können wie Medikamente». Ein Psychologe sagte dazu: «Bei jeder Verhaltensänderung findet auch eine Veränderung im Denken statt.» Er hätte noch hinzufügen sollen, daß wir damit vielleicht am Anfang eines neuen Wissenschaftszweiges stehen, den man zutreffend «Biologie der Sinnfindung» nennen könnte.

Ein mir bekannter Arzt erinnerte sich zum Beispiel an den Augenblick, als er zum ersten Mal eine Gemeinsamkeit zwischen Geistheilung und Körperheilung entdeckte. Er litt an einer schmerzhaften Rückenverletzung und befolgte, da nichts helfen wollte, schließlich die merkwürdigen Vorschriften eines alternativen Heilers – bis seine Symptome sich eines Tages in schier unerträglicher Weise verschlechterten. Der Heiler zeigte sich unbeeindruckt und erklärte ihm, er durchlaufe gerade eine «heilende Krise». «Da ging mir plötzlich ein Licht auf. Als Psychiater hatte ich gelernt, daß man sich durch Widerstand und Verteidigung hindurcharbeiten muß, um in eine Krise zu geraten. Erst an dem Punkt kann sich der Komplex, die Erstarrung, bewegen. Das Licht, das mir aufging, war nicht nur Hoffnung für meinen eigenen Zustand, sondern auch Freude, daß die Prinzipien emotionaler Heilung ebenso für die Heilung des Körpers ihre Gültigkeit haben könnten: *Transformation* lautete der Schlüsselbegriff für beide.»

Eine Krise ist die notwendige Voraussetzung für Transformation. Einige Theoretiker haben schon seit langem behauptet, daß eine emotionale Krise als solche anhaltende physische Veränderungen im Gehirn bewirken kann. Im Fall von Zwangshandlungen zum Beispiel veränderte eine absichtlich herbeigeführte psychische Krise – die erzwungene «Kontaminierung» mit «bakterienverseuchter» Kleidung – auch das Muster bestimmter neuraler Verbindungen.

Das Gehirn/der Geist ist nachweislich fähig, eine eigene effektive Drogentherapie aus seinem «Medizinschränkchen» zu holen. Anhand verschiedener Studien wurde nachgewiesen, daß in vielen, wenn nicht in allen Heilverfahren, zu fünfundfünfzig Prozent eine Placebo-Reaktion steckt.

Das Placebo ist eine der Stützen der Geist-Körper-Medizin, eine inzwischen genau markierte Schnittstelle zwischen Psyche und Soma. Was ist mit dem Terminus aber eigentlich gemeint? Genügt es, etwas abfällig zu sagen: «Placebo ist, wenn es jemandem besser geht, nur weil er glaubt, eine heilende Substanz genommen zu haben.» Warum *nur?*

Eine vor kurzem durchgeführte Studie über Schmerzlinderung, bei der nur Zuckerpillen verwendet wurden, kam zu dem Ergebnis, daß «der Placebo-Effekt auf der Freisetzung von Endorphinen basiert». Doch Vertreter des Geist-Körper-Lagers schossen sogleich mit der provokativen Frage zurück: Wäre es nicht ebenso richtig zu behaupten, daß der «Endorphineffekt» auf der «Freisetzung von *Erwartungen*» beruht? Warum nehmen wir an, daß die geistigen Abläufe – und die Krankheiten und Heilungen, zu denen sie eventuell beitragen –, medizinisch gesehen, weniger «real» sind als die körperlichen? Warum sträuben wir uns, die therapeutische Wirksamkeit der Biologie der Sinnfindung auf den *Körper* anzuerkennen?

Ein Arzt erzählte mir die Geschichte eines Patienten und Freundes, der nach einer radikalen Halsoperation und anschließender Bestrahlung eine Vielzahl krankhafter Veränderungen bösartiger Melanome entwickelte. Da startete der Arzt einen letzten Versuch: «Ich gab ihm ein Produkt, das sich bisher bei der Behandlung von Krebs als unwirksam erwiesen hatte, doch bei ihm kam es zu einer vollständigen Remission! Monatelang bemühte ich mich um eine Erklärung dieses Vorgangs, habe aber bis heute keine Antwort gefunden. Ich weiß nur, daß er immer noch lebt und daß es ihm gutgeht. Ich bin überzeugt, daß es nicht am Medikament lag. Aber woran? Ich muß mich einfach fragen, was sich in diesem Mann entwirrte, und ob wir je lernen werden, es zu reproduzieren.»

Eine Onkologin an der Universität von Yale beschrieb mir einen ähnlich verblüffenden Fall. Ein Mann im Endstadium von Leukämie wurde mit einem zwar gebräuchlichen, aber selten erfolgreichen Medikament behandelt. Um die Unwahrscheinlichkeit der Aussicht auf Heilung noch zu unterstreichen, sagte mir die Onkologin, daß der Mann aus Versehen «eine Dosis verordnet bekam, die ebensogut homöopathisch hätte sein können – ein Viertel der normalen Menge, viel zu wenig, um auch nur im geringsten wirksam zu sein». Dennoch, so die Onkologin, «trat bei dem Mann eine völlige hämatologische und klinische Remission ein, und das ist jetzt seit zweiundzwanzig Jahren so geblieben».

Könnten Heilmethoden wie diese das Ergebnis unvorhersehbarer Heilkräfte der Körper-Geist-Einheit sein? Wenn ja, müssen wir zwangsläufig eine noch schwierigere Frage stellen: In welchem Umfang trägt der sogenannte «Placebo-Effekt» zum Erfolg selbst *erprobter* Behandlungen bei? Wieviel «echte» Medizin verdankt einen noch unbekannten Teil ihrer Heilkraft Faktoren der Körper-Geist-Einheit?

Jeanne Achterberg bringt sich als radikale Störenfriedin in diese Debatte ein, die zwar nur am Rande geführt wird, aber trotzdem von großer Bedeutung ist. In ihrem Buch *Die heilende Kraft der Imagination* schreibt sie herausfordernd:

«Offensichtlich wirkt alles, wenn man nur stark genug daran glaubt, seien es Quecken, Sandgemälde der Navahos, Heilwasser oder Chemotherapie . . . Es besteht kein logischer Grund für die Annahme, daß die Menschen, die genesen, nachdem ihr Organismus zum Beispiel durch eine Chemotherapie vergiftet wurde, nicht auch Fälle spontaner Remission sind. Auch bei ihnen kann man davon ausgehen, daß sie aufgrund ihrer Einstellung und *trotz* der Behandlung gesund wurden.»

Nur wenige Vertreter der Geist-Körper-Theorie würden sich so weit aus dem Fenster lehnen. Doch die Arbeit von Dean Ornish und anderen hat gezeigt, daß auch bei «großen Krankheiten» wie Herzleiden heute biopsychosoziale Faktoren mit berücksichtigt werden müssen, die von der Behandlung der Körper-Geist-Einheit abhängen. Es wird zunehmend schwieriger, Theoretikern wie Larry Dossey zu widersprechen, wenn sie sagen: «Wir reden hier über Methoden der Körper-Geist-Behandlung, die helfen sollen, wenn es um Leben und Tod geht, doch die wissenschaftliche Literatur darüber ist auch Spezialisten auf diesem Gebiet immer noch völlig unbekannt! Wie viele Beweise brauchen wir denn noch, ehe wir zugeben, daß die sogenannte ‹psychosomatische Medizin› nicht länger auf den Bereich von Spannungskopfschmerzen beschränkt werden kann?»

Man könnte einwenden, daß die Frage ohnehin schon bald zur Diskussion stehen wird. Mit bahnbrechenden Erfolgen in der Genforschung, über die täglich berichtet wird, mit Laseroperationen, Echtzeit-Verfahren der Ultraschalldiagnostik und Organverpflanzungen (und eines Tages vielleicht sogar Organklonen) werden wir Zeugen neuer Höhepunkte in der Geschichte der rein körperlichen Medizin. Wenn Heilverfahren für derzeit schwer in den Griff zu bekommende Krankheiten entdeckt werden, wird dann nicht die ganze effekthascherische Sternenguckerei über «heilende Reisen», Verhaltensänderungen und «Bewußtsein der Körper-Geist-Einheit» zur bloßen historischen Kuriosität verkommen wie die bunten Schilde der Geisttänzer der Prärie-Indianer? Aus der Sicht moderner Geist-Körper-Heiler ist die Antwort klar: Jede Behandlung, die Gefühl und Phantasie unberücksichtigt läßt, die es versäumt, der Suche nach Sinn genügend Raum zu geben, die die Intelligenz des Körpers verachtet, kann den Patienten nicht gesund machen. Auch wenn es um die neuesten Klassen genetisch hergestellter magischer Kugeln geht, behaupten einige, daß die Wirkung des Bewußtseins nicht ausgeschlossen werden kann. Ernest Rossi, Teilnehmer an einem Treffen internationaler Körper-Geist-Pioniere, sagte mir:

«Wir haben immer noch nichts von den Endorphinen gelernt. Erinnern Sie sich, daß alle Welt laut jubelte: Endlich haben wir die magische Silberkugel, und das Schmerzproblem der Menschheit ist gelöst, weil Endorphine die für Schmerzen zuständigen Neurotransmitter sind. Die Pharmaindustrie gab Millionen und aber Millionen

Dollar aus, doch es klappte nicht. Zum einen haben Endorphine oft furchtbare Nebenwirkungen. Und ihre Fähigkeit, Schmerz zu lindern, ist relativ schwach.

Warum? Ich vermute, weil Endorphine *spezifisch sind für die Geist-Körper-Interaktion*. Vielleicht funktionieren sie nicht einmal auf rein molekularem Weg. Die Pharmaindustrie wird noch Milliarden verschwenden bei ihrem Versuch, am alten mechanistischen Modell festzuhalten. Dieses Verfahren wird zweifellos mit Substanzen wie Insulin Erfolg haben, einem stark physisch bedingten, wenn auch durch Streßfaktoren beeinflußten Prozeß. Doch ich denke, es wird nicht ausreichen, wenn das Molekül, das man synthetisch herzustellen versucht, in irgendeiner Verbindung mit dem limbischen System, dem Hypothalamus steht. Denn *dort* geht es nun mal um Geist, Gefühl und Lernen.»

In ähnliche Richtung weist die Feststellung eines Endokrinologen, daß die Behandlung mit «magischen Kugeln» – synthetisch hergestellte natürliche Abwehrstoffe des Immunsystems gegen Krebs, genannt Interleukine – nur bei fünf bis zehn Prozent der Patienten zum Erfolg geführt hat. Er behauptet, daß dies so sei, weil die Wissenschaft noch immer nicht genau weiß, wie Intelligenz und Materie zusammenwirken:

«Wenn Interleukine ‹wissen›, wann und wo sie den Krebs bekämpfen müssen, dann sind es nicht ihre Moleküle, die uns interessieren sollten, sondern etwas Unsichtbares – die Fähigkeit der Zelle, zu erkennen, daß ein karzinogenes [genetisches-Zell-] Gedächtnis vorhanden ist und ausgerottet werden muß. Das kann nicht in den Körper injiziert werden. Der Kampf des Körpers gegen den Krebs mißt Intelligenz an Intelligenz ...

Wenn unsere Emotionen sich mit Molekülen verbinden wie Reiter mit einem Pferd, sind die Pferde, die sie wählen, praktisch identisch mit Interleukinen, denn auf Molekularebene ist ‹glücklich sein› und ‹Krebs bekämpfen› dasselbe. Wir könnten beides als Heil-Botschaften betrachten.

Wir brauchen dringend eine Medizin ohne Kugeln.»

Lösung des Algorithmus

James Hillman hat einmal gesagt, wenn Asklepios der Gott der Heiler sei, dann müsse Hermaphroditos der Archetyp des Heilungs*prozesses* sein. Hermaphroditos steht für Nicht-Dualität, für die Vereinigung von Gegensätzen wie bewußt und unbewußt, männlich und weiblich, positiv und negativ, Individuum und Öffentlichkeit. Der Analytiker könnte noch Gegensätze wie physisch und psychisch, Körper und Geist, materiell und geistig hinzugefügt haben – uralte Rätsel, um deren Lösung die Medizin heute kämpft.

In der Zeit, da ich versuchte, die für mich richtige Behandlungsmethode zu finden, ging ich eines Tages mit meiner Tochter ins Kino. Wir sahen uns einen Film an, in dem ein Kind aufgefordert wird, eine schwierige mathematische Aufgabe zu lösen. In der darauffolgenden Nacht hatte ich einen Traum, in dem ich «gezwungen wurde, den *Algorithmus* zu lösen». Verwirrt wachte ich auf. Ich erinnerte mich noch vage daran, daß *Loga*rithmus etwas mit der «Macht der Zehn» zu tun hatte. Was aber war ein *Algo*rithmus?

Als ich im Lexikon nachschlug, las ich, daß damit ein Rechenvorgang gemeint ist, der «nach einem bestimmten Schema abläuft». Das Lexikon nannte als Beispiel die Division und die Subtraktion. Sofort kam mir der Gedanke, daß der Algorithmus *meine* Operation symbolisierte, den Eingriff, der mich teilen und etwas aus meinem Körper abziehen sollte, eben ein «mathematisches Problem», das ich zu lösen hatte.

Was mir auffiel, war jedoch auch, daß der Begriff «den Algorithmus lösen» zumindest in mathematischer Hinsicht eine Aussage ohne Bedeutung war. Wenn ein Algorithmus ein Gesetz der Kalkulation ist, eine *Methode* zur Problemlösung, dann bedeutete es wenig, «den Algorithmus zu lösen», wenn nicht die Methodenlehre selbst das Problem war.

Ich hatte den Traum ad acta gelegt, bis ein befreundeter Arzt Jahre später zufällig erwähnte, daß Algorithmen in der Praxis der modernen Medizin sehr wichtige Werkzeuge seien. Ärzte lernen vom ersten Semester an, Algorithmen zu benutzen, um über eine Reihe von Auswahlverfahren nach streng logischen Prinzipien die richtige Diagnose und Behandlungsmethode jeweils zu bestimmen.

Später hatte ich Gelegenheit, meinen Traum Dr. Dean Ornish zu schildern. Lächelnd erklärte er mir: «So vieles in der Medizin hat sich zu Algorithmen hin entwickelt – oder, je nach Standpunkt, zu Algorithmen hin degeneriert: erster Schritt, zweiter Schritt, dritter Schritt.» In einer schnellen, halb gesungenen Litanei betete er dann herunter: «Haben Sie Schmerzen in der Brust? Ja? Nein? Wenn ja, was zeigt das EKG? S-T-Senkung, ja oder nein? Beträgt sie weniger als einen Millimeter, tun Sie dies, falls mehr, tun Sie das. Lassen Sie eine Szintigraphie machen. Wird . . . festgestellt? Wenn ja, dann . . .» Er hielt inne und lachte kurz auf. «Algorithmen zeigen, wie wenig kreativ die medizinische Ausbildung eigentlich ist.»

Larry Dossey schreibt: «Selbst die am sorgfältigsten durchdachten Behandlungsalgorithmen enthalten nie eine Rubrik ‹Liebe!› oder ‹Sorge!›. Und genau deshalb taugen Algorithmen nicht viel, obwohl sie als narrensicher gelten und jede Eventualität in Betracht ziehen.»

Algorithmen sind vielleicht auch aus einem anderen Grund wenig erfolgreich: Sie berücksichtigen die Imponderabilie Bewußtsein bei ihren Kalkulationen nicht. Obwohl manche Kybernetiker davon überzeugt sind, man werde sich noch Software-Algorithmen ausdenken, die es Computern ermöglichen, wirklich zu «denken», scheint diese Logik einen fatalen Fehler aufzuweisen: Der menschliche Verstand besitzt, im Gegensatz zum Computer, eine einzigartige Eigenschaft: Er kann Vorgänge ausführen, die überhaupt *nicht auf Algorithmen basieren.*

Viele Patienten stellten an irgendeinem Punkt auf ihrem Weg fest, daß sie nicht länger passiv von schweren Geschützen und magischen Kugeln abhängig sein wollten, auch wenn ihr Einsatz als noch so «logisch begründet» erscheint. Sie konnten in der eindrucksvoll gesicherten Zitadelle der Medizin keinen Schutz mehr finden, sondern mußten in den vielen Behausungen des Selbst nach Heilung suchen.

8 Die Kontrolle zurückgewinnen und neuen Halt finden

Niemand wird euer Los verbessern,
wenn nicht ihr selbst.

Bertolt Brecht

Um den Weg der Heilung beschreiten zu können, müssen wir zumindest in etwa wissen, wohin es gehen soll. Doch Krankheit bedeutet zunächst einmal absolute Orientierungslosigkeit: Wir werden beherrscht von körperlichen Mächten, die wir nicht im Zaume halten können, von sozialen Mächten – Ärzten, Krankenhäusern, sogar von Familie und guten Freunden –, die *uns* zu zügeln drohen. Getriebe, von deren Existenz wir nicht einmal eine Ahnung hatten, kommen surrend in Gang, geölt von Jahrzehnten kulturellen Selbstverständnisses. Plötzlich werden normale Bewältigungsmechanismen null und nichtig, unsere Identität fällt einfach unter die Rubrik «Patient». Unser Selbst wird uns aus der Hand genommen.

Wie oft geschieht es, daß wir als Patienten nicht nur als medizinisch unwissend gelten, sondern daß man uns jede Entscheidungsfähigkeit abspricht mit der Begründung, wir seien in diesem – dem eigenen – Fall emotional zu sehr beteiligt. Geschwächt durch Krankheit, Angst und Unsicherheit, wird ein Patient sofort unter starken Druck gesetzt, einer Vielzahl vorgeschriebener Behandlungsmaßnahmen zuzustimmen. Bezeichnenderweise werden zugunsten des Leidenden alle verfügbaren Mittel aufgeboten – angesehene Spezialisten, Krankenschwestern in gestärkten Uniformen, ausgeklügelte technische Einrichtungen. Die meisten Patienten wollen dann nicht undankbar erscheinen, wollen Kliniker und Verwandte nicht enttäuschen, die nun ihrerseits Vorbereitungen treffen, wollen nicht riskieren, die angebotene letzte Chance einer Rettung abzulehnen.

Pro forma fordern medizinische Autoritäten ihre Patienten auf, die Meinung anderer Ärzte einzuholen und andere Behandlungsmöglichkeiten zu prüfen. Doch in Wirklichkeit, so schreibt der Direktor einer Krebsklinik in Kalifornien, «werden Patienten oft in aller Eile gleich nach der Diagnose zur Behandlung weitergereicht ... Als Vorwand dafür dient die Behauptung, daß jegliche Verzögerung schwerwiegende Folgen zeitigen könnte ... Damit wird das therapeutisch wertvolle Gefühl des Patienten aufs Spiel gesetzt, er habe nach eingehender Information und Beratung durch seinen Arzt und andere Fachleute eine persönliche Entscheidung getroffen und damit die Sache wirklich im Griff.»

Eine Patientin, eine College-Professorin, die stets stolz auf ihre Entschlossenheit und ihr logisches Denkvermögen war, erzählte mir, sie habe schon sehr bald feststellen müssen, daß man sie nach der Diagnose von Schilddrüsenkrebs zu einer hilflosen Beobachterin ihres eigenen Schicksals degradierte:

«Es ging alles so schnell. Biopsien, Blutuntersuchungen, Zweitdiagnosen, und plötzlich befand ich mich in gestärktem Krankenhaushemd in einem Gitterbett und wartete auf den Eingriff. Ich war mir nicht ganz sicher, warum ich dort lag. Die Ärzte fällten Entscheidungen aufgrund von Informationen, an die ich nicht herankam. Als ich den zuständigen Arzt sprechen wollte, sagte mir die Schwester, sie könne meine Fragen auch beantworten, und ein Arztgespräch würde noch einmal dreihundert Dollar kosten. Mir kam der Gedanke, einfach die Kleider überzuwerfen und fortzulaufen. Aber sie wußten es wohl einfach besser als ich, also blieb ich.»

Patienten auf dem Weg der Heilung haben eine doppelte Last zu tragen: Sie stehen vor der schweren Aufgabe, die eigene Identität zu stärken, obwohl sich offenbar alles – ihre Krankheit, die Ärzte, die ganze Welt – verschworen hat, sie zu demontieren. Kurz nach dem ersten Gespräch mit meinem Arzt hatte ich einen Traum, der rückblickend gesehen über die Aufgabe der Selbstbestimmung Bände sprach:

Ich versuche, auf einem Kinderschlitten sitzend, vor einem Mann mit einer Flinte zu fliehen, die keine genaue Visiervorrichtung hat. Ich schreie ihm über die Schulter zu: «Ich glaube, man kann nicht alles über einen Kamm scheren!» Dann sehe ich Indianer, die wütend darüber sind, daß ihr «Pulverbeutel» gestohlen wurde.

Der Schlitten in meinem Traum war ein Modell, das in den fünfziger Jahren der letzte Schrei war, denn man konnte ihn phantastisch lenken. Ich liebte das Gefühl der Freiheit, und wenn ich die Hügel hinuntersauste, war ich Herr über mein Schicksal. Ich hatte ihn zu Weihnachten geschenkt bekommen, und er war für mich ein übernatürliches Transportmittel, ein Talisman aus hochglanzlackiertem Holz. Auch ein «Pulverbeutel» ist ein Fetisch: Schamanen vieler amerikanischer Stammeskulturen tragen «Medizinbeutel» bei sich, in denen sie Gegenstände aufbewahren, die übernatürliche Beschützer aus ihren Träumen symbolisieren. Diese Gegenstände repräsentieren die einzigartige psychische Geschichte und die Begabungen ihrer Besitzer und bewahren das authentische Sein. Sowohl der «Pulverbeutel» als auch der «gut lenkbare Schlitten» standen für das Gegenteil der für die moderne Medizin typischen Haltung, die mit ihren unabänderlichen Normverfahren, ihren «vertretbaren» Nebenwirkungen und ehernen Definitionen von Gesundheit und Krankheit alles über einen Kamm schert.

In jener Zeit träumte ich oft vom Diebstahl einer einzigartigen und wertvollen Sache. Einmal schnitt ein Barbier – Vorläufer des Chirurgen im Mittelalter – das lang herabwallende Haar meiner Schwester ab: hüftlange Strähnen, die zu ihrem Markenzeichen geworden waren und die sie ihr halbes Leben lang hatte wachsen lassen. Einige Monate später wurde mir durch medizinische Behandlung schließlich ein biologisches Erbstück «gestohlen», von dem man mit Recht behaupten könnte, es sei der «Pulverbeutel» meines Körpers gewesen. Doch schon vorher hatte diese Behandlung mir bereits nach und nach die Kraft geraubt, meinen eigenen Heilungsverlauf zu bestimmen.

Verzicht auf Selbstbestimmung

Wenn wir zum ersten Mal den Herrschaftsbereich des Arztes betreten, scheint der uns bereits besser zu kennen als wir uns selbst. Er langt durch unsere Körperöffnungen – oder er schafft Öffnungen, wo keine sind –, er prüft uns mit glänzendem Metall, sondiert unsere Geheimnisse tief im Innern mit geheimnisvollen Präzisionsinstrumenten. Und weil der Arzt uns als Gegenleistung dafür Hilfe verspricht und Schmerz, Angst und Unsicherheit von uns nehmen will, fügen wir uns bereitwillig.

Krankheit ist eine Lebenssituation, in der man freiwillig seinen wertvollsten Besitz, den Körper, an jemanden ausliefert, den man eigentlich gar nicht kennt. Erst nach meiner Operation fiel mir auf, daß meine Ärzte kaum eine Ahnung davon haben konnten, wer ich eigentlich war. Ich hatte kurz mit einem Endokrinologen gesprochen und meinen Chirurgen ganze zwanzig Minuten gesehen. Meine Hoffnungen, Befürchtungen, Träume, das, was ich liebte – all das, was mich von einem anonymen Gast am Tresen einer gutgehenden Kneipe unterschied –, war nicht gefragt. Über Ultraschallbilder, Röntgenaufnahmen, Blutuntersuchungen und eine oberflächliche Krankengeschichte hinaus war ich nur ein weiterer gesichtsloser Anwärter auf ein Normverfahren.

Doch mit derselben Naivität, mit der ein Kind an die Allmacht seiner Eltern glaubt, gab ich mich dem völlig irrationalen Gefühl hin, daß meine Ärzte mich *kannten* und so viel Weisheit besaßen zu ahnen, was richtig für mich war und was nicht.

Letzten Endes stehen wir alle von Geburt an unter der Aufsicht von Ärzten. Als Kind lernen wir, ein «braver» Patient zu sein und Dinge über uns ergehen zu lassen, die uns bizarr, schmerzhaft oder erniedrigend vorkommen. Ich kann mich noch daran erinnern, wie stolz ich war, so gut auf Kommando husten zu können, daß ich nicht würgte, wenn unser Kinderarzt mir mit einem Löffelstiel die Zunge runterdrückte, daß ich nicht mit der Wimper zuckte, wenn er meinen schmerzenden Bauch bearbeitete, daß ich nicht weinte, wenn er mir eine Spritze verpaßte und auch nicht die leiseste Angst zeigte, als er mich auf einer Trage einen langen Flur hinunter in einen Raum fuhr, in dem er meine Mandeln herausnehmen würde.

Jetzt, da ich erneut vor einer Halsoperation stand, wollte ich vernünftig sein, mich gegenüber denen, die mein Schicksal in Händen hielten, zuvorkommend erweisen. Denn ein Krankenhaus ist eine Einrichtung ohnegleichen: Es ist die Stätte, an der wir zur Welt kommen, unser erstes Kinderzimmer und der Ort, an dem wir wahrscheinlich sterben werden. Es ist knallhartes Geschäft und Gnadenmission zugleich, Labor, Schule, ein weltlicher Tempel, eine Quarantänestation.

Dem normalen Leben enthoben, schweben die Patienten in weißen Gewändern (hinten offenen Hemden, die den Zugriff auf den Körper erleichtern) durch eine neonbeleuchtete Vorhölle (wie Engel, wie die Geister von Toten). Sie werden wie eine Schafherde zu einer Reise getrieben, auf der sie völlig die Orientierung verlieren – eine Reise, die auf seltsame Weise den Abstieg der Schamanen in die Unterwelt imitiert – eine (durch Narkose herbeigeführte) todesähnliche Erfahrung, eine rituelle Zerstückelung und eine Rückkehr nach der Transformation in die Welt der Lebenden. Sie werden am Ende, was ein Anthropologe einmal als «Schwellenwesen» bezeichnet hat:

«Schwellenwesen wie zum Beispiel Initianden tragen nur ein Kleidungsstück oder sind sogar ganz nackt – als Zeichen, daß sie als Schwellenwesen keinen Status, kein Eigentum, keine Ehrenzeichen oder weltliche Kleidung haben, die auf Rang oder Rolle oder Position hindeuten könnte . . . Ihr Verhalten ist in der Regel passiv oder bescheiden; sie müssen den ihnen erteilten Anweisungen unbedingt Folge leisten und willkürliche Bestrafung klaglos hinnehmen . . . Es ist, als wolle man sie auf einen allen gemeinsamen Zustand zurückstufen oder gar dem Erdboden gleichmachen, von wo sie in neuer Form und mit zusätzlichen Kräften ausgestattet wiedererstehen . . . Untereinander entwickeln Neophyten in der Regel eine intensive Kameradschaft und ein Gefühl der Gleichheit. Weltliche Unterschiede von Rang und Status verschwinden oder werden homogenisiert . . . in einem symbolischen Milieu, das sowohl Grab als auch Gebärmutter darstellt.»

In Stammeskulturen galt dieser Verlust von Selbstbestimmtheit und normaler Identität als Vorspiel oder, genauer gesagt, als Katalysator für psychophysische Transformation. Doch der Krankenhauspatient, der sich ebenfalls einem ominösen Übergangsritus unterwirft, der sich in einem Schwebezustand befindet zwischen dem vertrauten Selbst und einem anderen, noch unbekannten, wird die spirituelle Dimension der Reise nicht erfahren. Der Reisende gleitet an Ärzten vorüber wie ein Kraftfahrzeugchassis an der Nietmaschine einer Fertigungsstraße. Tagtäglich, so versuchte man mich zu beruhigen, entferne mein Chirurg die Schilddrüse bei Patienten, die er zuvor kaum gesehen hatte.

Unter dem Einfluß sowohl neuer wissenschaftlicher Erkenntnisse als auch einer neuen Ärztegeneration verändern sich die Rituale der allgemein üblichen Behandlungsmethoden jedoch nach und nach. Immer mehr Krankenhäuser bringen Patienten Entspannungstechniken, Biofeedback, Meditation, sogar Humor bei, da man vermutet, daß Lachen die Freisetzung schmerzlindernder Endorphine begünstigt. Zur Zeit aber entspricht die ganzheitliche Behandlung des Menschen noch nicht der Norm. Sie existiert Seite an Seite mit Techniken, die natürliche Körper-Geist-Mechanismen schwächen oder sogar den hippokratischen Grundsatz «Zuerst und vor allem bedenke: füge kein Leid zu» verletzen.

Der überwiegende Teil medizinischer Heilmethoden bewirkt oft das genaue Gegenteil von dem, was Patienten für ihre Heilung brauchen: Sie sollten Autonomie entwickeln, werden aber wie Kinder behandelt und im Ungewissen gelassen; sie sollten aktiv in ihrer Einmaligkeit bestärkt werden, müssen jedoch statt dessen passiv «Normverfahren» über sich ergehen lassen; sie brauchten Zeit, doch alles wird so schnell wie möglich abgespult; sie sollten ihr Immunsystem stärken, aber sie werden Therapien unterworfen, die es eher schwächen; wo sie eine Zukunftsvision voller Hoffnung entwickeln müßten, speist man sie mit meist pessimistischen («realistischen») Prognosen ab; sie sollten ihren Körper neu kennenlernen (besonders jene erkrankten Stellen, an denen emotionale Probleme vielleicht «somatisiert» wurden), erhalten aber Medikamente, die Funktionen und Empfindungen blockieren, oder sie verlieren diese Körperteile durch eine Operation vollends.

Nachdem ihre Diagnose feststand, mußte Arline Erdrich gegen den plötzlichen, erschreckenden Verlust von Autonomie ankämpfen:

Die Mediziner sagten mir, das und nichts anderes müsse jetzt getan werden, und wenn ich nicht mit ihnen zusammenarbeitete, würde ich bestimmt sterben. Es war, als spülte eine riesige Woge mich hinweg.

Zuerst machten sie eine Laparotomie, wobei sie einem die Bauchhöhle vom Brustbein bis zum Beckenbereich aufschneiden. Dann werden von allen Organen Gewebeproben genommen: ein kleines Stück Leber, ein wenig Niere. Sie stecken sogar kleine Etiketten hinein, als wäre der Körper die Schaufensterauslage eines Delikatessengeschäfts.

Einmal tastete ein Arzt in meinem Hals herum und behauptete hartnäckig, ich hätte karzinogene Knoten. Ich fragte ihn, wie er das denn ohne Biopsie feststellen könne.

Er antwortete: «Das spüre ich an der Art und Weise, wie sie sich bewegen lassen.» Also ließ ich zu, daß sie entfernt wurden. Hinterher stellte sich heraus, daß die Knoten völlig gutartig waren! Und schließlich haben sie mir noch eine Geschwulst auf der falschen Körperseite entfernt!

Ich kam mir allmählich vor wie ein Klumpen Fleisch. Voller Wut – die sich nach und nach entwickelt hatte – zeichnete ich eine Karikatur, auf der ein Arzt zu sehen ist, der in den Rücken einer Frau eine Hand steckt, die aus deren Mund wieder herauskommt. Darunter schrieb ich: «Wir werden so weitermachen, bis wir es hinbekommen haben.» Die Zeichnung, meine kleine persönliche Revolte, wurde überall im Krankenhaus herumgereicht – mit starkem Echo, das können Sie mir glauben!

Arline zeigte mir eine Auswahl weiterer Zeichnungen, die sie während ihres Krankenhausaufenthalts angefertigt hatte: Eine Frau liegt im Nachthemd unter einer roboterähnlichen Maschine, die eine Vielzahl von Prüfarmen schwenkt. Hinter einem Röntgenschirm steht eine Frau, deren Körper durch gestrichelte Linien in Sektionen aufgeteilt ist, was stark an die Skizzen von Rind oder Schwein beim Metzger erinnert.

«Wenn ich Leuten erzähle, daß ich früher eigentlich sehr schüchtern war, sagen sie: ‹Das soll wohl ein Witz sein?› Doch es stimmt. Ich war *gezwungen*, stark zu werden. Im Krankenhaus fand ich meine echte Stimme, und diese Stimme hat mich gesund gemacht.»

Kontrolle und Heilung

Arlines Ansicht, sie verdanke ihr Leben zum Teil der Tatsache, daß sie mit der Zeit die Kontrolle über das, was mit ihr geschah, zurückgewann, läßt sich sogar wissenschaftlich belegen. So wurde zum Beispiel experimentell nachgewiesen, daß Tumore bei Ratten, denen man ein gewisses Maß an Kontrolle über zufällige Elektroschocks zugestand, langsamer wuchsen als bei ihren Labornachbarn, die denselben Elektroschocks hilflos ausgeliefert waren. Die Forscher stellten fest, daß das Immunsystem der Ratten, die den Kontrollmechanismus im Käfig hatten, nur ein wenig aus dem Gleichgewicht geraten war, während das Immunsystem der anderen, «außengelenkten» Ratten sehr schnell geschwächt wurde. Eine andere Studie, der ein ähnliches Prinzip zugrunde lag, hat ergeben, daß Patientinnen, die an Brustkrebs im Endstadium litten und sich einer Verhaltenstherapie in Verbindung mit Übungen zur Selbstbehauptung und einem «Autonomietraining» unterzogen hatten, länger lebten als Patientinnen, die nur chemotherapeutisch behandelt wurden.

Anderen Untersuchungen zufolge haben unkooperative Patienten – jene, die nicht so ohne weiteres alles mit sich machen lassen – oft die größten Überlebenschancen. Man geht davon aus, daß eine solche «eigenmächtige» Haltung in gewisser Weise das Immunsystem stimuliert, dem Patienten Kampfkraft verleiht und seinen Willen stärkt, die Krankheit zu besiegen. Wie auch immer der Mechanismus aussehen mag, der da am Werk ist – einer neueren Studie zufolge hatten Aids-Patienten, die länger lebten als vorausgesagt, eine Reihe von Charakteristika gemeinsam: Sie weigerten sich, den tödlichen Ausgang ihrer Krankheit zu akzeptieren (das nannte man «positives Leugnen»), sie bestanden hartnäckig, ja störrisch darauf, die Anordnungen des Arztes nicht zu befolgen, wenn sie keinen Sinn darin sahen, und sie brachten Emotionen wie Wut offen zum Ausdruck. Ähnliches wurde bei Krebspatienten beobachtet, die Züge an den Tag legten wie «schlechtere Anpassung an die Krankheit» und «negativere Einstellung gegenüber dem Arzt» – auch sie überlebten länger als erwartet. Diese Ergebnisse stimmen mit meinen Eindrücken überein, die ich im Gespräch mit vielen Patienten gewann.

Wir müssen uns fragen, ob diese Kampfhaltung nicht auch ein Heilungsstadium der «krankheitsanfälligen Persönlichkeit» sein könnte, ein Prozeß des Abreagierens, in dem laut Alice Miller «frühere Traumata mit intensiven Gefühlen wie Wut, Zorn, Ohnmacht, Verzweiflung, Hilflosigkeit und – schließlich – Trauer noch einmal erlebt werden». Überraschend viele Patienten, die nach ihrem bisherigen Verhalten eigentlich eher zu Passivität und Anpassung neigten, erzählten mir, daß die Krankheit ihnen die Freiheit verliehen habe, für sich selbst einzustehen – gerade als alle anderen von ihnen verlangten, sich zu fügen.

Wiedererlangen von Autonomie

Diese kleine Rebellion war für viele der erste Schritt auf einem idiosynkratischen Kurs, der nicht nur zu ihrer Heilung führte, sondern zur Zerstörung fest verwurzelter, lebenslanger psychischer Muster. Sie ist ein Beispiel für das Paradoxon, das eine Jungianerin Anfang des Jahrhunderts bei über hundert Krebspatienten beobachtete: Obwohl alle ausnahmslos als Kinder emotional schwer verletzt worden waren und dazu neigten, Bestätigung von außen zu erlangen, um so die mangelnde innere Selbstverachtung zu kompensieren, war die Analytikerin überrascht, festzustellen, daß ihre Patienten mitten in ihrer Krankheit eine Quelle hartnäckiger, widerstandsfähiger Selbstbehauptung gefunden hatten.

Eine nähere Untersuchung der Lebensgeschichte dieser Patienten zeigte, daß sie in der Jugend oft eine ungewöhnlich «starke Individualität» gezeigt hatten, die entweder unterdrückt worden oder «eingeschlafen» war.

Ein sonst höchst friedfertiger Postbeamter aus Colorado war ganz stolz auf seine widerborstige Haltung gegenüber seinem Onkologen. «Ich sagte ihm», erzählte er, «daß es *mein* Körper sei, für den *ich* die Verantwortung trage, ich hätte viel Kraft, und ich wollte nur sein Gutachten haben.» Als er sich zu einem zweiten Knochenmarktest meldete (der erste hatte ergeben, daß die Häufigkeit der weißen Blutkörperchen auf chronische, myeloische Leukämie schließen ließ), sagte er: «Ich will *zuerst* einen neuen Bluttest. Wenn die Werte runtergegangen sind, will ich den Knochenmarktest nicht machen.» Ärzte und Schwestern seien wie vor den Kopf gestoßen gewesen, denn vor der Tür habe ein Kurier gewartet, der die Rückenmarkflüssigkeit nach Denver hätte transportieren sollen. Als sich dann herausstellte, daß der Test unumgänglich war, habe er zum Arzt gesagt: «Ich habe kräftige Beine, und wenn Sie mir wehtun, trete ich zu.»

Sein Verhalten klingt recht kindisch und entspricht der Beobachtung der Analytikerin, daß die Individualität, auf die ein Patient lange verzichtet hat, nicht immer unverbogen wieder auftaucht. Ein neu gefundenes Selbstverständnis, meint sie, könne zuweilen unnachgiebig und «starrsinnig» sein und einen Mangel an «Persönlichkeitspluralität» aufweisen, die den ausgeglichenen Erwachsenen in aller Regel auszeichne.

Eines Nachmittags, als ich im Verlauf meiner Odyssee bei einem Freund zu Besuch war, erhielt dieser einen Anruf vom Konrektor der örtlichen Schule. «Es geht um Ihren Sohn», hieß es. «Er hat ein ernsthaftes Verhaltensproblem. Er hat gerade einen anderen Jungen ohne ersichtlichen Grund geschlagen.» Offensichtlich hatte ein anderes Kind während des Mittagessens versucht, dem Sohn meines Freundes etwas vom Nachtisch in den Mund zu stopfen, woraufhin dieser dem Kind ins Gesicht geschlagen hatte.

«Holen Sie mir bitte meinen Sohn ans Telefon», sagte mein Freund ernst. Ich erwartete, daß er nun mit seinem Sohn schimpfen würde, statt dessen vernahm ich, wie er liebevoll und bestimmt zu ihm sagte: «Es ist schon in Ordnung so. Du mußt nie, *niemals* zulassen, daß dir einer was in den Mund stopft, wenn du es nicht *willst*.» Ich war beinahe zu Tränen gerührt, denn mir wurde mit einemmal klar, wie selten wir diese Botschaft als Kind zu hören bekommen, geschweige denn als Patient. Die Heilberufe, so der Sozialkritiker Ivan Illich, «zerstören oft die Fähigkeit eines Menschen, mit seiner Schwäche, seiner Verletzlichkeit und Einmaligkeit auf persönliche, autonome Weise fertig zu werden». Von daher ist es vielleicht nicht weiter verwunderlich, wenn das Bestreben eines Patienten nach mehr Autonomie häufig mit kleinen, sehr persönlichen Erlebnissen beginnt. Arline Erdrich sagt: «Ich wollte nicht im Bett bleiben, nicht einmal im Krankenhaus. Wenn ich angeblich ambulant behandelt werden konnte, dann auch richtig. Ich war fest entschlossen, mich wie ein gesunder Mensch zu verhalten. Ich wollte weder Nachthemden noch Schlafanzüge anziehen. Auf der Station hieß ich nur noch ‹die Empfangsdame›, weil ich stets Straßenkleidung trug und jeden

Neuankömmling mit Handschlag begrüßte. Sie mußten mich *zwingen*, ins Bett zu gehen, selbst zu Hause noch. Für mich ist das Bett ein Ort, an dem man schläft oder den man aufsucht, wenn man krank ist, kein Platz, um zu leben und gesund zu werden.»

Selbsterziehung

Arline Erdrich hatte das dringende Bedürfnis, sich das Alte Testament genauer anzusehen. «Ich hatte bis dahin nicht einmal eine Bibel besessen. Doch auf einmal stieß ich darin auf lauter weise Menschen, die alle möglichen Mißgeschicke überstanden hatten. Ich versuchte dahinterzukommen, wie sie das geschafft hatten.»

Inspiriert von den Worten, daß «ein jegliches seine Zeit und alles Vornehmen unter dem Himmel seine Stunde» hat, begann Arline Szenen aus dem Prediger Salomo zu zeichnen. Bald schon suchte sie in den Regalen der Stadtbibliothek nach Büchern über andere spirituelle Traditionen, verschlang gierig alle möglichen Wälzer über todesähnliche Erfahrungen und blätterte üppige Bildbände mit Renaissance-Fresken durch. «Ich interessierte mich plötzlich für Dinge, die mir bis dahin gleichgültig waren, für die Maler J. M. Turner und Monet zum Beispiel. Die Bücher stapelten sich nur so im Wohnzimmer. Mein Mann war sauer – er wollte, daß ich mich mit ihm zusammen vor den Fernseher setzte und nicht allein vor mich hin las.»

Dieses Bedürfnis, etwas zu lernen, wurde von vielen Patienten als Wendepunkt auf ihrer Reise empfunden, eine Art intellektueller Unabhängigkeitserklärung. Viele wollten alles über ihre Krankheit erfahren, über schulmedizinische Behandlungsmethoden und Alternativen dazu, wollten auch den einschüchternden Jargon der Ärzte beherrschen, sich mit Rüstzeug versehen, und sei es noch so rudimentär, um ihren eigenen Heilungsprozeß bestimmen zu können. Bücher schienen auch die Unverletzlichkeit der Privatsphäre zu garantieren, und zwischen den Zeilen konnte ein neues Selbstwertgefühl aufkeimen.

Viele Patienten sprachen davon, daß sie beim Lesen eine merkwürdige Offenheit empfunden hätten, eine gewisse Resonanz, als wären gedruckte Worte zum ersten Mal direkt an sie gerichtet. Dies ist vielleicht Teil des sogenannten «höheren Bewußtseins», das häufig mit einer Krankheit einhergeht: Die Welt beginnt plötzlich «zu sprechen». Normale Ereignisse und Objekte sind offenbar kaum noch der Rede wert. Die durch die Krise aktivierte Psyche beginnt, eine Welt wahrzunehmen, die einen unverhofften Sinn in sich trägt. Auf diese Weise dringt man mit Hilfe von Büchern zu Quellen einer Weisheit vor, die über die alltäglichen Erfahrungen hinausgeht, und erlangt nicht nur Informationen über den Körper, über Heilung und Medizin, sondern kann aus einem inneren Brunnen sowohl persönliche als auch kollektive Kraft schöpfen.

Grenzen der Selbstbestimmung

Der Drang nach Selbstbestimmung kann allerdings auch kontraproduktiv sein. Er ist ganz sicher ein herausragender Zug der «krankheitsanfälligen» Persönlichkeit und ein primärer Bewältigungsmechanismus in gestörten Familien, in denen der emotionale Sog auch den wachsamsten Wassertreter hinabzuziehen droht. Für Menschen, die derartige Umstände überlebt haben, ist die Unterwerfung unter eine Behandlungsmethode – ganz egal welche – gleichbedeutend mit Ertrinken. Von diesem Standpunkt aus kann Widerstand dazu führen, daß ein hart errungenes Identitätsgefühl in gewisser Weise gegen eine Bedrohung durch Wandel verteidigt wird, auch wenn dieser Wandel zu Wachstum und Heilung führen könnte.

Selbstbestimmung (und eine gewisse Neigung, zu verleugnen) scheint besonders für Anhänger des New Age im Vordergrund zu stehen. Sie sind davon überzeugt, daß jeder in der Lage ist, alle geistigen und körperlichen Zustände absolut zu beherrschen, wenn er nur mit den richtigen Fertigprodukten psychospiritueller Techniken ausgestattet ist.

Bei der Lektüre eines Buches stieß ich auf die Geschichte von Earl. Der gutaussehende, vielversprechende junge Werbefachmann sollte wegen eines gutartigen Tumors im Mittelohr operiert werden. Earl, der an etlichen Workshops über spirituelles Wachstum teilgenommen und eine Fülle an populärwissenschaftlichen Büchern über Metaphysik gelesen hatte, kam zu dem Schluß, er habe sich die Krankheit «selbst zuzuschreiben» und sei daher auch für die Heilung selbst verantwortlich.

Doch Earls Symptome – Gesichtslähmung, Schwindel, Hörverlust – verschlimmerten sich all seinen Bemühungen zum Trotz. Der Arzt erkannte bald, daß sein Patient in eine selbstgestellte Falle getappt war: Er setzte medizinische Behandlung mit Passivität und Mangel an Selbstwertgefühl gleich und betrachtete ein natürliches, «spirituelles» Verfahren als die einzige Möglichkeit, auf dem von ihm als ideal empfundenen Pfad der Selbstentwicklung weiterzukommen.

In seinem Fall bedeutete Widerstand gegen konventionelle Behandlungsmethoden jedoch zugleich die Weigerung, sich dem eigentlichen Heilungsprozeß zu unterwerfen. Der Patient hatte sich dermaßen verschanzt, daß er nicht mehr in der Lage war, sich zu bewegen. «Niemand», so heißt es in dem Buch, «kann die volle Heilkraft auch nur annähernd ausschöpfen, wenn er glaubt, eine Behandlung sei gut für den Körper, aber schlecht für die Seele – und umgekehrt ... Die größte Heilkraft besteht dann, wenn innere Wandlung und äußere Behandlung in Einklang miteinander stehen.» In vier Therapiesitzungen erlebte Earl eine «transformative Veränderung», die darauf hinauslief, daß er sich innerlich dem Heilverfahren zuwandte, welches zum damaligen Zeitpunkt das einzig geeignete war. Er begann, seine Operation als eine für sein Leben notwendige Erfahrung zu betrachten. Da Earl sein ganzes Sein in die Behandlung einbringen konnte, war seine Operation ein voller Erfolg. «Als man ihn durch die Krankenhausflure rollte, spürte er eine positive Verbindung mit dem Krankenpfleger, der ihn schob. Im Aufzug zum Operationssaal mußte er lachen. Er war wie ein Kind auf Abenteuersuche. Als er in den Operationssaal kam und die Menschen dort sah, erfüllte ihn ein Gefühl der Liebe und Dankbarkeit.»

Earls Chirurg berichtete über eine Reihe ungewöhnlicher Phänomene während der Operation: über Gewebe, das beinahe im gleichen Moment, da es aufgeschnitten wurde, zu bluten aufhörte sowie über eine äußerst schnelle und schmerzfreie Rekonvaleszenz. Während er sich im Krankenhaus erholte, faßte Earl den Entschluß, seine berufliche Laufbahn radikal zu verändern – ein Durchbruch, den der Autor des Buches dem harmonischen Zustand zuschreibt, in dem Earl dem enormen Streß der Operation begegnete.

In diesem Fall hat der Patient selbst bestimmt, was mit ihm geschieht, indem er ganz bewußt die einzig adäquate Behandlungsmethode wählte und ihre Berechtigung anerkannte. In ähnlicher Weise haben Krebspatienten, die ihre Chemotherapie als «flüssigen Sonnenschein» oder die Bestrahlung als «heilende Strahlen» empfanden, weniger unter Übelkeit und Haarausfall gelitten und bessere klinische Resultate erzielt. Unpersönliche medizinische Erfahrungen in eine ausgesprochen individuelle Terminologie umzuformulieren kann eine Möglichkeit sein, ein Gefühl der Autonomie wiederzuerlangen sowie eine Möglichkeit, den Heilungsprozeß tatsächlich zu beschleunigen.

Vielleicht ist «Selbstbestimmung» der falsche Ausdruck. Den «Zugang über die Seele» auf dem Weg der Heilung zu wählen schließt ausnahmslos *alles* ein, was unsere voneinander getrennten, zuweilen einander bekämpfenden Teile zusammenbringt mit dem Ziel, lebendiger zu werden. Wenn wir unser Leben und die Heilung aus den Tiefen unserer selbst heraus angehen, besitzt jede Erfahrung die Kraft, zu transformieren und zu heilen.

9 Eine Welt
von Alternativen

Wie gern würd' ich das Meer versuchen,
das allen Ländern immerfort
unbegrenzte Möglichkeiten bringt,
zu heilen meine Wunden.

Tristan und Isolde

Welcher Arzt ist der klügste, welches Krankenhaus das modernste, welche Methode die sicherste? Welche Heilverfahren ergänzen einander und welche schließen einander aus?

Jede Kultur hat ihre Pfade – Anthropologen nennen sie «Zufluchtsorte» –, denen der einzelne folgen kann, um einen Ausweg aus einer Krise zu finden. Je nach gesellschaftlich vorgegebenen Irrwegen landet ein Eheproblem dann eben vor dem weiblichen Stammesoberhaupt, dem revolutionären Komitee, dem Priester, dem Schamanen, dem Familientherapeuten oder dem Scheidungsanwalt. Auch Gesundheitsprobleme werden in den verschiedenen Kulturen unterschiedlich definiert. Sie werden auf die Person, die Familie, die Gemeinschaft oder auf die spirituelle Ebene bezogen und dementsprechend behandelt.

Bei den Kung-Buschmännern gilt Krankheit als gesellschaftliches Problem, das in einer gemeinsamen Zeremonie behandelt werden muß («wenn einer krank ist, sind alle krank»), während in westlichen Kulturen Krankheit im wesentlichen Privatangelegenheit ist («zwischen dem Patienten und seinem Arzt» oder «innerhalb der Familie»). Und ob nun der Arzt eine getrocknete Wurzel oder das Skalpell verordnet, in jedem Fall spielen die Religion, die Mythen und der soziale Konsens der jeweiligen Gesellschaft eine große Rolle bei der Behandlung. So gesehen ist jede Therapie ethno-medizinisch.

Unsere Kultur drängt auf rasches, aggressives Eingreifen. Sichtbare, spontane Symptombeseitigung wird einem sanfteren, langsameren Heilungsprozeß vorgezogen. Was «die Ärzte sagen» ist in unserer Gesellschaft immer noch ausschlaggebender als das, was Juristen oder gar Politiker sagen. Trotz des in Meinungsumfragen geäußerten Unbehagens angesichts vieler ihrer Methoden betrachten wir die Mediziner nach wie vor als eine Kategorie für sich, eine Gilde von Bodhisattva-Wissenschaftlern, die sich der Linderung menschlichen Leids widmen, erhaben über die kleinlichen Interessen von Handel, Politik oder Ideologie.

Doch die Medizin ist eben nicht nur eine Sammlung wissenschaftlicher Wahrheiten. Innerdisziplinäre Rücksichten, kulturell bedingte Präferenzen, die Persönlichkeit des Arztes, finanzielle Mittel und Regierungspolitik – all das hat Einfluß darauf, zu welcher Therapie ein Patient Zugang hat und welche er am Ende erhält.

Es wäre jedoch dumm, zöge man daraus den Schluß, es gäbe Alternativen für die Bereiche, in denen der «medizinisch-industrielle Komplex» sich als inadäquat oder sogar gefährlich erweist. Unkonventionelle Methoden sind häufig nicht genügend erprobt, ihre Wirkung ist ungeklärt. Sie basieren möglicherweise auf irrigen Annahmen, zu hoch gesteckten Zielen, dem Charisma eines einzelnen Praktizierenden oder erfordern manchmal riskante Prozeduren. Die Folgen ihrer Anwendung sind noch weniger vorhersehbar, da die Verfahren nicht standardisiert sind. Manche «Alternativ»-Praktiken können ebenso zerstörerisch wirken wie die konventionellen Methoden, die man mit ihrer Hilfe umgehen möchte, sie sind ebenso mechanistischen Körper-Geist-Modellen verpflichtet und lassen letzten Endes auf ähnliche Weise die Psyche außer acht. Es kann sein, daß ein Patient sich ohne Erfolg einer «ungiftigen» Therapie unterzieht und damit die Chance verspielt, eine heilbare Krankheit auf konventionelle Weise behandeln zu lassen.

Der Reiz «unorthodoxer» Therapien

Dennoch entschieden sich die meisten der von mir befragten Patienten für eine alternative Methode, häufig allerdings in Verbindung mit einer konventionellen Therapie – parallel oder nacheinander. Von derartigen Fällen erfuhr ich hauptsächlich über meine Kontakte zu New-Age-Kreisen, in denen orthodoxe Methoden geradezu argwöhnisch betrachtet werden und allem, was auch nur annähernd «natürlich» klingt, stets der Vorzug gegeben wird. In den meisten Fällen jedoch war der Grund dafür, sich alternativen Heilmethoden zuzuwenden, weniger ein Kniefall vor ketzerischen Lehren als vielmehr das Gefühl, eine der Norm entsprechende Behandlung der Krankheit sei zu kräftezehrend, ineffektiv oder stehe sogar der eigenen Suche nach einem tiefer greifenden, sorgfältigeren Heilungsprozeß entgegen.

Carol Boss, die an Brustkrebs erkrankt war und seit langem symptomfrei ist, erzählte mir: «Immer wieder habe ich erlebt, daß Freundinnen nach einer Operation oder einer Chemotherapie als angeblich rundum gesund entlassen wurden. Dann, ein halbes oder zwei bis drei Jahre später, brach die Krankheit wieder aus, noch dazu überraschend heftig. So erlebte ich, daß die Beseitigung von Symptomen noch lange nicht die Beseitigung der Krankheit bedeutet; die grundlegende Veränderung, die wir als Heilung bezeichnen, ist mehr als nur das. Sie ist wie ein wachsender Baum. Sie geschieht nicht von heute auf morgen.» Man hatte Carol nach der Diagnose noch ein paar Wochen oder Monate gegeben. Wie viele andere in ähnlicher Lage suchte sie daraufhin begreiflicherweise nach Alternativen.

Sie ist nur eine von vielen Millionen, die sich unkonventionellen Therapien unterziehen (in ihrem Fall regelmäßige Akupunktur, eine bestimmte Diät und Meditationsübungen). Im Jahre 1990 gaben die Amerikaner 10,3 Milliarden Dollar aus eigener Tasche für alternative Gesundheitsmaßnahmen aus, gegenüber 12,8 Milliarden Dollar für konventionelle Behandlung im Krankenhaus. Am Krebsforschungszentrum der Universität von Pennsylvania wurde eine Untersuchung durchgeführt über «die nicht nachlassende und offenbar wachsende Anziehungskraft der Anti-Medizin, das heißt nichtmedizinischer, an Fragen der Lebenshaltung orientierter Alternativen in einer Zeit großen technologischen Fortschritts auf dem Gebiet der orthodoxen Gesundheitsvorsorge».

Acht Prozent der Patienten hatten dieser Untersuchung zufolge eine konventionelle Behandlung völlig abgelehnt, und sechzig Prozent suchten ihren Arzt parallel zu einem unorthodoxen Therapeuten auf. Bemerkenswert ist, daß dreißig Prozent der behandelnden Ärzte ihre Patienten bei ihrer Suche unterstützten. In einer von *Associated Press* im Jahre 1985 durchgeführten Meinungsumfrage gaben mehr als die Hälfte der etwa 1500 befragten erwachsenen Amerikaner an, daß sie sich für nichtsanktionierte Behandlungsweisen entscheiden würden, wenn sie ernsthaft erkrankten, nur sechsunddreißig Prozent meinten, daß sie es nicht tun würden. Eine neuere Erhebung (1992) ergab, daß fast jeder dritte Amerikaner schon einmal eine unkonventionelle Therapie ausprobiert hatte, die Hälfte davon im letzten halben Jahr vor der Befragung. Die Alternativmedizin ist zu einem Industriezweig mit einem Jahresumsatz von 27 Milliarden Dollar angewachsen.

Im allgemeinen betrachteten die von mir interviewten Reisenden alternative Behandlungsmethoden – von Akupunktur über Kräuterkuren und «Körperarbeit» bis hin zu «energetischer Medizin» – als eine Möglichkeit, Bedürfnisse anzusprechen, die ihrer Meinung nach von der normalen medizinischen Praxis nicht berücksichtigt werden. Die Alternativmediziner würden, so berichteten sie,

- sich mehr Zeit für sie nehmen, angefangen von der ersten Begegnung, bei der sie ihre Geschichte erzählten, bis hin zur Festlegung von individuellen, sanfteren, schrittweise vorgehenden Behandlungsformen;
- Symptome eher als ein Zusammenwirken vieler «Kofaktoren» ansehen und damit dem Patienten helfen, verschiedene Lebensbereiche heilsam zu beeinflussen;
- den Körper als ein Ganzes betrachten und sich Gedanken über mögliche Verbindungen zwischen Symptomen und Systemen machen, die von konventionellen Ärzten als unzusammenhängend betrachtet werden;
- den allgemeinen Gesundheitstonus des Körpers aufbauen, davon ausgehend, daß «der Patient nicht krank ist, weil er ein Symptom hat, sondern ein Symptom hat, weil er krank ist»;

- die Behandlung auf diese individuellen Bedürfnisse abstimmen, statt entsprechend einer feststehenden Norm vorzugehen. Viele alternative Heiler sind der Meinung, daß Krankheit kein statischer Zustand ist, sondern ein ständigen Veränderungen unterliegender Prozeß –, daß ein und dieselbe Krankheit bei verschiedenen Menschen zu unterschiedlichen Zeitpunkten auf unterschiedliche Weise auftaucht und die Behandlung daher Flexibilität erfordert.
- Rezepturen bevorzugen, die Veränderungen der persönlichen Gewohnheiten, sowohl geistiger als auch körperlicher, mit einschließen, und Formen der Selbstbehandlung anbieten, die den Patienten zu autonomer Erhaltung der Gesundheit ermuntern.
- Krankheit in einem psychospirituellen Rahmen behandeln, der sowohl innere Weiterentwicklung als auch ein erfüllteres äußeres Leben fördert.

Es gibt eigentlich nur sehr wenige Kulturen, die mit Ratsuchenden so apodiktisch umspringen wie die unsere. Ein Autor medizinischer Bücher schreibt, charakteristisch für das westliche Muster sei «die Vorherrschaft einer medizinischen Theorie über alle anderen», während die asiatische Medizin mehrere Vorgehensweisen gleichzeitig erlaube, «je nachdem, welche den Erfordernissen des jeweiligen Falles am besten entspricht».

Der Grad des auf medizinischem Gebiet zulässigen Pluralismus ist von Land zu Land sehr unterschiedlich. Michael Lerner, Mitbegründer eines Krebshilfeprogramms, stellt fest, daß es 120 000 verschreibungspflichtige Medikamente auf dem westdeutschen Markt gibt, während es in Island nur einhundert sind. Ein Anthropologe weist darauf hin, daß im heutigen Marokko «kein einziges therapeutisches System ausschließliche Priorität besitzt». Statt dessen habe der einzelne die Wahl zwischen verschiedenen Heilungswegen und werde bei seiner Entscheidung oft von einem «Helferkreis» aus Verwandten und Freunden unterstützt.

Doch bei vielen der Patienten, mit denen ich sprach, waren Verwandte und Freunde nicht immer hilfreich, und für eine Alternativbehandlung fanden sie selten Unterstützung. Viele Reisende fühlten sich wirklich alleingelassen, als sie plötzlich vor der Entscheidung standen, ob sie die gut ausgebauten Wege sanktionierter Behandlungsmethoden verlassen sollten, ohne die neuen Pfade zu kennen. Debby Ogg erzählt: «Auf der Suche nach einer Zweit- bzw. Drittdiagnose ging ich zu zwei Ärzten in Boston. Es dauerte fünf oder zehn Minuten, dann bekundeten sie einhellig: ‹Da ist nichts mehr zu machen.› Als ich sie nach Meditation, Visualisierung, Diät, Körpertraining fragte, meinten sie nur: ‹Bockmist.› Selbst mein Bruder Bobbie, der ein hervorragender Arzt ist, sagte mir, mein Karzinom sei *unheilbar*. Meine Schwester redete eine Zeitlang nicht mehr mit mir, weil sie der Meinung war, ich liefe Wahnvorstellungen hinterher.

Zum Glück hatte ich Freunde, die das anders sahen. Sie brachten mir entsprechende Bücher, und ich begann mich mit dem Gebiet Alternativmedizin zu befassen. Allmählich gelangte ich zu der Überzeugung, daß es keine wirklich guten Reiseführer und Straßenkarten gab, und daß ich meine eigenen finden mußte.»

Zwei Behandlungsmethoden gleichzeitig?

Dr. Bernie Siegel hat mir gegenüber einmal erwähnt, daß die meisten Träume seiner Patienten sich auf die Wahl zwischen verschiedenen Behandlungsmethoden bezogen. Da sie gezwungen waren, endgültige Entscheidungen zu treffen, die praktisch nicht auszumalende Konsequenzen nach sich zogen, ist kaum verwunderlich, daß dieser Kampf ihre Tage und Nächte überschattete.

Ein Autor beschreibt einen Traum, den er nach der Entnahme einer Gewebeprobe hatte, bei deren Untersuchung festgestellt wurde, daß er Bauchspeicheldrüsenkrebs im Endstadium hatte. Darin streiten sich ein konventioneller Arzt und ein merkwürdiger Heiler über seinen Fall:

Ich war mit zwei Ärzten in einem Raum. Der eine war wie der Chirurg, ein moderner Experte, ein echter Wissenschaftler. Der andere war ein komischer kleiner Kauz, der sich mit dem Chirurgen über die Notwendigkeiten von «Heimkuren» stritt, wie er sie nannte. Ich war in diesem Traum sehr krank, und sie sprachen ruhig, aber eindringlich über mich hinweg. Manchmal standen wir alle drei in Sumpfwasser. Es gab dort Krokodile, aber ... sie erschreckten mich irgendwie nicht. Sie schienen sogar Freunde des kleinen häßlichen Arztes mit seinen verrückten «Heimkuren» zu sein.

Der Autor weiß mit diesem «Sumpfdoktor» nichts anzufangen, der klein, verrückt und rauhbeinig ist und mit lächerlich einfachen Vorschlägen daherkommt. Ich war betroffen, als ich den Bericht las, denn auch mir waren wiederholt solche Figuren in meinen Träumen erschienen. In einem war es ein merkwürdig teilnahmsloser kleiner Buschmann mit Lendenschurz, der mir, als er mich gefangen in einem Dornbusch in der Wüste fand, ein saftiges rotes «Heilkraut» anbot. In einem anderen Traum war es ein langsamer, dicker «Scherpa-Führer», der versuchte, mich am Besteigen des Mt. Rushmore zu hindern (*rush more?* = noch mehr Eile?). Ein dritter Traum handelte von einer kleinen, pummeligen «puertorikanischen Frau», die behauptete, meine Großmutter zu kennen, und mir geduldig erklärte, wie meine Vorfahren mich mit «braunem Reis und Suppe» behandelt hätten, während ich ihr mit zunehmender Verärgerung zuhörte.

Diese Gestalten riefen in mir (in meinem Traum-Ich) tiefste Verachtung hervor – ich verachtete ihre niedrige gesellschaftliche Stellung, ihre primitive Erscheinung, ihr aufreizend ruhiges Verhalten, ihre Langsamkeit und ihren Mangel an Intelligenz. Ihre simplen Methoden machten mich ebenso wütend wie ihr Mangel an Dringlichkeit angesichts eines, wie ich meinte, lebensbedrohlichen Zustands. Häufig erlebte man sie im Streitgespräch mit anderen Gestalten, die konventionellere medizinische Gepflogenheiten symbolisierten.

Wer waren diese «primitiven» kleinen Heiler? Carl und Stephanie Simonton, die in ihrem Buch *Wieder gesund werden* über ähnliche Traumfiguren ihrer Patienten berichten, fragten sich: «Gibt es in der Natur der Krebskrankheit als ‹Zivilisationskrankheit› oder in der Natur der Individuen, die an Krebs erkranken, etwas, das unser Unterbewußtsein veranlaßt, dieses Bild einer alternativen Behandlungsform heraufzubeschwören?»

Für mich waren die «kleinen Menschen» zum Teil psychische Gegengewichte, Schattengestalten, die ihre Stimme für die abgewiesenen, verschmähten Aspekte des Selbst erhoben und Wahrheiten aussprachen, die ich bewußt nur ungern zugab. Sie stellten Heilverfahren dar, die mich auf Kollisionskurs mit sozialen Normen und der angeblichen Sicherheit konventioneller Praxis führen würden. Sie bedrohten mit aufreizender Gelassenheit die Hegemonie technologisch orientierter Medizin.

Diese Herausforderung, so habe ich inzwischen erfahren, ist durchaus historisch zu sehen, entlang Kampflinien, die schon seit Jahrhunderten bestehen. Eine Medizinprofessorin hat die Entwertung natürlich ausgerichteter Behandlungsmethoden bis ins England des 17. Jahrhunderts zurückverfolgt. Fortdauernd bis auf den heutigen Tag, so behauptet sie, sind solche Einstellungen «die reine Selbstbeweihräucherung, wobei die Anhänger und Nutznießer der ‹modernen› Medizin als vernünftig und zivilisiert betrachtet werden, während die Anwender ‹traditioneller› Methoden im besten Falle als altmodisch, im schlimmsten als unzivilisierte, kleine, behaarte Ureinwohner betrachtet werden».

Schon im 1. Jahrhundert beklagte der römische Historiker Plinius, daß natürliche Heilverfahren nur noch sehr selten angewandt würden in einem Zeitalter, das von chirurgischer Experimentiersucht vergiftet sei. Warum, so fragt Plinius, sind die hippokratischen «einfachen Regeln» vernachlässigt worden zugunsten einer neuen medizinischen Kunst, die «zuerst und vor allem nur lukrativ» ist?

Eine Reise in fernöstliche Gefilde

Während die moderne Medizin den Namen des Hippokrates noch immer in Ehren hält, haben die westlichen Behandlungsmethoden einen radikalen Bruch mit den im wesentlichen auf Kräutern aufbauenden und nichtaggressiven griechischen Verfahren, auf die er sich stützte, vollzogen. Eine der wenigen überlebenden Traditionen, die mit Recht von sich behaupten kann, das Erbe griechischer Medizin angetreten zu haben (neben dem indischen Ayurveda sowie den chinesischen und schamanischen Therapien), ist die tibetische.

Zeitgenössische tibetische Ärzte haben bei einigen Krebsarten mit der Verwendung uralter Kräuterrezepturen offenbar Erfolge erzielt. Auf meiner eigenen Suche nach Alternativen bekam ich einen Termin bei Yeshi Dhonden, dem Leibarzt des Dalai Lama. Bevor ich zu ihm ging – er hielt sich einige Zeit in New York auf –, hatte ich John Avedon angerufen, einen Freund des Dalai Lama, und ihn um seine Meinung gebeten. «Ich habe erlebt, daß Tumore nach der Anwendung tibetischer Mittel buchstäblich explodierten», sagte Avedon. «Ich habe aber auch erlebt, daß Menschen starben, von denen Dhonden *glaubte*, er könne sie behandeln.»

Modernen Menschen erscheinen tibetische Heilverfahren wie ein gut konservierter (wenn nicht gar mumifizierter) Corpus aus archaischen Doktrinen, ein kurioses Museumsstück im Zeitalter von Ultraschall und Neuropeptiden. Jahreszeiten, Elemente, Düfte und Astrologie fügen sich auf geheimnisvolle Weise in Diagnose und Behandlung ein, Arzneien werden zu den Klängen religiöser Liturgien gemischt.

Dennoch waren die tibetischen Ärzte qualifizierte Pathologen und Anatomen, deren Texte über Embryologie schon tausend Jahre existierten, als man in der westlichen Welt gerade begann, über pränatale Entwicklung nachzudenken. Ihre Chirurgen waren erfahrene Anästhesisten und verfügten über gutes chirurgisches Werkzeug. Einigen Texten ist sogar zu entnehmen, daß sie Operationen an Herz und Gehirn durchführten. Als die Mutter des achtunddreißigsten Herrschers von Tibet jedoch auf dem Operationstisch starb, wurde jeder chirurgische Eingriff verboten, und wie ein plötzlich Erblindeter ein außerordentlich sensibles Gehör oder einen feinen Geruchssinn entwickelt, um das fehlende Augenlicht zu kompensieren, war die tibetische Medizin daher seit Jahrhunderten gezwungen, ihre ganze Energie und Kreativität wieder auf nichtoperative Behandlungsmethoden zu konzentrieren.

Dr. Dhonden hatte bereits mehrmals westliche Länder bereist und die Ärzte dort mit seiner genauen Beobachtungsgabe in Erstaunen versetzt. «Ich wollte Dr. Dhonden mit gesunder Skepsis bei der Arbeit beobachten», sagte ein Chirurgieprofessor aus Yale zu Avedon. «Ich war überrascht und begeistert von dem, was ich sah. Er war wie ein menschlicher Elektrokardiograph, als er die einzelnen Komponenten des Pulsschlags interpretierte. So etwas gibt es bei uns im Westen nicht. Er repräsentiert eine Dimension der Medizin, die uns bisher unbekannt war.»

Ich traf Dr. Dhonden in einem unscheinbaren, fünfstöckigen Mietshaus in einem wenig Vertrauen erweckenden Geschäftsviertel von New York. Man führte mich durch eine Küche, in der es nach Lammbraten roch, in sein Zimmer. Panik ergriff mich, als ich feststellte, daß der Dolmetscher, der ihn in der Regel begleitete, nicht da war. *Wie schön,* dachte ich verdrossen, *nun kann ich dem Arzt nicht einmal sagen, wo es mir wehtut.*

Yeshi Dhonden saß im Schneidersitz auf einer kleinen, niedrigen Couch, ließ ruhig eine Perlenkette durch die Finger gleiten und rezitierte in leise singendem Tonfall Mantras. Er war etwa fünfundfünfzig Jahre alt und machte auf mich den Eindruck eines weisen, körperlich gesunden Menschen. Ich hatte gelesen, daß er mit knapp dreizehn Jahren eine Aufnahmeprüfung an einem College für Medizin bestanden hatte, wobei er Wort für Wort alle 156 Kapitel der vier Texte des tibetischen medizinischen Kanons hersagte – und zwar entsprechend der vom Prüfer gestellten Frage, also nicht unbedingt in der niedergeschriebenen Reihenfolge. Ich legte ihm einen weißen zeremoniellen Seidenschal über die ausgestreckten Arme, eine traditionelle Ehrenbezeugung, und verbeugte mich. Er schien entzückt und legte nun seinerseits mir den Schal um den Hals als Zeichen der Segnung. Mit ausholenden Gesten bedeutete er mir, mich neben ihn zu setzen, und blickte mich an, die Augen von freundlichen Fältchen umgeben, während er sanft meinen Puls fühlte.

Seine Finger waren weich wie feines Kalbsleder. Ich fühlte mich sicher, eingehüllt in eine wohlige Wärme. Ich deutete auf die linke Halsseite – dorthin, wo der Tumor sich versteckte. *«Ah»*, sagte er und lächelte. Er streckte die Hand aus, um ihn zu ertasten, sanft drückend, bis er den Knoten zwischen den Fingern spürte. Er lächelte tröstend, dann bedeutete er mir mit einer plötzlichen Handbewegung, das Hemd hochzuziehen. Er langte mit seinen großen Händen darunter, während ich vor ihm stand, und griff in das Fleisch unter den Achselhöhlen, offenbar auf der Suche nach weiteren Schwellungen. Seine Direktheit, Neugier, ja offene Fröhlichkeit standen in angenehmem Gegensatz zu der indifferenten Zurückhaltung der Ärzte, die ich bislang konsultiert hatte. Er strahlte die Lebhaftigkeit eines Menschen aus, der in seiner Aufgabe aufgeht.

Schließlich riefen wir seinen Dolmetscher an, Dr. Dhonden sagte ein paar kurze Sätze und gab dann mir den Hörer. Ich griff hastig danach, gespannt darauf zu hören, welche Geheimnisse der große Mann aufgedeckt hatte.

«Er will wissen», sagte der Dolmetscher, «wie lange Sie diesen Rheumatismus schon haben?»

Ich war enttäuscht. Alle Vorurteile, die ich gehegt hatte, daß jeder, der keinen weißen Kittel und kein Stethoskop trägt, nicht viel taugt, drängten an die Oberfläche: Er hatte völlig danebengetroffen. «Es ist kein Rheumatismus», teilte ich dem Dolmetscher kurz angebunden mit. Viel später erst sollte ich erfahren, daß dieses scheinbar nicht verwandte Leiden eine Begleiterscheinung meines Zustands war. «Es ist ein Tumor. Wahrscheinlich Krebs.»

Später sollte ich auch herausfinden, daß ein Tumor für Dr. Dhonden lediglich das Symptom einer allgemeineren Pathologie war. Ich hatte nämlich eine ähnliche Begegnung mit einem zweiten tibetischen Arzt, der sanft meine untere Rückenpartie untersuchte und mir mitteilte, daß ich an «Blockierungen von nervlichen Impulsen» litte. *Sein* Dolmetscher lieferte mir eine komplizierte Erklärung, die in einer Wolke unzugänglicher medizinischer Terminologie an mir vorbeischwebte: «Winde» hätten meine Zirkulation beeinträchtigt und mir Phlegma und Verdrießlichkeit eingetragen, und ich hätte «Schocks in allen Periphernerven».

Ich befand mich in jener mißlichen Lage, in die viele Patienten geraten, die sich mit asiatischer Medizin beschäftigten. Obwohl derartige Traditionen häufig umfassende Kenntnisse in Anatomie und Pharmakologie besitzen, gilt ihr Interesse vor allem dem Zustand der «Energie», der eigentlichen, geheimnisvollen Lebenskraft. In der medizinischen Theorie der Tibeter wird der «kostbare menschliche Körper» als Schatzhaus verborgenen Gewahrseins betrachtet, beseelt von Lebenskräften oder Stimmungen *(nes-pa)*, die sich entsprechend der jeweiligen geistigen Verfassung verändern. (Yeshi Dhonden hat es etwas rätselhaft als «Bewußtsein, kleiner als ein Atom, innerhalb der weiten Landschaft des inneren Nervensystems» beschrieben.) Von einigen Krankheiten heißt es, daß sie mit «schmerzhaften» Empfindungen und Gedankenmustern beginnen. Tibetische Ärzte beschreiben einen «flüchtigen Körper», bestehend aus Gasen und Essenzen, Kanälen und «psychischen Nerven», die den physischen Strukturen der Anatomie zwar entsprechen, aber nicht identisch mit ihnen sind.

Das Element des «Windes» soll zum Beispiel «die physische Basis des Geistes darstellen». Ähnliche Ansätze finden sich im griechischen Begriff *pneuma*, im arabischen *ruh*, dem ayurvedischen *prana* und in den Termini *shen* und *chi* des chinesischen Systems. Ted

Kaptchuk, Akupunkteure und Lehrer chinesischer Medizin, schreibt dazu:

> So besitzt zum Beispiel die chinesische Medizin keine Konzeption vom Nervensystem; nichtsdestoweniger hat sie bewiesen, daß sie zur Behandlung neurologischer Krankheiten in der Lage ist. Ebenso existiert keine Definition des endokrinen Systems, und trotzdem werden die im Westen so genannten endokrinen Krankheiten behandelt. Als Ursache der Lungenentzündung werden nicht Pneumokokken erkannt; trotzdem wird die Krankheit aber oft geheilt.

«Dr. Dhonden sagt, Sie sollten überhaupt nicht operiert werden», sagte mir der Dolmetscher abschließend. «Das könnte Ihnen schaden, weil dabei die ‹Energiekanäle› im Hals durchtrennt werden. Er sagt, Sie sollten seine Tabletten einnehmen, die den Knoten innerhalb von zehn Monaten auflösen werden.» Ich war mir nicht sicher, ob ich erleichtert sein oder ihm nicht glauben sollte.

Dr. Dhonden und ich hatten schweigend miteinander Tee getrunken, während sein Assistent aus einer großen Plastiktüte die geeigneten Tabletten herausfischte. Einige davon waren *rinchen ribus*, «kostbare Pillen», die «Königinnen» unter den über zweitausend Medikamenten des tibetischen Arzneimittelbestandes. Sie gelten als Allheilmittel und enthalten häufig Gold, Silber, Perlmutt, Rubine, Saphire und Diamanten, zermahlene Reliquien und starke Kräuter. Mit ihrer Herstellung, so sagte mir Avedon, ist zuweilen eine Gruppe von zwanzig Pharmazeuten bis zu drei Monaten rund um die Uhr beschäftigt.

Die Tabletten hatten einen angenehm bitteren Beigeschmack, wie früher die ungesüßte Schokolade vom Bäcker. Doch immer noch war ich der Meinung, ich hätte eine ernsthafte Krankheit, zu deren Heilung wahrscheinlich das gesamte Waffenarsenal westlicher Technologie erforderlich sein würde. Wie konnten da ein paar pflanzliche Pralinés dem Monstrum den Garaus machen?

Die Heilkräfte der Natur

In aller Regel halten wir derartige nichtpharmazeutische Produkte für Placebos, es gibt nur entweder patentierte, erwiesen wirksame Medikamente oder Humbug. Bisweilen ist es schwierig, die Wirkstoffe darin labortechnisch zu bestimmen, wenn es denn überhaupt welche gibt, denn die Verabreichung und Heilwirkung volkstümlicher Arzneien ist oft verbunden mit magischen, rituellen Praktiken. Es kostete einen Forscher aus Harvard monatelange, aufwendige Feldstudien und chemische Analysen, bis er herausfand, daß sich in sogenannten «Zombie»-Arzneien aus Haiti, hergestellt von Voodoo-Alchimisten unter Verwendung ekelerregender Ingredienzen wie Leichenknochen, unter anderem auch gerösteter japanischer Pufferfisch befand, der Tetrodoxotin enthält, eines der stärksten Nervengifte der Welt.

Bis vor etwa hundert Jahren mußten auch die westlichen Ärzte sich intensiv mit Botanik beschäftigen, da die meisten Rezepturen nach wie vor auf pflanzlicher Basis hergestellt wurden. Bereits vor fünftausend Jahren verwendeten chinesische Ärzte zur Behandlung von Asthma ein Mittel, das aus der Pflanze *Ephedra sinica* gewonnen wurde. Heute wird das Derivat Ephedrin eingesetzt, um verkrampfte Luftröhren zu entspannen. Und obwohl fünfundsiebzig Prozent der Menschheit auch heute noch überwiegend mit Medikamenten auf pflanzlicher Basis behandelt werden, sprach ein Internist aus Cambridge für die meisten Ärzte, als er 1988 in einem Artikel der *Medicine Tribune* schrieb: «Die Ansicht, man könne mit Kräutern oder bestimmter Nahrung das Immunsystem stärken oder stimulieren, ist unsinnig ... und von Menschen, die solche Behauptungen am Ende glauben, können wir nur sagen, daß sie nicht ganz dicht sind.»

Doch vor kurzem hat eine Laboranalyse ergeben, daß zum Beispiel der lila Sonnenhut, *Echinacea angustifolia*, der von den Prärie-Indianern als Heilmittel bei Infektionskrankheiten eingesetzt wird, eine ganze Palette antibiotischer, entzündungshemmender und das Immunsystem anregender Wirkstoffe enthält. Mariendistel, Christophskraut und andere althergebrachte Erzeugnisse aus der «Apotheke Gottes» haben starke therapeutische Wirkungen auf Leberzellen gezeigt, sie vor Vergiftungen geschützt und über die von der

RNS geregelte Eiweißbiosynthese ihre Regenerierung angeregt. Ärzte am Walter Reed Hospital haben bestätigt, daß ein chinesisches Medikament, hergestellt aus einjährigem Wermut, einem herkömmlichen Unkraut, ein sehr wirksames Mittel gegen Malaria ist. Von Ginseng, abgetan als eine chinesische Volksmedizin für Abergläubische gegen Impotenz und Alter, weiß man heute, daß es bioaktive Glykoside enthält, die sich nachhaltig auf die Hypophyse und die Nebennierendrüsen auswirken.

In letzter Zeit hat das Interesse für Pharmazeutika aus pflanzlichen Stoffen jedoch stark zugenommen. Sogar das Verhalten von Tieren wurde bei der Suche nach «Naturheilmitteln» mit berücksichtigt. So haben Wissenschaftler zu ihrer Verblüffung entdeckt, daß freilebende kränkliche Schimpansen immer wieder einen bestimmten Busch aufsuchen, um sich durch den Genuß seiner Blätter von Darmparasiten zu befreien. Die Beobachtung von Schimpansen veranlaßte vor kurzem auch einige Wissenschaftler, eine bestimmte Pflanze zu untersuchen, deren Öl offenbar nicht nur Parasiten, Pilze und Viren abtötet, sondern auch, wie Labortests zeigen, stabile Tumorzellen.

Es gibt so viele Möglichkeiten

Die Fälle aus den «Annalen der Tiere» erinnern mich an die Geschichte, die der verstorbene Fürsprecher alternativer Krebsbehandlung, Harry Hoxsey, immer gern erzählt hat: Sein Urgroßvater habe beobachtet, daß ein Pferd mit krebsartigen Geschwulsten täglich an bestimmten Gräsern und blühenden Wildpflanzen knabberte, bis sein Tumor verschwunden war. Hoxsey fügte der Rezeptur noch traditionelle Hausmittelchen hinzu und behandelte zunächst ähnlich erkrankte Pferde mit der Mixtur, später dann auch Menschen.

Von 1924 bis in die späten fünfziger Jahre hinein wurde seine Medizin an Kliniken im ganzen Land verabreicht. Die Hoxsey Clinic für ambulante Behandlung in Dallas wurde zu einem der größten privaten Krebszentren der Welt mit Zweigstellen in siebzehn Bundesstaaten. Doch nach einer Reihe langwieriger, kraftraubender gerichtlicher Auseinandersetzungen mit dem Gesundheitsamt sah

Hoxsey sich am Ende gezwungen, seine Klinik für immer zu schließen.

Dennoch wurde 1990 in einem offiziellen Bericht über unkonventionelle Krebsbehandlung festgestellt, daß «viele der in Hoxseys innerlich anzuwendendem Tonikum enthaltenen Kräuter oder die isolierten Komponenten dieser Kräuter bei Tierversuchen eine gegen Tumore gerichtete oder cytotoxische Wirkung gezeigt haben».

Mit diesem Buch will ich mich jedoch nicht in die sehr emotional geführte Diskussion über alternative Krebsbehandlung stürzen. Einer 1991 durchgeführten Untersuchung zufolge waren die Resultate bei todkranken Krebspatienten einer alternativen Klinik in San Diego weder besser *noch schlechter* als bei Patienten in normalen Krankenhäusern. Verblüffend ist nur, wie stark viele dieser Behandlungsmethoden die Sicht antiker Theorien im Hinblick auf Krankheit und Heilung widerspiegeln: Der individuelle Körper ist Teil des großen Körpers der Natur, folgt denselben Gesetzen von Gleichgewicht und Harmonie und besitzt die Fähigkeit zur Selbstheilung.

Ein Verfechter alternativer Krebsbehandlung, Dr. Stanislaw Burzynski, behauptet, es gäbe neben dem Immunsystem ein angeborenes biochemisches System im Körper, das mit Hilfe «spezieller chemischer Stoffe, die krankhaft veränderte Zellen umprogrammieren», Krebserkrankungen «korrigieren» könne. Er ist in vieler Hinsicht das genaue Gegenteil des einfachen Hoxsey. Er unterrichtete an einer medizischen Hochschule und wurde vom National Cancer Institute finanziell unterstützt bei seinem Versuch, als krebshemmend geltende Peptide zu isolieren. Er ist überzeugt davon, daß natürlich auftauchende chemische Stoffe – die er *Antineoplastone* nennt – das Wachstum bösartiger Geschwülste verhindern, während sie normalen Zellen nichts anhaben.

Es scheint bisher allerdings kaum unanfechtbare Belege für die Wirksamkeit seiner Behandlungsmethode zu geben, obwohl in Japan, Europa und am National Cancer Institute klinische Versuche durchgeführt werden.

Auch die Ansicht eines anderen unkonventionellen Wissenschaftlers, Dr. Emmanuel Revici, über die Natur als Gleichgewicht entgegengesetzter Kräfte – das Katabolische (Zerstörende) und das Anabolische (Aufbauende) Prinzip – stimmt in verblüffender Weise mit antiker bzw. östlicher Philosophie überein. In einem hochinteressanten Gespräch mit einem tibetischen Arzt betonte er, daß «alle Erscheinungen in der Natur, einschließlich der Krankheiten, einfach nur Teil dieser Bewegung zwischen zerstörenden und aufbauenden Elementen sind». Unter Hinweis auf die uralten Prinzipien von Yin und Yang stimmte der tibetische Arzt ihm zu und beschreibt eine Medizin, die auf «zwei Arten von Energie, dem Wachstum bzw. dem Verfall», basiert.

Revici, ehemaliger Chef der Onkologie an seinem eigenen Krankenhaus in New York, behauptet, eine Methode entwickelt zu haben, die eine Alternative zur Chemotherapie bilde und auf ungiftigen lipoiden Komponenten beruhe. Einige der von ihm verwendeten Substanzen wurden am Westminster Hospital in London getestet. Man kam zu dem Ergebnis, daß zumindest eine Komponente aktiv auf verschiedene Tumorsysteme einwirkt. In einem offiziellen Bericht hingegen heißt es, andere Untersuchungen seien vom Ergebnis her nicht eindeutig gewesen oder hätten keine günstigen objektiven verifizierbaren Reaktionen gezeigt, und «zukunftsweisende, fundierte klinische Versuchsreihen fehlen ganz».

Revici wurde tatsächlich eine fünfjährige medizinische Bewährungsfrist auferlegt, beginnend im Oktober 1988. (Der Direktor der New Yorker Zulassungsbehörde meinte dazu nur: «Das ist üblich so.») Ein Jahr zuvor noch hatte ein Gericht in New York allerdings das Urteil eines Bezirksgerichts, das gegen Revici wegen falscher medizinischer Behandlung ermittelt hatte, mit der Begründung außer Kraft gesetzt: «Wir sehen keinen hinlänglichen Grund, warum es einem Patienten nicht freigestellt sein sollte, sich nach gründlicher Information entweder für eine derzeit anerkannte medizinische Methode zu entscheiden oder eine unkonventionelle Therapie zu wählen... Eine wohlüberlegte Entscheidung gegen Operation und Chemotherapie liegt im Rahmen des Rechts des Patienten, zu bestimmen, was mit seinem Körper geschehen soll.»

Doch es ist zuweilen so gut wie unmöglich, sich die für seine wohlüberlegte Entscheidung notwendigen Informationen zu beschaffen. Die Vertreter alternativer Therapien versäumen oft, der Forderung nach gesicherten «harten Daten» nachzukommen, sei es aufgrund begrenzter finanzieller Mittel oder der zögernden Haltung maßgeblicher Forschungseinrichtungen und offizieller Stellen, sich an größeren Testreihen zu beteiligen. Der an solchen Heilmethoden interessierte Patient kann leicht den Eindruck gewinnen, er bewege sich am Rande des Zulässigen und erforsche keineswegs Neuland.

Als ich krank war, suchte ich Dr. Revici in seinem bescheidenen Büro in New York auf. Die Eingangstür zierte ein kleines Messingschild, das die Räumlichkeiten als Labor für Tierversuche auswies. Es roch nach Teer. Der Mitarbeiterstab bestand aus zwei oder drei Männern, deren entspannter Umgangston, verbunden mit dem petroleumähnlichen Geruch, mir das Gefühl vermittelte, in einer Provinztankstelle zu stehen. Ein weiterer Mann in graugrüner Arbeitshose und verschmierter karierter Jagdjacke lief geschäftig ein und aus und trug Phiolen mit Urinproben und Becher, in denen gläserne Rührstäbchen klirrten, hin und her. Zwischendurch stopfte er den Müll aus dem Büro in einen Plastiksack.

Als man mich zu Dr. Revici hineinführte, war er gerade in ein Ferngespräch mit Wien vertieft. Auf dem unordentlichen Schreibtisch vor mir sah ich offene Versuchsröhrchen mit Flüssigkeit, in denen sich Schlieren farbiger chemischer Reagenzien gebildet hatten. Revici war klein, von uraltem, orakelhaftem Aussehen, einem Kahlkopf mit braunen Flecken und den weisen Augen einer Meeresschildkröte, die hinter seinen dicken Brillengläsern wie Eidotter anmuteten – eine Gestalt von Lewis Carroll. Er tastete meinen Hals ab, maß mir den Blutdruck und überprüfte meine Reflexe im Gesicht und an den Kniescheiben mit würdevoller Aufmerksamkeit. Dann riet er mir, mich einer konventionellen Behandlung zu unterziehen und wünschte mit einen guten Tag.

Anschließend sprach ich mit einem Schriftsteller und früheren Patienten, der Revici die Remission seiner Krebserkrankung verdankte, nachdem Operation, Chemotherapie und Bestrahlung nichts genutzt hatten. Er riet mir zur Vorsicht: «Akzeptieren Sie keine optimistischen Einschätzungen. Zu Revici kommen die schlimmsten, inoperablen Fälle, und oft kann er nicht helfen. Er hat zwar immer noch mehr Erfolg als die Schulmediziner – aber eine Garantie gibt es nicht.»

Sein Rat hörte sich vernünftig an. Ich erwähnte, daß ich überlegte, die Gerson Clinic in Mexiko aufzusuchen, deren Behandlungsmethode auf einer strapaziösen, täglich dreizehnstündigen «entgiftenden» Diät aus frisch gepreßten Gemüsesäften beruht, neben fettloser, natriumfreier Kost mit hohem Anteil an Kalium, Vitaminen,

Mineralstoffen, Pankreasenzymen sowie gelegentlichen Kaffee-Einläufen. Er lächelte und meinte gutmütig-ironisch: «Wo immer du auch hingehst: Hals- und Beinbruch!»

Der mittlerweile verstorbene Dr. Max Gerson glaubte, Krebs sei eine Art Stoffwechselstörung, und behauptete, seine unerbittliche Behandlungsmethode kehre die Bedingungen um, die das Wachstum bösartiger Zellen sowie die Entwicklung anderer Krankheitszustände begüngstigt hätten. Gerson hatte Albert Schweitzers Frau Helena von Tuberkulose geheilt, nachdem alle konventionellen Maßnahmen fehlgeschlagen waren. Gersons Therapie basiert laut dessen Bekundung auf einer «Philosophie der Gesamtheit», die sich unter anderem auf Theorien des mittelalterlichen Arztes und Mystikers Paracelsus sowie neuere kybernetische Arbeiten stützt. Sie habe zum Ziel, die im Körper vorhandenen «dynamischen Kräfte» und «kreativen Möglichkeiten» zu harmonisieren.

Ich gelangte allerdings zu dem Schluß, daß mir die harte Disziplin der Behandlung zu anspruchsvoll war. Mir wollte es einfach nicht in den Kopf, daß etliche Liter frischen Gemüsesafts täglich – ein wesentlicher Bestandteil der Gerson-Methode wegen des hohen Gehalts an Vitamin A – wirklich hilfreich sein könnten im Kampf gegen Krebs.

Etwa zu der Zeit, als ich diese Alternative in Betracht zog, träumte ich, meine Tochter tanze glücklich um mich herum, ein Salatblatt wie einen Schirm über den Kopf haltend. Ärgerlich fuhr ich sie an: «Gemüse kann dich nicht vor *Krebs* schützen!» Doch einem Artikel zufolge, den ich vor kurzem in der *New York Times* las, wurden chemische Komponenten, die mit Krebs*vorsorge* in Verbindung gebracht werden (nicht mit der Behandlung!), in einer Reihe gängiger Gemüsesorten gefunden. Das National Cancer Institute stellte vor kurzem 20,5 Millionen Dollar für den Versuch zur Verfügung, krebsbekämpfende phytochemische Stoffe in Flachs, Zitrusfrüchten, Knoblauch- und Petersiliengewächsen sowie Süßholzwurzelextrakten zu finden. Auf epidemiologischem Gebiet ist bereits hinlänglich erwiesen, daß einige Senfgewächse – Brokkoli, Blumenkohl, Kohl und Rosenkohl – das Immunsystem stärken und wirksame Vorbeugemittel gegen Krebserkrankungen im Bereich des Dickdarms, des Magens, der Lungen, der Prostata und der Speiseröhre sind.

«Der Zusammenhang zwischen traditionellen Behandlungsformen und phytochemischen Stoffen ist verblüffend», sagt eine Forscherin. «Ich bin daher überzeugt, daß der Geschmack eines Menschen zumindest teilweise vom unterschwelligen Wissen darüber bestimmt wird, was seinem Überleben zuträglich ist.»

Einem Journalisten zufolge, der sich auf die Untersuchung alternativer Krebsbehandlungen spezialisiert hat, zieht die orthodoxe Medizin inzwischen zumindest die Möglichkeit in Betracht, daß eine bestimmte Ernährungsweise nicht nur zur Vorsorge, sondern auch zur Behandlung dienen könnte. So gibt es drei Studien, nach denen die Überlebensrate bei japanischen Frauen mit Brustkrebs um bis zu zwanzig Prozent höher lag als die der nordamerikanischen Vergleichsgruppe – wahrscheinlich zurückzuführen auf die in Japan übliche fettarme, hauptsächlich vegetarische Kost.

Für Todkranke scheint keine Diätvorschrift zu hart. Mehrere der von mir interviewten Patienten schrieben ihr Überleben einem Aufenthalt in der Gerson Clinic und der anschließenden Beibehaltung der dort praktizierten Ernährungsweise zu. Alle hatten Schwierigkeiten gehabt, durchzuhalten, meinten jedoch, es habe die Mühe gelohnt. Viele wußten auch von seltsamen «Heilungskrisen» zu berichten, ein in Berichten immer wieder auftauchender Nebeneffekt der Gerson-Behandlung, der angeblich die Wiederherstellung der körpereigenen «entgiftenden» Mechanismen anzeigen soll. «Ich wurde furchtbar krank», sagte Margaret Green, die sich eine Zeitlang in der Klinik aufhielt. «Wenn ich den Typ mit dem Karottensaft nur den Flur entlangkommen hörte, ging es mir genauso wie manchen Chemotherapie-Patienten, denen allein schon beim Anblick der Krankenschwester schlecht wird.» Doch trotz des unerbittlichen Programms und der Probleme, die Margaret nicht gerade als vertrauenerweckende medizinische Rückenstärkung empfand, zog sie die hoffnungsvolle, hochmotivierte Atmosphäre der Klinik «der Onkologie-Abteilung des staatlichen Krankenhauses vor, wo alle so aussehen, als hätten sie einen bereits aufgegeben».

Psychospirituelle Reisen

Margaret, die sich auch intensiv mit ihren emotionalen Problemen beschäftigte, weist darauf hin, daß viele Alternativmediziner zu sehr darauf bedacht sind, sich ihre Behandlungsformen als reine Körpermedizin bescheinigen zu lassen, und daher jede Annäherung über die Körper-Geist-Einheit unerwartet mißtrauisch betrachten. «Spricht man mit den Leuten in der Gerson Clinic über Psychologie, zeigen sie sich wenig interessiert. Sie sagen einfach: ‹Machen Sie das und das achtzehn Monate lang, dann sind Sie geheilt.› Die meisten von ihnen sehen Geist und Körper genauso getrennt wie normale Ärzte.»

Trotzdem erstaunte mich die tiefgreifende psychische Transformation, die häufig mit Reisen durch die Welt der Alternativmedizin einherging. Marilyn Sanders war ihr Leben lang eine begeisterte Anhängerin konventioneller Therapien gewesen, sie arbeitete sogar als freiwillige Helferin in einem Krankenhaus am Ort. Doch nachdem man bei ihr ein Melanom im Endstadium diagnostiziert und sie chemotherapeutisch behandelt hatte, schickte man sie am Ende doch nur zum Sterben nach Hause. In diesem Augenblick wurde sie zwangsläufig auf ihre eigenen Kraftreserven zurückgeworfen. Als sie die Gerson-Methode entdeckte, erlebte sie so etwas wie eine religiöse Wandlung. Ihre faszinierende Geschichte ist es wert, ausführlich wiedergegeben zu werden:

Die Ärzte hatten mich bereits aufgegeben. Ich konnte nur noch beten. Eines Tages beim Einkaufen stieß ich im wahrsten Sinne des Wortes auf ein Buch: Es lag zwischen den Regalen auf dem Boden, und ich trat darauf. Als ich es herumdrehte, konnte ich den Titel lesen: «Wie ich mich von einem Melanom reinigte.» Es war im Preis um die Hälfte herabgesetzt. Sobald ich zu lesen anfing – es ging um die Gerson-Diät –, wußte ich, daß ich auf spirituellem Weg eine Antwort erhalten hatte. Daß es natürlich war, daß es Gottes Wille war und daß am Ende alles gut ausgehen würde.
Nachdem ich das Buch gelesen hatte, begann ich auf eigene Faust mit der Diät und ging dann nach Mexiko. Schon nach ein paar Tagen bekam ich hohes Fieber. Dann fiel ich einfach in Ohnmacht. Ich kann mich an nichts mehr erinnern, was dann um mich herum

geschah. Ich spürte nur, daß Gott in meinem Zimmer war, ganz nah, wie eine Wärmequelle. Es war, als wollte er zu mir sagen: «Ich bin noch nicht fertig mit dir, du hast noch eine Menge zu tun.»

Dann begann etwas ganz Seltsames. Mir war, als würde ich jede körperliche Verletzung, die ich je erlitten hatte, noch einmal erleben. Ich spürte, daß meine Arme taub wurden, weil ich zufällig mit einem Schädlingsbekämpfungsmittel in Berührung gekommen war (was die Ärzte übrigens in erster Linie für die Ursache meiner Krebserkrankung hielten). Ich spürte jene schrecklichen Verletzungen, die ich bei einem Fahrradunfall erlitten hatte, spürte, wie mein Auge heraussprang, als ich auf den Lenker stürzte. Ich ging zurück zu den schlimmsten emotionalen Wunden, die meine Eltern mir in meiner Kindheit zugefügt hatten. Es war eine Mischung aus geistiger und körperlicher Reinigung, ein euphorisches Gefühl, schichtweise die Vergangenheit abzutragen. Ich wußte, daß ich die Situationen, die ich jetzt durcharbeitete, nicht noch einmal würde erleben müssen.

Als Kind hatte ich eine gravierende Verkrümmung der Wirbelsäule – und als Erwachsene Osteoporose. Auf Röntgenbildern konnte man sehen, daß die Scheiben meiner Wirbelsäule durchweg zusammengepreßt waren, zerstört, unbeweglich. Außerdem hatte ich mir mehrfach die Rippen gebrochen. Meine Körperhaltung wurde immer krummer, und man sagte mir, die Wirbelsäule werde am Ende zusammenbrechen. Doch plötzlich schien sie sich zu strecken, Wirbel für Wirbel. Dann «schnappten» die komplizierten Brüche im Rücken im Laufe von Stunden zusammen. Und ich konnte wieder aufrecht stehen! Da wußte ich, daß ich wieder gesund werden würde.

Danach schwitzte ich fünf Monate Chemotherapie in drei Tagen aus. Ich konnte es an meinem Schweiß riechen. Eine schwärzliche Substanz trat aus allen meinen Poren, und das Gesicht brannte von den Chemikalien.

Als ich drei Wochen später nach Hause zurückkehrte, erkannten meine Nachbarn mich nicht wieder. Als ich abreiste, war ich aschfahl im Gesicht gewesen, vornübergebeugt, häßlich – einfach schrecklich. Ich sah aus wie tot, weil ich *wirklich* starb. Nun war ich braungebrannt, konnte aufrecht gehen und war beweglich wie eine Zwanzigjährige. Sogar meine Periode setzte wieder ein.

Die nach einer Wunderheilung klingende Geschichte von Marilyn war jedoch damit, daß sie auf so spektakuläre Weise geheilt wurde und ihr normales Leben wiederaufnahm, noch nicht zu Ende. Als sie die Diät fünf Monate lang absetzte, «fing alles wieder an. Es war furchtbar. Die Schwäche, die Atemwegsinfektionen, Lungenentzündung, Immunschwäche – alles kam wieder.»

Als ich sie kennenlernte, befolgte sie seit über vier Jahren eine unglaubliche – man könnte fast sagen wahnsinnige – Diät: Sie trank literweise Karottensaft, machte Einläufe, überzog ihr monatliches Budget, um die Bio-Nahrungsmittel kaufen zu können, die für die Reinigungsdiät, die sie ihrer Meinung nach am Leben hielt, erforderlich waren.

Es lag jedoch auf der Hand, daß Marilyn eine außergewöhnliche Heilungserfahrung durchgemacht hatte, die anscheinend sowohl ihren Geist als auch ihren Körper gereinigt hatte. Die zentrale Metapher für ihre Reise, die Reinigung, findet man in den Annalen der Geist-Körper-Heilung wieder: Im Tempel des Asklepios (dessen Inschrift lautete *bonus intra, melior exi* – «gehe gut hinein, komme besser heraus») bestand der erste Schritt in der Reinigung des Körpers, doch diese Reinigung sollte auch die Seele von Schmutz befreien. Viele ganzheitliche Behandlungsmethoden beinhalten eine Entgiftung, die in der Lage sein soll, durch eine Reihe von Heilungskrisen «die zugrundeliegende Pathologie zutage zu fördern» (so wie von der Psyche angenommen wird, daß sie durch emotionale Katharsis geheilt wird). Die Symptome verschlimmern sich zunächst oft im Verlauf dieses Prozesses, der angeblich die Gifte aus den Tiefen des Körpersystems herausholt – sozusagen eine Vertreibung schon lange schwelender innerer Krankheitszustände.

Alles in allem scheinen alternative Behandlungsmethoden – unabhängig von ihrer Wirksamkeit – den Reisenden mehr als nur ein alternatives Rezept zu bieten: Das tägliche Ritual des Verzehrs spezieller Kräuter und Vitamine, die verschiedenen Übungen, um den Geist auf Reinigung und Heilung zu konzentrieren, die immer wieder hervorgehobenen Lehrsätze über Selbststärkung und positive Erwartungshaltung, die Zugehörigkeit zu einer Gemeinschaft von Mitsuchenden, die wichtige Rolle, die die Ernährung selbst spielt, lassen vermuten, daß dabei ebenso viele spirituelle wie physiologische Kräfte am Werk sind.

Sind die beiden Heilwege miteinander vereinbar?

Die Anziehungskraft der alternativen Therapien kann vielleicht mit dem alten hinduistischen Spruch erfaßt werden: «Medizin ist nicht die Pflanze im Hof, sondern die auf der anderen Seite des Berges.» Schon allein die Tatsache, daß man eine Reise in exotische und unbekannte Gefilde unternimmt, besitzt Heilkraft.

Die Herrscher des chinesischen Königshofs bevorzugten die Behandlung durch tibetische Ärzte, und als das Oberhaupt eines buddhistischen Ordens vor zehn Jahren an Magenkrebs erkrankte, gegen den die Kräuter seiner eigenen Ärzte nur wenig auszurichten vermochten, wandte er sich an ein Krankenhaus in Amerika und bat um einen Eingriff. Ein westlicher Arzt, der ein medizinisches Forschungszentrum in China errichtet hat, erzählte mir: «Da kam so ein alter chinesischer Akupunkteur zu mir und sagte: ‹Wir würden gern etwas über Ihre alternative Medizin erfahren.› Es stellte sich heraus, daß er damit Antibiotika und Operationen meinte!»

Die moderne westliche Welt ist offenbar im Begriff, die «Pflanze auf der anderen Seite des Berges» mit all ihren objektiven und subjektiven Möglichkeiten zu entdecken. Als ein Journalist der *New York Times* während seiner Akkreditierung in China 1971 aufgrund postoperativer Schmerzen mit Akupunktur behandelt wurde, schlug sein Bericht über die Wirksamkeit dieser uralten Tradition hohe Wellen.

Die meisten nach konventionellen Methoden arbeitenden Ärzte betrachten ihre unkonventionellen Kollegen nach wie vor wie ein Berufsboxer einen T'ai-Chi-Praktizierenden: Man kann sich nur schwer vorstellen, daß so freundlich aussehende Gesten überhaupt durchschlagende Wirkung haben können. Den meisten Alternativen gesteht man gerade noch zu, daß sie «dem Patienten ein wenig Erleichterung verschaffen» – neben einer «echten» medizinischen Behandlung.

Ein Arzt erzählte mir vor kurzem die Geschichte eines Kollegen, der nach Griechenland gegangen war, um mehr über die Homöopathie zu erfahren. Nach seiner Rückkehr in seine Heimatstadt in North Carolina begann er, sowohl alternative als auch konventionelle Methoden anzuwenden. Schon bald schickten ihm andere Ärzte am Ort Patienten mit Symptomen, die nur schwer in den Griff zu bekommen waren – sogenannte «Schrott»-Fälle –, bei denen er zuweilen unerwartet gute Resultate erzielte. Dadurch ermutigt, stellte er seine Praxis fast vollständig auf Homöopathie um. Sein Kollege erzählt: «Schon bald kamen jene Patienten, die von anderen Ärzten Tabletten gegen Bluthochdruck und herzstärkende Mittel verschrieben bekommen hatten, nicht mehr zur Behandlung – sie brauchten die Medikamente nicht mehr. An diesem Punkt hätten die anderen Ärzte sagen *können:* ‹George, was machst du da eigentlich, kannst du uns das nicht auch beibringen?› Statt dessen gingen sie zum Gesundheitsamt, das den Kollegen nun gerichtlich verfolgte, und zwar nicht, weil er seinen Patienten irgendwie Schaden zufügte, sondern sozusagen ‹aus Prinzip›, weil er eine nichtsanktionierte Form medizinischer Therapie ausübte.» Das Gesundheitsamt verlor den Fall in allen Instanzen bis zum Obersten Gerichtshof. Doch dieser urteilte zugunsten der Behörde, da er ihr bei der Festlegung dessen, was gängige Praxis sein sollte, die ausschließliche Kompetenz zusprach.

Doch es gibt auch Kräfte, von denen man gar nicht erwartet hätte, daß sie ein Umdenken vorantreiben. Infolge der Aids-Krise stimmte man von Amts wegen einer noch nie dagewesenen Öffnung gegenüber alternativen Methoden zu. Diese neue Offenheit ist zum größten Teil eine Reaktion auf den Druck von Aids-Patienten, die jünger, aggressiver und organisierter sind als Krebskranke.

Dr. Rios ist überzeugt, daß sowohl institutionalisierte als auch alternative Praktiker «allmählich die gegenseitigen Vorurteile fallenlassen werden», vor allem da die Ärzte immer wieder feststellen konnten, daß Patienten, die sie selbst bereits abgeschrieben hatten, mit Hilfe unkonventioneller Behandlungsmethoden überlebten. «Wenn wir versuchen, Menschen zu zwingen, eine alternative Therapie, die sie gefunden haben, aufzugeben, werden sie uns davonlaufen und sie trotzdem weiterverfolgen, nur haben wir sie uns dann entfremdet und verlieren die möglicherweise wertvollen Daten, die sie uns liefern könnten. Das Verfahren sollte zumindest vorsehen, daß wir sie fragen, ob wir ihnen nicht wenigstens folgen können, um zu beobachten, was geschieht, und dies zu dokumentieren.»

Er schildert den Fall eines Aids-Patienten, dem er seinen eigenen Sinneswandel verdankt: «Ich war immer davon ausgegangen, daß die Nebenwirkungen einer bestimmten Behandlung nur von untergeordneter Bedeutung seien. Doch ein Aids-Patient, der gegen meinen heftigen Widerspruch beschloß, die Behandlung einzustellen, sagte: ‹Nein, danke. Ich habe nicht vor zu leiden.› Er hatte Kaposi-Sarkomatose, und ich gab ihm nur noch ein paar Wochen. Als er mich fünf Jahre später wieder aufsuchte, konnte ich ihn nur mit einer Mischung aus Ehrfurcht und Verwirrung anschauen. Und, um ehrlich zu sein, mit einem merkwürdigen Gefühl der Enttäuschung – ich mußte zugeben, daß es ihm gutging, obwohl es nicht mein Verdienst war. Das verletzte mein Selbstwertgefühl. Heute sage ich immer, daß ich Heilung in jedem Fall akzeptiere, ganz gleich, wo ihre Ursachen liegen.»

Die Existenz anderer Heilverfahren anzuerkennen fällt vielen Ärzten nach wie vor schwer. Es ist ärgerlich, zugeben zu müssen, daß «ein anderer als wir selbst geeigneter sein könnte – daß ein Hypnotiseur, ein Chiropraktiker, ein spiritueller Heiler, ein Massagetherapeut oder ein Ernährungswissenschaftler einem bestimmten Patienten besser helfen könnte als wir», sagte mir ein Arzt.

Man könnte die Alternativmedizin als Fortsetzung einer alten empirischen Tradition betrachten, die an die Einzigartigkeit eines jeden Symptoms und Individuums glaubte und ihre Einsichten eher durch Untersuchung der Funktionen des gesamten Organismus als seiner einzelnen chemischen oder mechanischen Teile gewann. Im Gegensatz dazu, so schreibt der Professor eines Krankenhauses in New York, versucht der wissenschaftliche Rationalist, «die Gesetze der Heilung zu verallgemeinern. Um das zu erreichen, untersucht er die Ätiologie eines Krankheitsverlaufs und richtet seine Aufmerksamkeit ausschließlich auf die Anwendung einer schnellen, mechanischen Behandlung zur Beseitigung eines dominierenden Einzelsymptoms . . . In der modernen, durchorganisierten, gesetzlich sanktionierten und damit finanziell abgesicherten Medizin hat sich dieser Standpunkt eindeutig durchgesetzt.»

In vieler Hinsicht mag der rationale Standpunkt durchaus seine zur Zeit beherrschende Position verdient haben. Dennoch bleibt die Tatsache bestehen, daß technologische, «heroische» Medizin eine Abweichung von traditionellen Methoden darstellt, die Körper, Geist und Seele als eine Einheit sahen; die den Körper selbst für den Helden hielten, die die Rolle der Immunität instinktiv verstanden und die Körper-Geist-Einheit als ein dynamisches, energetisches System betrachteten, dessen Inhalte nicht nur biochemischer Natur waren, sondern heilig.

Erst in unserer Zeit hat sich die Möglichkeit eröffnet, das zusammenzubringen, was ein Historiker das «geteilte Vermächtnis» der Medizin nennt. Trotz der oft heftigen Auseinandersetzungen zwischen den verschiedenen medizinischen Richtungen – Kämpfe, die nicht nur die Gemeinschaft der Heilenden spalten, sondern sich darüber hinaus schmerzhaft in den Herzen und Gemütern jener Menschen widerspiegeln, die Heilung suchen – besteht die Hoffnung, daß Brücken geschlagen werden können.

Es ist durchaus möglich, daß uns die Suche nach der Zukunft der Medizin auf einem langen, gewundenen Umweg zurück zu den Weisheiten der Vergangenheit führt. Vor einigen Jahren versuchte ich, mit einigen bedeutenden Vertretern der neuen medizinischen Richtung ein Treffen zu veranstalten. Der Plan scheiterte an Terminschwierigkeiten: Der eine bereitete sich auf eine Reise nach Nepal vor, um die Physiologie tibetischer buddhistischer Meditationsmeister zu untersuchen; ein anderer war gerade in China auf einer Konferenz über die alte Praxis des *Qi Gong;* ein dritter ließ sich von einem bekannten Yoga-Lehrer in Indien unterweisen; der vierte wiederum war aufgebrochen, um vor Ort Heilungsrituale in Bali zu erforschen.

Solche Praktiker sind in dieser Zeit des Umbruchs jedoch nach wie vor die Ausnahme. Es ist immer noch Sache der Patienten, den eigenen Weg durch verwirrende und miteinander konkurrierende Domänen im Bereich der Heilung zu finden. Doch sie können es nicht allein. Jeder Reisende, mit dem ich sprach, hatte auch einen geistigen Führer gefunden – «Helfer», wie ich ihn nenne.

Ist der mythische Held einmal zu seiner einzigartigen Odyssee aufgebrochen, trifft er unweigerlich auf einen Führer oder Beschützer. Diese Gestalt, die oft aus dem Nebel auftaucht, wenn der Reisende angesichts der Hindernisse auf seinem Weg den Mut zu verlieren droht, ist der unverhoffte Beistand, der jedem zuteil wird, der sich auf sein eigentliches Lebensabenteuer einlassen will.

Die Gestalt des Helfers erscheint immer wieder in den Mythen unserer Kultur: Im Film *Ist das Leben nicht schön?* ist es der Engel Clarence; Im *Zauberer von Oz* ist es die Gute Hexe Glenda; im *Weihnachtslied* sind es die erst lästigen, dann tröstlichen, stets ehrlichen

Geister. Derartige Helfer bieten Geleit, gemahnen zur Vorsicht und ermutigen, sie verweisen auf Wendepunkte und versichern dem Reisenden, daß ein Weg durch den finsteren Wald existiert.

In der Mythologie, schreibt Joseph Campbell, sind solche Gestalten in der Regel «kleine Waldbewohner, Zauberer, Eremiten. Schäfer oder ein Schmied, der auftaucht, um dem Helden Rat oder ein Amulett zu bringen, das er braucht». Als ich Hilfe brauchte, tauchten diese Gestalten mit beinahe ärgerlicher Regelmäßigkeit in meinen Träumen auf. Mal war es ein «Kesselflicker», einer, der Zerbrochenes reparieren konnte, was sonst fortgeworfen würde. Mal war es ein «Ringkampf-Trainer», der mir sagte, es würde meine «Kräfte nicht überfordern», den für mich bestimmten Gegner zu schlagen, obwohl er «kräftig» sei. Hin und wieder forderten mich diese Traumgestalten auf, paradoxe Bravourstücke zu vollbringen, die mir unmöglich schienen – zum Beispiel, die glühendheiße Schneide eines antiken Dolchs anzufassen. Als ich es voller Angst dann doch tat, wurde meine Hand auf mysteriöse Weise nicht versengt.

Doch der Helfer ist nicht einfach nur ein Produkt der Phantasie. Immer wieder sagten mir Reisende, daß sie an wichtigen Kreuzungspunkten auf ihrem Weg der Heilung auf solche Menschen getroffen seien. Für einige war ein Arzt der Helfer, für andere war es ein Psychotherapeut, wieder andere fanden ihn in einem Alternativmediziner oder in einem entfernten Bekannten, einem Verwandten, einer Mit-Patientin oder einer Zufallsbekanntschaft. Ganz gleich, ob man ihn nach einer bewußten Suche fand oder aufgrund einer Verkettung glücklicher Umstände auf ihn stieß – oft stammte er aus der direkten Umgebung des Patienten. Häufig verkörperte der Helfer in gewisser Weise den eigenen «inneren Heiler» des Patienten, es war, als hätte die Psyche einen Kameraden in der äußeren Welt erkannt, der nicht nur handfeste Hilfe leisten, sondern auch die Seelenarbeit vorantreiben konnte. Die Funktion dieser Helfer war unabhängig von ihren äußeren Erscheinungsformen: Die führten den Patienten zur eigentlichen Heilung hin und bestanden darauf, daß er die für den weiteren Weg notwendigen Kraftreserven in sich selbst finden könne.

Zu Beginn meiner eigenen Reise erhielt ich von einem Freund die Adresse einer Jungianerin, die Krebspatienten in verschiedenen Krankenhäusern in Boston beriet. Ich war überrascht, als ich erfuhr, daß die Therapeutin nur fünf Autominuten von meiner Wohnung entfernt lebte. Jane, eine schmale Frau mit scharfgeschnittenem Gesicht und ersten grauen Strähnen, vermittelte gleichwohl den Eindruck von Fülle. Schon als sie mir die Tür öffnete, fühlte ich mich geborgen. Sie strahlte Wärme und Sicherheit aus. Wir stiegen in das kleine Zimmer hinauf, das ihr als Behandlungsraum diente, und setzten uns auf Bodenkissen. Dann schüttete ich einen wahren Strom von Träumen und Zweifeln vor ihr aus.

«Haben Sie jemals erlebt, daß Tumore sich zurückbilden?» fragte ich abschließend.

«Manchmal», antwortete sie mit feinem Lächeln.

«Kennen Sie jemanden, der von Krebs geheilt wurde?»

«Manche ja, manche nicht», erwiderte sie kryptisch.

«Und was ist mit denen, die nicht geheilt werden?» fragte ich, obwohl ich die Antwort kannte.

Sie nickte mir freundlich zu. «Sie sterben.» Ihr Blick verschleierte sich. Schweigend sah ich zu, wie ihr Tränen in die Augen traten.

«Ich sollte das eigentlich nicht sagen, es ist unprofessionell», sagte sie nachdenklich. «Aber ich hatte plötzlich das Gefühl, daß *Sie* sich selbst heilen sollten.» Sie wischte sich mit dem Handrücken über die Augen. «Wir werden sehen.»

Als ich mich verabschiedete, schlug sie vor: «Achten Sie auf den Traum, den Sie in der Nacht vor unserer nächsten Begegnung haben. Das Unterbewußtsein wird uns sagen, wie es über unsere Zusammenarbeit denkt.»

Am Morgen vor dem nächsten Besuch bei ihr wachte ich nach einem ungewöhnlich einfachen Traum auf (ich erwähnte ihn bereits in anderem Zusammenhang): Meine Tochter hatte Krebs, tanzte aber frohen Mutes um mich herum, hielt sich ein Salatblatt wie einen Schirm über den Kopf, während ich danebenstand und mich über ihre Naivität ärgerte. Die Bedeutung lag auf der Hand: Meine Vorstellung von einer natürlichen Heilung war kindisch, albern und unwirksam. Doch Jane stimmte mir nicht zu.

«Ich denke, diese kleine Ballerina ist bezaubernd. Ich mag ihren Frohsinn. Vielleicht will sie Ihnen sagen, Sie sollten nicht in Panik geraten. Sie sollten sie nicht so schnell aus den Augen verlieren. Ihre Verspieltheit hat Kraft. Sie ist ein *gutes* Zeichen.»

Jane sah mich ein wenig streng an. «Sie müssen versuchen, die

Dinge nicht so wörtlich zu nehmen. Die Psyche ist kein Fernschreiber, aus dem die neuesten Nachrichten rattern. Träume, vor allem solche, wie Sie sie haben, stehen im Dienste einer viel umfassenderen Sicht.»

Sie bot mir an, an drei Tagen in der Woche einen Termin für mich freizuhalten. «Und lassen Sie sich nicht zu einer Operation drängen», fügte sie hinzu. «Sie müssen innerlich bereit sein. Sind Sie es nicht, würde ich auch in letzter Minute noch für Sie im Krankenhaus anrufen und den Operationstermin stornieren.» Hier endlich hatte ich Schutz vor dem Sturm gefunden. Doch ich mißtraute mir selbst damals so stark, daß mir jeder, der *mir* vertraute, verdächtig vorkam. Janes Ratschlag schien mir zu einfach, zu direkt. («Machen Sie sich über die Ernährung nicht so viele Gedanken», hatte sie mir gesagt, als wir die Treppe hinuntergingen. «Essen Sie ein paar Sachen, die Sie gern essen, gehen Sie zu Freunden, versuchen Sie, sich zu entspannen.»)

Bei unserer nächsten Sitzung berichtete ich Jane über meinen Plan, nach Kalifornien zu gehen. «Das klingt nicht so gut», murmelte sie und zog die Augenbrauen zusammen. «Warum wollen Sie davonlaufen? Lassen Sie uns herausfinden, was die Träume Ihnen sagen wollen.» Doch ich war mir nicht sicher, ob ich Zeit hatte, meine Psyche zu erforschen. Jane konnte mir weder Zusicherung geben noch Arzneimittel verschreiben, und ich brannte darauf, etwas zu tun, irgend etwas, ehe ich ein Stück meines Fleisches opfern würde. Später konnte ich immer noch in Psychologie machen.

Rückblickend erkenne ich, daß Jane eine klassische Helferfigur war. Als Vertreterin des «Niedrigen, Dunklen und Kleinen» machte sie keine Versprechungen, gleichwohl hatte ich mich bei ihr sicher gefühlt. Sie achtete meine Träume mehr als ich. Sie war nicht nur einfühlsam, sondern auch bereit, mir ihre Zeit zu opfern und eine Art persönlichen Schutz zu geben. Heute weiß ich, daß uns Heilung von Orten zufließen kann, von denen wir es am wenigsten erwarten.

10 Auf der Suche nach Visionen: Den inneren Heiler entdecken

So groß ist die Macht der Seele über den Körper, daß sie ihn genau den Weg führt, den sie sich vorstellt, und die Richtung weist, die sie sich erträumt.

Agrippa

Werk des Gesichts ist getan,
tue nun Herz-Werk
an den Bildern in dir, jenen gefangenen; denn du
überwältigtest sie: aber nun kennst du sie nicht.

Rainer Maria Rilke

Fast alle Patienten, mit denen ich sprach, haben mir über direkte, lebhafte und häufig verwirrende Begegnungen mit einem «inneren Heiler» berichtet. Er war kein Abstraktum, vielmehr eine lebendige Erscheinung, die die Kluft zwischen Geist und Körper überbrückte, zwischen Bewußtsein und Unterbewußtsein, Emotion und Intellekt. Mal erschien er im Traum, mal als Symbol während einer Phantasiereise unter Anleitung oder in Tagträumen und Visualisierungen. Auch in den Fällen, in denen der innere Heiler mit Hilfe einer bestimmten Technik angerufen wurde, trat unweigerlich die Psyche in Aktion und produzierte spontane Phantasien mit allen Anzeichen seelischen Erlebens: Idiosynkrasie, Komplexität und eine unmißverständliche Aura der Macht.

Die Macht der Vorstellungen

Im Esalen Institute in Big Sur, Kalifornien, sitzt Marsha Markels im Schneidersitz auf dem Teppich und hält ihre Zeichnung hoch: Es ist ein grimmig dreinschauender Löwe in explodierenden Primärfarben. «Das ist meine weiße Zelle», teilt sie der Gruppe mit, die um sie herum Platz genommen hat. «Frank sagte mir, mein letztes Bild habe müde ausgesehen, also habe ich ein neues gemalt.» Frank Lawliss, der bei der Leitung dieses Wochenendseminars über «Schamanismus, Visualisierung und Heilung» assistiert, nickt zustimmend. Das rote Flanellhemd, das locker über seine ausgefransten Jeans hängt, und sein grobknochiger Körperbau verleihen ihm eher das Aussehen eines Lastwagenfahrers, der auf seinem Weg nach Albuquerque auf einen Schluck Bier eingekehrt ist, als das eines weithin bekannten Psychologen.

«Hier sind meine mörderischen T-Zellen», fährt Marsha fort und hebt eine andere Zeichnung hoch: vieläugige Kreaturen, die von raketenähnlichen Geschossen nur so strotzen, auf denen das Wort «Mörder» in krakeliger Schrift zu lesen ist. «Piranhas», erklärt sie. «Die Augen sollen die Krebszellen ausfindig machen. Und ich habe sie mit einem großen Gehirn ausgestattet, damit sie intelligent sind.»

Dann langt Marsha nach einem dritten, weniger phantasievollen Bild, bei dessen Anblick sofort klar wird, daß es sich hier nicht um ein Spiel, sondern um tödlichen Ernst handelt. Es ist eine Röntgenaufnahme, sechzig Zentimeter lang, mit einem unheimlichen dunklen Bereich, der die Stelle markiert, an der ihr Karzinom vor sechs Monaten wieder auftauchte – ein Jahr, nachdem sie mit den Visualisierungen begonnen hatte. «Ich war einfach fertig, als ich das hier sah», sagt sie in die plötzlich eintretende Stille hinein. Dann zeigt sie triumphierend ihre neueste Röntgenaufnahme. Der schwarze Bereich ist nun weitestgehend weiß. Entgegen aller Wahrscheinlichkeit hat sich das Karzinom, zumindest vorläufig, zurückgebildet. «Ich habe zwei Stunden am Tag visualisiert», sagt Marsha mir später. «Es ist sehr kompliziert; ich bin wirklich in meinem Körper, nehme eine ganz enge Beziehung zu ihm auf und habe an allem teil, was er macht.» Sie ist felsenfest davon überzeugt, daß sie ihrem Körper hilft, gesund zu werden, obwohl die meisten Kliniker behaupten würden, daß ihre Phantasien die Krankheit ebensowenig beeinflussen können, wie es einem Kleinkind auf dem Vordersitz eines Autos gelingen würde, mit einem Spielzeugsteuer den Kombi der Familie zu lenken.

Der Gedanke, daß eine subjektive Imagination mit einem objektiv meßbaren physiologischen Resultat in Verbindung stehen könnte, ist, wie mir ein Skeptiker rundheraus sagte, «finsterstes Mittelalter». In gewisser Weise stimmt das sogar. Im Mittelalter glaubten Medizintheoretiker bis zur Zeit Descartes' fest daran, daß es zwischen den Dingen, die auf geistiger Ebene ablaufen, und jenen, die auf materieller Ebene stattfinden, eine Verbindung gibt. 1604 verkündete Thomas Wright, daß die Verbindung zwischen Geist und Körper von «Geistern» vermittelt werde, die «vom Hirne durch gewisse geheime Kanäle zum Herzen fließen». Im Jahre 1636 bestätigte Nemesius, daß «die frontalen Fächer des Hirns die Werkzeuge der Vorstellung sind; die Lebensgeister, die in ihnen stecken; die Sehnen, die vom Hirne ausgehen».

Heute entdecken Physiologen, wie nah diese Denker bereits der Wahrheit kamen. Wir wissen jetzt zum Beispiel, daß das Gehirn direkt über den «geheimen Kanal» des Nervus vagus mit der Thymusdrüse über dem Herzen verbunden ist, die die Produktion der gegen Krankheit ankämpfenden weißen Blutkörperchen steuert. Erst vor kurzem wurde nachgewiesen, daß die «Geister» der Imagination die Freisetzung von Thymushormonen steigern können. Und die «Werkzeuge der Vorstellung», die frontalen und präfrontalen Hirnlappen, sind in der Tat über «Sehnen, die vom Hirne ausgehen» (Nervenfasern), mit dem Sitz der Emotionen – dem limbischen System – verbunden.

Diese Erkenntnis steht in Einklang mit den Lehren des Aristoteles, dem ersten psychosomatischen Theoretiker der westlichen Wissenschaft, der die Beobachtung machte, daß starke Emotionen den Körper beeinflussen und daß diese Emotionen durch Vorstellungen angeregt werden. Seine Vermutungen über die enge Verbindung zwischen Imagination und Emotion werden von der Physiologie bestätigt: Menschen, deren limbisches System gestört ist, mangelt es zum Beispiel «nicht nur an Emotionen, sondern sie sind auch unfähig . . ., symbolische Bilder im Kopf zu behalten».

Wissenschaftler sind heute in der Lage, sich ein Bild von der «neuroanatomischen Brücke zwischen geistiger Vorstellung und Zellen» zu machen, die von den Frontalbereichen des Gehirns ausgeht und über das limbische System und den Hypothalamus führt – der Drüse, die den Schlaf, die Nahrungsaufnahme, den Körperrhythmus, die Temperatur, die sexuellen Funktionen, die Zusammensetzung des Blutes, die Drüsenaktivität und das Immunsystem reguliert. Der Hypothalamus wiederum ist mit der Hypophyse verbunden, die durch Veränderung des hormonellen Gleichgewichts die Eierstöcke, die Hoden, die Nebennieren, die Schilddrüse und die Nebenschilddrüse und «wahrscheinlich jedes Organ, jedes Gewebe und jede Zelle» beeinflußt.

Die Imagination könnte die wichtigste Verbindung zwischen Verstand und Körper überhaupt sein: Einer Untersuchung zufolge, die das rein zufällig veranschaulichte, «hatten Individuen, die nicht in der Lage waren, Phantasien zu entwickeln, die sich nur selten an Träume erinnerten und als nicht besonders kreativ galten, die größten Schwierigkeiten, mit Biofeedback klarzukommen». Mit anderen Worten: Ohne die Vorstellungskraft kann die Brücke zwischen Bewußtsein und Materie nur schwer überschritten werden.

Was die Geist-Körper-Forscher sich fragen, ist ebenso revolutionär wie alt: Wenn Vorstellungen jene «Geister» sind, die zwischen Gehirn und Körper hin und her pendeln, könnten sie dann nicht auch die Botschaften der Heilung auf ihren Flügeln tragen?

Anatomie eines Bildes

Sowohl Marsha Markels' Bilder wie auch die Darstellungen anderer Patienten wurden um so deutlicher, je mehr sie sich mit der Visualisierung vertraut machten. Marsha stellte sich ihre Macrophagen – jene Zellen, die häufig als «Freßzellen» des Immunsystems bezeichnet werden – als blaue Elefanten vor, die auf Krebszellen herumtrampelten und mit ihren Rüsseln Tierkadaver aufsaugten, um sie in Marshas «Vernichtungssystem» zu spritzen. Dieses Bild vom geschäftigen Treiben im Innern mag so unsinnig nicht sein, wie es den Anschein hat: Wie wir noch sehen werden, gibt es Belege dafür, daß anatomisch exakte Bilder überraschenderweise entsprechende Körperreaktionen beeinflussen können.

Auch die Zen-Priesterin Ji-on wollte sich ein peinlich genaues

Bild von ihrem Körper machen. Ji-on, die mit ihren breiten, sanften Gesichtszügen und den weit auseinanderstehenden Augen an Gertrude Stein in mittleren Jahren erinnerte, hatte vor Jahren schon die Kraft der Visualisierung entdeckt. Sie war in einen Auffahrunfall verwickelt gewesen, bei dem «alle meine Haarnadeln herausfielen». Sie erlitt Wirbelsäulenverletzungen, die sie länger als ein halbes Jahr bewegungsunfähig machten. Da ihr die Ärzte damals mitteilten, sie könnten nicht viel für sie tun, fand sie schließlich den Weg zu einem Physiotherapeuten, den sie den «verrückten Israeli» nennt. «Immer wieder sagte er mir, ich solle mir vorstellen, den Arm kreisen zu lassen, den ich doch kaum bewegen konnte. Ich war davon überzeugt, daß ich zuerst *physisch* dazu in der Lage sein müßte, bevor ich es mir *vorstellen* könnte. Wochenlang stritten wir uns um diese eine Frage: Was war zuerst da – die Henne oder das Ei? Eines Tages gelang es mir schließlich, mir die Bewegung vorzustellen, und ich war wie vom Donner gerührt, als ich feststellte, daß ich sie plötzlich auch *wirklich* ausführen konnte. Es war eines dieser großartigen, unvergeßlichen Aha-Erlebnisse.»

Als man dann bei Ji-on Leukämie feststellte, kaufte sie sich umgehend eine Luxusausgabe von *Gray's Anatomy* – «so ein Exemplar mit Plastikschablonen zum Aufklappen» – und vertiefte sich in die Themen Kreislauf, Blut, Immunsystem, Struktur und Verhalten von Blutkörperchen, um sich ein deutlicheres Bild machen zu können. Fünfmal am Tag visualisierte sie zwanzig Minuten lang, bis sie das Gefühl hatte, ein inneres Bild aufrechterhalten zu können. «Ich hatte bei meinen früheren Rückenproblemen gelernt, daß ich die Dinge zunächst genau verstehen muß, ehe ich daran arbeiten kann, sie zu verändern.» Dann fügte sie sorgfältig immer kompliziertere geistige Modelle zusammen.

Ich illustrierte Bücher, fertigte Zeichnungen an, durchforstete Bibliotheken. Ich wollte ganz detailgetreu und präzise sein. Ich fand heraus, daß eine Vorstellung, wenn ich eine bestimmte Visualisierung fünf- oder sechsmal am Tag ausführte, wirklich in mir zu sein schien, ob ich wach war oder schlief, aktiv oder in Ruhestellung. Und diese Erkenntnis begeisterte mich so sehr, daß ich mich voll auf den Prozeß der bildhaften Vorstellung konzentrierte.

Später erkannte ich, daß ich auf meiner vorsichtig tastenden Suche die Formen psychophysischer Meditationen wiederentdeckte, die man in östlichen und in manchen westlichen esoterischen Traditionen findet. Ich brauchte sie immer mehr, denn die Einzelheiten faszinierten mich total. Fast hatte ich darüber schon vergessen, wofür ich es tat! Aber es ging mir dabei immer besser.

Verschiedene Schulen des Buddhismus, Hinduismus, Taoismus und auch des Judentums und Christentums kennen spezielle spirituelle Übungen, bei denen eine imaginäre Karte über den menschlichen Körper gelegt wird. Besonders tibetische medizinische und spirituelle Praktiken beinhalten eine hochkomplizierte, geheimnisvolle Physiologie, ein mystisches Gebilde aus «Nerven», «Venen» und weißen und roten «Tropfen», das manchmal mit erstaunlichen Resultaten visualisiert wird. Ein Kardiologe aus Harvard hat die Fähigkeit tibetischer Mönche dokumentiert, die über geheiligten inneren Diagrammen des Körpers meditierten, ihre Körpertemperatur um etwa ein Grad ansteigen zu lassen – gerade so viel, daß die nassen Tücher, in die sie gehüllt waren, bei einer Außentemperatur nahe der Frostgrenze am Körper trockneten. «Wir haben im Falle des sogenannten Hitze-Yoga, *Tummo*, gesehen, was bestimmte Visualisierungen bewirken können. Wäre es vielleicht möglich, daß andere Visualisierungen auf ähnlich vorhersehbare, meßbare Weise funktionieren? Ich glaube, unsere nächsten Untersuchungen werden uns zu der Frage führen: Welche Vorstellungstechnik führt zu welchen physischen Reaktionen?»

Aus einigen Studien wird ersichtlich, daß innere Bilder nicht nur allgemeine Prozesse wie die Reaktion auf Streßsituationen verändern können, sondern auch spezielle – zuweilen sogar hochspezielle – Körperfunktionen. Eine in der Psychiatrischen Abteilung der Michigan State University durchgeführte Untersuchung beschäftigte sich mit Granulozyten, einer Untergruppe der weißen Blutzellen, die im Immunsystem als eine Mischung aus Einsatzpolizisten, Richter, Kerkermeister und Henker für schädliche Mikroorganismen funktionieren. Auf ihrem Weg durch den Körper identifizieren die Granulozyten Pathogene, kapseln sie ein und töten sie durch «Beschuß» mit Enzymen – ein Kamikaze-Unterfangen, bei dem sowohl die Verteidiger als auch die Angreifer umkommen. Bei einem Experiment sollte eine Gruppe von College-Studenten versuchen, Granulozyten und ihr merkwürdiges, letztlich selbstmörderisches Verhalten mit Hilfe von Entspannungstechniken, Dias, Zeichnungen, schriftlichen Abhandlungen und bildhafter Vorstellung zu visualisieren. Vor und nach den Übungen wurden Blutproben entnommen und analysiert.

Die Ergebnisse waren verblüffend: Bei allen sechzehn Studenten war die Gesamtzahl der weißen Blutzellen gesunken. Noch verwunderlicher war, daß die Reduzierung vor allem bei den Granulozyten zu verzeichnen war. Durch weitere Verfeinerung des Vorstellungsvermögens der Studenten konnte nachgewiesen werden, daß einzelne sogar in der Lage waren, das Verhalten ihrer Granulozyten zu beeinflussen – vor allem ihre Fähigkeit, an Blutgefäßen zu haften. Die therapeutischen Möglichkeiten der bildhaften Vorstellung sind den Medizinern nicht entgangen. Obwohl nur wenige Ärzte darüber nachzudenken wagen, ob und in welchem Ausmaß Imaginationen den Heilungsprozeß beeinflussen könnten, zeigt man an verschiedenen größeren Krankenhäusern reges Interesse.

Entdeckung der inneren Bilder

Die Untersuchung von Imaginationen ist ein so neues und für die Wissenschaft unerwartetes Forschungsgebiet, daß es nur wenig Konsens gibt bei der Festlegung, welche Vorstellungen, wenn überhaupt, den Verlauf einer Krankheit beeinflussen könnten.

Die mittlerweile verstorbene australische Psychiaterin Ainslee Meares berichtete über eine Patientin mit Brustkrebs in fortgeschrittenem Stadium, die eine dramatische Remission erlebte, nachdem sie wochenlang intensiv meditiert hatte (allerdings ohne Visualisierung). Doch als sie begann, aktiv und lebhaft zu visualisieren («Sie wollte, daß der Krebs verschwand, und konnte daher deutlich sehen, wie der Knoten in ihrer Brust kleiner wurde . . . Es gelang ihr, sich vorzustellen, daß die guten Zellen die schlechten fraßen»), erlitt sie einen Rückfall. Eine erneute Remission setzte erst wieder ein, als sie ihre bildlose Meditation wieder aufnahm. Die Psychiaterin schloß daraus, die Visualisierung habe zuviel Wachsamkeit und «aktive Steuerung» verlangt und damit gegen die Art von «psychischer und physiologischer Regression» gearbeitet, «die eine Aktivierung des Immunsystems erlaubt.»

Dieser spannende Bericht ist meines Erachtens der einzige auf diesem Grenzgebiet, der eine solche Position vertritt. Jeanne Achterberg hat allerdings vorläufige Studien durchgeführt, um sicherzustellen, welche *Arten* von Vorstellungen mit Heilung verbunden sind. Ihre Untersuchungen zeigen, daß bei Visualisierungen archetypischer Gestalten, die für Gott und Vaterland kämpfen, um ihr Volk zu schützen, gute klinische Ergebnisse zu erwarten sind. Patienten, die sich Tiere mit mörderischen Instinkten als Bekämpfer der Krankheit vorstellten – Haie, Bären, Kampfhunde –, erzielten weniger gute Resultate. Undeutliche, schwache oder gestaltlose Symbole lösten kaum Reaktionen aus, und die Patienten mit den schlechtesten Prognosen konnten zwar ihr Karzinom «sehen», nicht aber ihr Immunsystem visualisieren.

Der frühere Krebspatient Ted Lothammar visualisierte zu Beginn «große Haie, die kleine Haie fraßen, und weiße Ritter, die schreckliche Drachen töteten». Doch er fand die Bilder platt, unpersönlich und leblos. Eines Tages tauchte spontan ein unerwartetes Bild vor ihm auf: «graubraune Mäuse, die überall herumrannten».

Zuerst verstand ich gar nichts mehr, bis mir klar wurde, daß sie die Krebskrankheit sein mußten. Dann tauchten ein paar Tage später *weiße* Mäuse vor meinem geistigen Auge auf. Die ganze Woche fragte ich mich, warum, doch dann fiel mir ein: Als ich zwölf war, bezog meine Familie ein Haus neben einem brachliegenden Grundstück. Im Winter kamen immer braune Feldmäuse ins Haus. Eines Tages brachte mein Vater zwei weiße Mäuse mit nach Hause, die er frei herumlaufen ließ. Offensichtlich mögen weiße Mäuse die Gesellschaft von Feldmäusen nicht, denn sie begannen, die braunen systematisch zu verscheuchen. Ich erinnerte mich, daß die weißen Mäuse immer total verdreckt aus dem Holzwerk auftauchten und sich wie Katzen sauberleckten, so daß ihr Fell wieder weiß wurde. Sie waren ein wunderbares Spielzeug. Sie kletterten an Stühlen hoch und setzten sich dort hin. In meinen Visualisierungen verschwanden die braunen Mäuse ganz allmählich, obwohl es zunächst nur ein paar weiße und Hunderte von braunen Mäusen gewesen waren.

Interessant an Teds Visualisierung ist, daß Krebszellen und weiße

Zellen zur selben «Tierart» gehören, da Krebszellen keine Eindringlinge von außen sind, sondern eine Entartungsform gesunder Zellen. Obwohl sie den Patienten umbringen, gehören sie doch zu ihm.

Der Aids-Patient Wil Garcia verwendete zunächst ebenfalls gewalttätige Bilder in seinen Visualisierungen. Doch dann gelangte er zu der Überzeugung, sein Weg der Heilung sollte darin bestehen, «so viel Liebe wie möglich zu erzeugen», in jeder Lebenslage. Schon bald befand er sich in einer unerträglichen Lage. «Jeden Tag, wenn ich nach Hause kam, verdunkelte ich das Zimmer und fuhr fort, mir einen Krieg im Körper vorzustellen: Riesen mit großen Zähnen fraßen den Virus und spuckten ihn wieder aus. In meinen Meditationen tauchte die Frage auf: ‹Warum will ich jeden und alles lieben, nur den Virus nicht?› Ich änderte meine Haltung und dachte: ‹Ich existiere mit dem Virus – er braucht mich, meinen Körper, um zu leben.› Es dauerte zwei oder drei Wochen, ehe ich den Mut hatte (und ich weiß, das hört sich noch verrückter an), Liebe zwischen mir und dem Virus zu visualisieren.»

Das Symbol, das Wil schließlich wählte, war ein rosafarbenes, zuckersüßes, dickflüssiges Mittel gegen Magenbeschwerden. «Es war wie in der Fernsehwerbung, nur daß ich mir statt einer rosa Schicht im Magen vorstellte, daß diese weiche rosa Substanz von oben herabkam und meinen ganzen Körper überzog. Ich empfand Wärme, Sanftheit, liebevolle Fürsorge. Ich sah, daß sie bis hinunter zu meiner Verletzung vordrang, um sie in einer sehr freundlichen Weise zu umhüllen. Dann begann ich ein Gespräch mit meinem Virus.»

Wils erstaunliche innere Botschaft an seinen Virus war, wie er selbst zitiert: «*Du befindest dich in einem Raum, in dem du dich nicht aufspielen mußt. Du bist in einem Körper, der dich liebt. Du mußt keine Angst haben. Du kannst zur Ruhe kommen. Du bist in Sicherheit, so daß du schlafen kannst, wenn du willst.*»

«Und das hat er anscheinend auch getan», behauptet er. «Mein Virus begann, sich selbst aufzulösen. Die Kaposi-Knoten wurden kleiner. Und in dem Maße, wie sie sich zurückbildeten, begannen meine T-Zellen, sich zu vermehren.» In einem Prozeß, der sich über Jahre hinziehen sollte, erlebte Wil schließlich die Remission seiner Aids-Erkrankung.

Wils Vorstellung ist interessant, wenn man bedenkt, daß sogar manche Kliniker davon überzeugt sind, ein aidsinfizierter Körper könne länger als ursprünglich angenommen mit dem Virus fertig werden. Wil glaubt, daß der friedfertige emotionale Zustand, den er durch seine veränderte Visualisierung geschaffen hatte, sein Immunsystem stärker stimuliert hat, als ein interner «Krieg» das je vermocht hätte.

Seine Geschichte veranschaulicht eine charakteristische Komponente auf der Suche nach Visionen: Während erste Bemühungen oft darauf abzielen, anatomische Metaphern zu finden, die klinischen Bildern von Krankheit und Heilung entsprechen, schaltet sich, sobald der Reisende das Reich der Imagination betreten hat, die persönliche Psyche ein. Die meisten Patienten berichteten mir, daß geistige Bilder schneller emotional aufgeladen wurden als rein technische Vorstellungen. Ihre Erfahrungen bestätigen die Beobachtung Aristoteles': Die Brücke zwischen Emotion und Imagination ist in beide Richtungen befahrbar.

Das geheime Leben von Bildern

Allein der Vorgang, auf geistiger Ebene mit dem eigenen Körper «in Berührung zu kommen», löst oft unerwartet tiefe Gefühle aus. Viele Patienten erzählten mir, sie hätten den Eindruck gehabt, ihre Emotionen seit der Kindheit unbewußt «verdrängt» und mit Vernunft übertüncht zu haben, bis die Krankheit sie zur Wiederentdeckung gezwungen hätte.

An dieses Modell wurde ich vor kurzem schmerzlich erinnert. Ich war außer mir, daß meine Tochter eine wichtige Mathematik-Hausaufgabe einfach «in den Sand gesetzt» hatte, obwohl ich am Abend zuvor eine Stunde mit ihr geübt hatte. Ich stürzte in ihr Zimmer und legte los – die alte Leier von Verantwortung, Disziplin etc. Meine Stimme war schneidend, meine Wut kaum unterdrückt. Hatte ich doch meine Arbeitszeit geopfert, um ihr zu helfen – und was kam dabei heraus? Es war deutlich zu sehen, daß meine Worte ihr zusetzten. Leah begann mit hängendem Kopf und ausdruckslosem Gesicht den Rand eines blaulinierten Hausheftes zu bekritzeln.

«Hast du nichts dazu zu sagen?» fragte ich sie schließlich. Als sie schweigend den Kopf schüttelte, wurde mir erst bewußt, daß ich ihr dasselbe vernichtende Gefühl von Unfähigkeit vermittelte, wie meine Eltern es bei mir so oft getan hatten. Plötzlich sah ich in ihrem sturen, abwesenden Gesichtsausdruck nicht Widerspruch, sondern eine starre Maske des Schmerzes.

Reumütig kniete ich neben ihr nieder und warf dabei eher zufällig einen Blick auf ihre Randkritzeleien. Die eine war ein Kopf, der ganz offensichtlich vom Körper abgerissen worden war. Darunter ein Torso, aus einer tiefen Wunde in der Brust blutend. Die dritte Zeichnung stellte das leblos Gesicht eines Halloween-Skeletts dar. Deutlicher hätte die «Abspaltung» des Geistes vom Körper, die in Augenblicken emotionalen Schmerzes vorgenommen wird, sowie ihre physisch gräßlichen Folgen nicht dargestellt werden können. Als ich Leah fragte, wie sie sich fühle, löste sich ihre dumpfe Starre in einer Flut des Kummers auf.

«Ich finde es schrecklich, wenn du so mit mir redest», teilte sie mir aufschluchzend mit. «Dann bin ich immer wie ‹weggetreten›, als würde ich meinen Körper verlassen, weil mein Herz zu sehr weh tut. Ich will es nicht, aber mein Geist schwebt dann einfach ganz weit weg. Dann kriege ich so ein kaltes Gefühl in der Brust – leer wie im Weltraum.»

Dieses Gefühl von Abtrennung wird häufig von «krankheitsanfälligen Persönlichkeiten» beschrieben. Für manche ist die einfache Übung der Visualisierung ihres eigenen Körpers dann wie die rührende Begegnung mit einem verloren geglaubten Kameraden. Als Marsha Markels ihre inneren Bilder der Esalen-Gruppe beschrieb, rollten ihr Tränen über die Wangen. «Diese Zellen arbeiteten nur für mich, sie gehörten mir», sagte sie, mit leiser Stimme beginnend, die allmählich lauter wurde. «Niemandem sonst. Wir sind eng miteinander verbunden. Es gibt keine Trennung. Und je intensiver unsere Beziehung wird, um so mehr scheint der Krebs zu schrumpfen. Ich bin mit meinem Körper verbunden, mit mir selbst, in einer Weise wie niemals zuvor. Ich singe diesen Zellen vor: ‹Für mich seid ihr schön›, und das endet in der Regel damit, daß ich in Tränen ausbreche. Ich singe es sehr laut. Manchmal singe ich nicht ‹Ihr seid schön›, sondern ‹Ich bin . . .›. Wir sind einfach eins geworden.»

Auch für Margaret Green war die Imagination mit überwältigenden Emotionen verbunden, mit dem Gefühl, nicht nur ihren Körper zu heilen, sondern ein Stück ihrer Seele wieder einzufordern.

Als ich in Mexiko war, bekam ich plötzlich Schmerzen in der Brust. Ich ging über die Grenze und ließ eine Kernspintomographie machen: Sie zeigte eine Gewebemasse auf meiner Thymusdrüse, die mit der Aorta verbunden war. Zunächst wollte ich einfach abwarten, aber eine zweite Tomographie sechs Monate später zeigte, daß sie immer noch da war.

Ich beschloß, eine Woche in Carl Simontons Heilzentrum in Kalifornien zu verbringen. Ich stellte mir «Krebszellen fressende Haie» vor, wie man mir dort empfahl. Doch gegen Ende der Woche kam mir eine äußerst lebhafte, spontane Vision, die nicht auf dem Programm stand: Ich sah die Gewebemasse auf meiner Thymusdrüse als ein Stück Eis, das gerade begonnen hatte, in erstaunlich großen Tropfen zu schmelzen. Nie zuvor hatte ich ein so klares Bild vor mir, das von ganz allein entstanden war. Und ich wußte sofort, daß diese Tropfen in Wirklichkeit Tränen waren. Mein ganzes Leben lang war ich, trotz aller Verluste, nie in der Lage gewesen zu weinen. Jetzt schmolz dieser Druck, den ich immer verspürt hatte, mit einemmal weg; die Todesfälle und die Mißhandlungen in meiner Kindheit, die ungelöste Beziehung zu meinem Ex-Mann. Die Emotion stand plötzlich zur Verfügung, und es war ein starkes Gefühl.

Vier Monate später ließ ich erneut eine Tomographie machen, und die Gewebemasse war verschwunden – spurlos. Ich hatte mich keiner weiteren Behandlung unterzogen. Was immer dieses Gewebe auch gewesen war – die einzige Möglichkeit nachzuweisen, daß es je existiert hatte, seien die beiden vorausgegangenen Untersuchungen, sagte man mir.

Erfahrungen dieser Art lassen vermuten, daß die Beobachtung, die der Arzt und Philosoph Agrippa zur Zeit der Renaissance anstellte, vielleicht gar nicht so falsch war: «Die Leidenschaften der Seele, die der Phantasie folgen, wenn sie am heftigsten sind . . . können eine Krankheit des Geistes oder des Körpers mit sich bringen oder hinwegnehmen.» Vielleicht ist die Wirkung um so stärker, je «heftiger» die Emotionen während der Imagination sind. Doch solche Erfahrungen zeigen auch, daß die Vorstellungskraft, einmal geweckt, ihre eigenen Wege geht. Der Eintritt in das Reich der Psyche ist ein Prozeß mit offenem Ende, und die Richtung kann nicht vorhergesagt werden. Eine unbekannte Welt erwartet den Reisenden, der, vielleicht mit Hilfe eines erfahrenen Führers, auf die inneren Stimmen hört und auf vernachlässigte Züge des Selbst trifft. Hier sind die Bilder keine Zinnsoldaten mehr, die stellvertretend Krieg gegen die Zellen führen, sondern Gestalten mit eigenen Kraftreserven und Zielen, die ihren Part in einem Drama übernehmen. Obwohl der Reisende sie allem Anschein nach selbst geschaffen hat, können sie allmählich ein Eigenleben entfalten.

Marsha Markels spürte mit der Zeit, daß ihr Löwe kein Löwe war, der Krebszellen tötete, sondern «daß er eine Löwin war, die weibliche Kraft symbolisierte. Als Frau Stärke zu zeigen, war in meiner Familie verboten. Aber meine Löwin zieht hinaus in die Welt, sie ist stark, sie geht auf die Jagd und tötet.»

Merkwürdigerweise veränderte sich jedoch Marshas Vorstellungen von ihrem Karzinom und nahm schließlich die Form eines kühnen schwarzen Jaguars an. Ihre Kreidezeichnungen zeugen von der geheimnisvollen Existenz eines vergessenen Tier-Gottes, der sie zunächst erschreckte. «Aber ich bin auch mit diesem Jaguar verbunden. Ich entdecke meine dunkle Seite, die ich immer verborgen habe. Das kann ich nun nicht mehr», sagt sie und bricht erneut in Tränen aus. «Ich wäre daran zugrunde gegangen. Ich habe mein Leben lang immer nur Angst gehabt und ein Leben lang an diesem Problem gearbeitet – jetzt stelle ich mich ihm. In meiner Beziehung zu meinem Jaguar liegt soviel Angst. Ich habe sie nicht einmal in meine anderen Visualisierungen mit einbezogen. Er ist wie die Inkarnation des Bösen, der schlimmste Schurke, den man sich vorstellen kann. Doch jeder Schurke hat ein Herz. Da ist etwas, das er von mir will. Meine dunkle Seite, wo ein Großteil meiner Stärke liegt – auch sie braucht Liebe. Ich glaube, wenn ich meine Angst besiegt habe, wird die Stärke frei.»

Patienten, die die Reise nach innen antreten, sehen sich oft gezwungen, mit schrecklichen Doppeldeutigkeiten wie diesen zu ringen. Die äußere Welt – besonders die institutionalisierte Welt der Medizin – liefert klare Unterscheidungen zwischen Gut und Böse, Krankheit und Gesundheit. Die innere Welt ist widersprüchlich, unvollständig. Inwieweit besteht Krankheit außerhalb von uns, unerbittlich, unheilbar, und inwieweit ist sie in uns, veränderbar, ein verletzter Teil unserer selbst, dem wir uns nie zu nähern wagten?

Alice durch die Lupe betrachtet

In ihrem bemerkenswerten Buch beschreibt Alice Hopper Epstein ihre Auseinandersetzung mit den scheinbar feindlichen inneren Kräften, von denen sie glaubt, daß sie ihr letztendlich zu ihrem Sieg über den Krebs verhalfen. Es lohnt sich an dieser Stelle, ihre Geschichte etwas genauer zu betrachten, veranschaulicht sie doch deutlich die Stärke und das Paradoxe innerer Heilungserfahrung.

Die Geschichte der Autorin liest sich wie die Mustervita einer krankheitsanfälligen Persönlichkeit. «Nach außen hin», schreibt ihr Mann, ein Psychologe, im Vorwort zum Buch, «war Alice fröhlich, anderen gegenüber hilfsbereit, äußerst tüchtig, und viele Menschen innerhalb und außerhalb der Familie mochten sie. Die einzige, die sie nicht liebte, war sie selbst. Für andere konnte sie alles tun, für sich selbst nichts . . . Ihre Begeisterungsfähigkeit und ihre Fröhlichkeit verdeckten eine unterschwellige Depression.»

Wenn Alice ihre Kindheit beschreibt, stoßen wir auf die Wurzeln dieses gespaltenen Selbst. Als sie zweieinhalb Jahre alt war, starb plötzlich der jüngere Bruder ihrer Mutter und setzte damit eine verhängnisvolle Entwicklung innerhalb der Familie in Gang. Alice' Großmutter versank in einer tiefen Depression, außerdem diagnostizierte man Brustkrebs im fortgeschrittenen Stadium. Alice' Mutter widmete sich so ausschließlich dem wahnwitzigen Versuch, «Nanas» Leben zu verlängern, daß sie vergaß, Alice mitzuteilen, daß sie wieder schwanger war. Erst wenige Wochen vor der Geburt der kleinen Schwester erfuhr die schockierte kleine Alice vom bevorstehenden Familienzuwachs. «Nachdem meine Schwester Ruth zur Welt gekommen war», schreibt Alice, «hatten wir zwei Patienten im Haus: meine Großmutter, die an Krebs starb, und meine Mutter, hinfällig und erschöpft durch Geburt und Kummer.»

Und kein Platz für Alice. Jede Aufmerksamkeit, die die Mutter ihr zukommen ließ, trug deutlich narzißtische Züge: «Sie übertrug ihr Ego auf mich.» Man schickte Alice auf eine Tanzschule, die sie nie besuchen wollte, zu Wettbewerben, die sie nie gewinnen konnte. «Nie durfte ich ein normaler Mensch sein, Fehler machen, ich selbst sein. Immer war da dieser Anspruch, etwas Besonderes sein zu müssen, Außergewöhnliches zu leisten.»

Auch als Erwachsene hatte Alice das Gefühl, daß die Liebe ihrer

Eltern sich danach richtete, wie sehr sie deren Bedürfnissen und Wünschen entsprach. Als sie ihre bevorstehende Heirat mit einem Mann ankündigte, den sie nicht billigten, teilte ihr der Vater «mit eiskalter Stimme» mit, daß kein Mitglied der Familie je wieder mit ihr reden würde. In den folgenden vier Jahren hielt sie sich von der Familie fern und konnte erst zurückkehren, als ihre Mutter, an einem Lymphosarkom erkrankt, im Sterben lag.

Alice' Erfahrungen schildern das klassische Syndrom der Krankheitsanfälligkeit: ein Kind, das von der Mutter als Erweiterung ihrer selbst betrachtet wird; frühe emotionale Verluste – in diesem Fall nicht nur der Verlust der Großmutter, sondern auch der Verlust der mütterlichen Zuwendung; ein Gefühl der Spaltung des Selbst – zerstört, minderwertig und unliebenswürdig nach innen, grandios und «perfekt» nach außen – und der vergebliche Versuch, Liebe durch nichtauthentisches Verhalten zu gewinnen.

Die unterdrückte Spannung in Alice' nach außen hin so gut angepaßter Persönlichkeit trat zwei Jahre vor Ausbruch der Krankheit zutage, als sie fieberhaft an ihrer Doktorarbeit in Philosophie schrieb. «Ich hatte mich auf diese lange Ausbildung eingelassen, als hätte ich an irgendeinem Punkt zu mir gesagt: ‹Schön, du willst, daß ich es mache? (ich meinte meine Mutter) Na gut. Ich werde es dir zeigen. Ich werde die Sache mit Bravour erledigen. Ich werde mich damit umbringen, und du wirst schon sehen, was du mir angetan hast.›»

Das Examen war von starker symbolischer Bedeutung. Nun stand es vor ihr: «ein Ereignis von welterschütterndem Ausmaß», eine «letzte Herausforderung, und ich wußte, daß ich unterliegen würde». Es war in gewissem Sinn ein letzter Versuch, sich gegen die Gefühle der Wertlosigkeit zu wappnen. Als ihr Mann versuchte, sie zu beruhigen, wurde sie wütend. Er habe nicht verstanden, schreibt sie, «daß ich mich selbst in die Ecke gedrängt hatte». Diese Erkenntnis war von bitteren Tränen begleitet: «Allmählich merkte ich zu meinem Entsetzen, daß es eigentlich gar kein Selbst in mir gab, außer dem Selbst, das für ausgezeichnete Prüfungsleistungen arbeitete. Sollte ich durchfallen, dann hätte ich die Bestätigung, daß ich eine leere Hülle war . . . Ich mußte Ausgezeichnetes leisten, um geliebt zu werden.»

Sie bestand das Examen, aber es war nicht die exzellente Vorstellung, die ihr dringendes Bedürfnis nach Anerkennung verlangt hatte. Sie konnte weder Trost noch Erleichterung empfinden. «Ich empfand das Ganze als reine Farce.» Wie für viele Patienten, mit denen ich sprach, hatte sich etwas als bedeutungslos herausgestellt, von dem sie gehofft hatte, daß es ihr Selbstwertgefühl stärken würde – nicht etwa, weil sie einen bestimmten Erfolg nicht errungen hätte, sondern weil jeder noch so große Erfolg ihr letztlich nicht die schwer definierbare Daseinsfülle bescheren konnte, die sie wirklich suchte.

Nicht lange danach stellte man bei Alice einen faustgroßen Tumor in der Niere und Metastasen in einem Lungenflügel fest. Die linke Niere wurde operativ entfernt, doch innerhalb eines Monats hatten sich auf der anderen Lunge bereits Metastasen gebildet. Die Ärzte gaben ihr nur noch drei Monate. Sie beschloß, die ihr noch bleibende Zeit damit zu verbringen, nicht so sehr den Krebs zu besiegen, als vielmehr zu dem Menschen zu werden, der sie wirklich war.

Alice begann mit einer täglichen Visualisierungsübung, die ihr Onkologe mißbilligend als Quacksalberei bezeichnete. Sie übernahm das von Simonton empfohlene Bild von Rittern auf Schimmeln, die schwarze, schleimige Krebszellen aufspießen, und zwar ihm Rahmen eines Turniers. Diese letztere, persönliche Note ist psychologisch vielsagend, denn Alice hatte ihr Leben lang in gewissem Sinne einen erschöpfenden «ritterlichen» Kampf um Anerkennung geführt.

Alice war enttäuscht, als sich keine deutliche Wirkung einstellte, obwohl sie doch wochenlang mindestens viermal am Tag folgsam visualisierte. Also würde sie sterben. Auf diesem Tiefpunkt tauchte ihr Helfer auf, die Therapeutin Dorothy. Dorothy ermutigte Alice unter anderem, verschiedene Teile ihrer selbst zu personifizieren – zuerst sollte sie ein Bild schaffen, um es dann «sprechen» zu lassen, ihm einen Namen zu geben und eine «Beziehung» mit ihm aufzubauen.

Die erste «Unterpersönlichkeit», die aus diesen neuen Imaginationen hervorgehen sollte, war «Baby Alice», ein zutiefst verängstigstes, zweieinhalb Jahre altes Kind, das vor allem eines wußte: «Mutter hat immer recht.» Die kleine Alice haßte die Kleider, in die man sie steckte, gab nie ihr wirkliches Alter an und saß ständig weinend in der Ecke. Bald schon tauchte eine ganze Galerie anderer, vitalerer innerer Persönlichkeiten auf. Einige, wie «Amanda die Baumeisterin», waren stark und durchweg positiv; andere waren eher ambivalent. Da gab es «die Kleine», eine muntere Tänzerin, «gemein, aggressiv, verschlagen und überglücklich ... Sie stößt, tritt, sticht, kratzt, spuckt, beißt, würgt, schlägt mit einem Knüppel, boxt usw. und rennt dann weg. Sie wird nie erwischt ... Ich gebe es nicht gern zu, aber ich mochte sie von Anfang an.» Die Unterpersönlichkeit, die ihr die meisten Probleme bereitete, war «Mickey», die Alice die «Manifestation von Eifersucht» nannte, die «Leiche in meinem Keller». In Alice' Phantasie wuchs Mickey – ein kleines Mädchen, das von allen bewundert werden will und ständig anderen Kindern die Spielsachen abluchst – von einer lästigen kleinen Göre zu einer wahren Todfeindin heran. Einmal stellte Alice sich vor, Mickey werde immer größer und sei schließlich eine «Riesenhenne» von erschütternden Ausmaßen, die Alice zertreten wollte.

«In meiner aufsteigenden Panik gab es eine neue schreckliche Erkenntnis: Das ist der Teil von mir, der meinen Tod will! Wie soll ich ihm Einhalt gebieten? Irgendwie hatte ich das Gefühl, es müsse ein Wort geben, das sie hören wollte, und dieses Wort war *verzeihen*. Also drehte ich mich zu ihr um und schrie: ‹Ich verzeihe dir!› Zu meinem Entsetzen blieb sie nicht stehen, sondern verwandelte sich in einen riesigen Vampir und kam direkt auf mich zu. Ich hatte keine andere Wahl; ich kämpfte sie nieder und erstach sie.»

Hier gab es eine Kraft, mit der man offensichtlich nicht verhandeln konnte. Doch als die Therapeutin Alice bat, Mickey genauer zu beschreiben, wich das Bild des Monsters dem eines jungen Mädchens, das «sehr kurze Kleidchen trägt, die die Mutter für es ausgesucht hat». Es weint, weil es sich nicht mit der Vorstellung abfinden will, daß die Wiege der kleinen neugeborenen Schwester in ihr Zimmer gestellt werden soll. Mickey legt gegenüber «den Erwachsenen» eine Maske an, sie ist hilfsbereit und umschreibt die unerfreulichen Gerüche und Schreie des Babys nur mit blumigen Worten. Obwohl sie damals nicht in der Lage war, es zu erkennen, sollte es Alice schließlich gelingen zu verstehen, daß Mickey – «ausschließlich von anderen Menschen motiviert» – das genaue Ebenbild ihres schmerzhaft verzerrten Selbst der Kindheit war.

Mehrere Wochen lang setzte Alice ihren Phantasiefeldzug gegen Mickey fort, deren unmögliche Maßstäbe und strafende Selbstkritik sie ziemlich auslaugten. Zu guter Letzt, sagt sie, «beschloß ich, sie aufzugeben». In dem Augenblick, da sie diese Entscheidung fällte, sah Alice Mickey deutlich vor sich, allein auf einem Bahnsteig stehend, einen Koffer in der Hand und in Tränen aufgelöst, weil man sie allein gelassen hatte. «Plötzlich erkannte ich, daß sie es war, die um ihr Leben fürchtete und schmerzgequält aufschrie... Ich wußte, daß ich sie nicht verlassen konnte, weil in ihr alle meine Emotionen waren. Ohne Emotionen zu leben, auch wenn es schlechte sind, ist aber unmöglich. Ich hätte ebensogut tot sein können. Ich drehte mich zu ihr um und bat sie, zu mir zu kommen, ich wolle sie noch einmal mit mir den Berg hinaufnehmen.» Kurz nach diesem einschneidenden Erlebnis und sechs Wochen nach Beginn ihrer Psychotherapie waren die Metastasen auf einer Lunge entgegen allen Voraussagen verschwunden. Doch die andere Lunge hatte immer noch einen bösartigen Tumor von der Größe einer dicken Murmel. Trotz einer Reihe weiterer physischer und emotionaler Rückschläge setzte Alice den «Exorzismus» ihrer Krebserkrankung beharrlich fort und, wie sie inzwischen eingesehen hatte, die Eroberung ihrer Seele.

Mit der Zeit gestattete sie ihren Unterpersönlichkeiten immer mehr Freiheit. Ihre neuen Phantasien schienen sich von ihren vorhergehenden Visualisierungen zu unterscheiden: «Sie entstanden von sich aus in meiner Vorstellung und setzten sich zu einer Geschichte zusammen, deren Verlauf ich nicht steuern konnte.» Sie kamen Alice «authentischer vor. Ich folgte diesen Phantasien, ganz gleich, wohin sie mich führten, und respektierte mich dabei so, wie ich es brauchte. Ich schenkte mir selbst eine Art unbedingter Liebe... Ich wußte instinktiv, daß ich meinen Unterpersönlichkeiten vertrauen konnte, daß sie mir letzten Endes zu Ganzheit verhelfen würden.»

Ihre Reise, immer noch ohne weitere konventionelle medizinische Behandlung, führte sie weiter durch scheinbar nicht enden wollende gefährliche Windungen und Kurven. Aber schließlich zeigten die Röntgenbilder nur noch einen winzigen Fleck auf der Lunge. Alice, die entschlossen war, «die Keime jeder neuen Blume der Selbstzerstörung hinwegzufegen», setzte ihre innere Arbeit fort, bis von dem Lungentumor keine Spur mehr vorhanden war. In ihren Visualisierungen war Mickey mit ihrem hellroten Wuschelkopf, den lila Augen und dem grünen Kleid zu einer «attraktiven, reifen Frau» herangewachsen, die das imaginäre innere «Schiff», das den Krebs jagte, sicher steuern konnte. Zu der Zeit, da ihr Buch veröffentlicht wurde, hatte Alice über drei Jahre keinen Rückfall erlebt.

Führer, Träume und Dämonen

Die Gestalt der «Mickey», zunächst Inbegriff des Bösen, verwandelte sich für Alice letztendlich in eine Quelle heilsamer Energie, zu einer Beschützerin und Führerin. Das Erscheinen derartiger innerer Heiler ist ein weitverbreitetes Phänomen bei jeder Art innerer Arbeit. Häufig verhalten sie sich nicht wie Formen unseres Selbst, sondern wie unabhängige Wesen mit eigenen Rechten.

Debby Ogg setzte ihre Meditation und Visualisierung noch einige Jahre fort, obwohl sie sicher wußte, daß sie keinen Krebs mehr hatte. Ihre Vorstellungen über die Krankheit hatten sich gewandelt: Aus undurchdringlichen, dornigen Sträuchern waren «siegreiche ‹Mächtige Weiße› geworden, ganze Armeen gesunder Zellen», die sie sich als einen Menschenstrom vorstellte, der durch die Berge ins Gelobte Land kam, wie sie es einmal auf einer Zeichnung gesehen hatte. Eines Tages, berichtet sie, «stieg ich in meinen Geist hinab, in jenen Bereich, den ich für meine Heilung aufzusuchen pflegte. Ich kam um eine Ecke und traf auf . . . *Buck Henry*, den Talkshow-Gastgeber! Allen anderen erscheinen großartige Archetypen; bei mir aber taucht ausgerechnet Buck auf, mit Bermudashorts, knubbeligen Knien und Brille. Und ich sagte zu ihm: ‹Was machen *Sie* denn hier?› Und er antwortete mit seinem typischen, kurzen Lachen: ‹Ich hänge hier einfach nur so rum.› Aber es hat sich erwiesen, daß er genau der Richtige war. Manchmal belehrt er mich, aber er ist echt lustig. Er hat etwas Überschäumendes an sich und sprudelt nur so über vor Ideen.»

Jay Simoneaux, ein gutmütiger Schreiner mit weicher Stimme und sandfarbenem Haar, traf seinen «Führer» in der Praxis seines Arztes:

Eines Tages hatte mein Arzt eine Konferenzschaltung mit den großen Krebskrankenhäusern an der Ostküste arrangiert, um nachzufragen, ob ich meine Lymphknoten entfernen lassen sollte oder nicht. Von drei Experten, die wir anriefen, sagte der eine ja, der andere vielleicht, der dritte nein!

Ich war völlig durcheinander. Ich hatte bereits vorher den Entschluß gefaßt, nicht einfach an meinem Körper herumschnippeln zu lassen, wenn ich keinen deutlichen Vorteil darin sähe. Mein Arzt, der sehr offen und progressiv ist, sagte: «Warum fragen wir nicht Ihren inneren Führer?» Zu diesem Zeitpunkt wußte ich nicht einmal, daß ich überhaupt einen Führer *hatte*, obwohl ich während meiner Meditationen flüchtige Eindrücke von einem Typen hatte, der wie ein Buschmann aus der Kalahari-Wüste aussah. Also forderte mein Arzt mich auf, mit dieser Gestalt Kontakt aufzunehmen, gleich dort bei ihm in der Praxis. Zu meiner Überraschung tauchte das Bild des Buschmanns sofort vor meinem inneren Auge auf.

Als ich ihn fragte: «Soll ich diese Operation durchführen lassen?» nahm der Buschmann seinen Speer, stieß ihn mir unter den Arm – an die Stelle, wo geschnitten werden würde – und sagte laut und deutlich: «Schneiden.» Mein Arzt stellte dreimal dieselbe Frage, und jedesmal erschien vor mir dasselbe Bild, lebhaft und klar. Ich beschloß, meinen Weg fortzusetzen und die Operation durchführen zu lassen. Ich weiß nicht, ob es wirklich einen Unterschied machte – die Knoten stellten sich alle als harmlos heraus –, aber die Tatsache, daß ich dieser inneren Information vertraut hatte, schien mir ein wichtiger Schritt gewesen zu sein.

Aber dieser Buschmann, betont Jay, war «nicht einfach eine Informationsmaschine. Er war wie ein lebender Mensch.» Was wie eine reine Phantasieübung in der Praxis begonnen hatte, mündete in einem persönlichen Entwicklungsprozeß, der durch die Zwiesprache mit seinem Kameraden im Innern immer intensiver wurde.

Manchmal, wenn ich bei ihm vorbeischaute, war er total launisch. Er wollte nicht mit mir sprechen, war niedergeschlagen oder ging einfach weg, wenn ich nicht tat, was ich tun sollte. Aber wenn ich dann die Situation allein in den Griff bekam, kehrte er zurück und strahlte. Er ist auch zu einer Art innerem Rollenmodell für mich geworden, ein Beispiel echter Männlichkeit. Er ist muskulös, aber kein Muskelprotz. Er ist sensibel und stark, er bewegt sich leicht und anmutig. Er ist wie die Buschmänner, über die ich später las: Sie lachen gern, spielen gern; sie genießen ihr Dasein. Und sie haben eine sehr tiefe Verbindung zu Intuition und Träumen.

Begegnungen dieser Art wurden von vielen beschrieben, die das menschliche Bewußtsein erforscht haben. Auch C. G. Jung geriet in ehrfürchtiges Staunen, als er entdeckte, daß seine Psyche Bilder hervorbringen konnte, die ihr eigenes, unabhängiges Leben zu führen schienen. Er berichtete über einen Traum, in dem er «Philemon» traf, eine Führergestalt, die zunächst auftauchte als alter Mann mit Stierhörnern und Eisvogelflügeln, der mit Schlüsseln in den Händen rasselte. Wie er in seiner Autobiographie schreibt, vermittelte Philemon ihm die wesentliche Einsicht, daß es in der Psyche Dinge gibt, «die nicht ich produziere, sondern die sich selbst hervorbringen und ein Eigenleben führen». Psychologisch gesehen stellte Philemon eine höhere Einsicht dar, aber zuweilen erschien er ihm sehr wirklich, als wäre er lebendig. «Ich ging im Garten mit ihm auf und ab.»

«Große Träume»

Der Traum von Philemon erwies sich für C. G. Jung als spiritueller Wendepunkt sowohl in seiner persönlichen Entwicklung als auch in seiner beruflichen Tätigkeit. Ein Großteil seiner späteren Befragungen kreiste um solche Erfahrungen, die er «große Träume» nannte, Träume, die in den meisten Fällen in Verbindung mit gravierenden Lebenseinschnitten auftraten: Pubertät, Liebe, Selbstverwirklichung, Lebensmitte, Krankheit, Tod – Zeiten, in denen das alte Selbst starb und ein neues noch nicht geboren war.

Wie aus meiner eigenen Geschichte deutlich wird, können sich derart «große Träume» als aussagekräftige und bisweilen auch erschreckende Quellen einer heilsamen Vision erweisen. Ob solche Träume während einer Krankheit nun von einer Stoffwechselstörung herrühren oder von Absonderungen eines Tumors, ob sie Nebenwirkungen von Medikamenten oder einfach die geheimnisvolle Aktivierung der Psyche in Streßsituationen sind – sie wurden in dieser Häufigkeit und Intensität in den meisten Fällen vom Träumer bis dahin noch nicht erfahren.

Ein Aids-Patient erzählte mir: «Ich hatte jede Nacht klar und deutlich die unglaublichsten Träume. Manchmal stand ich dann auf, ging ins Bad oder trank einen Schluck Wasser, legte mich wieder hin, und die Träume setzten genau an der Stelle wieder ein, wo sie aufgehört hatten.» John Studholme erinnert sich, *«Gedichte* geträumt» zu haben. «Tief hinabtauchende Gedichte, rasende, sexuelle Gedichte, dunkle, melancholische Gedichte, sehr anschauliche Gedichte.»

Diese Träume haben häufig eine ungewöhnliche Struktur: Patienten berichten, daß Räume größer wirken (Beschreibungen weitläufiger Landschaften und riesiger Hallen sind typisch); sie sprechen von intensiver Helligkeit und Farbe, von Bildern, die immer wieder in derselben Lebhaftigkeit auftauchen, von Symbolen für anatomische Abläufe und von verwirrenden Träumen innerhalb der Träume. Träume während einer Krankheit scheinen oft von starken Emotionen durchdrungen, von einer Intensivierung des Empfindens. Die Träumenden erleben nicht vertraute Angst, sondern Entsetzen; nicht Abneigung, sondern Abscheu; nicht Wunsch, sondern Verlangen; nicht Staunen, sondern andächtige Ehrfurcht. Sie haben mitunter Träume über Freude, Lachen und Glückseligkeit – Träume, für die unsere Kultur keinen Begriff hat (die hingegen bei den Bantus in Afrika *bilita mpatschi* heißen, wonnevolle Träume).

Hin und wieder kommt es bei Reisenden vor, daß sie spontane Imaginationen mit einem mystischen Erlebnis verknüpfen: mit mächtigen Tiergestalten, Ritualen, heiliger Nahrung oder Getränken, Tänzen, «Büchern», die spirituelle oder medizinische Anweisungen enthalten, Göttern und Dämonen, wilden Tieren, sogar psychischen Phänomenen wie Hellseherei oder Vorahnung – ausnahmslos Komponenten aus der Welt der Schamanen, die aus dem modernen Bewußtsein verbannt wurden.

Bei den Zulus heißt es zum Beispiel, der Mensch werde inmitten einer schamanischen Initiationskrise zu einem «Haus der Träume». In einem Buch über Schamanen fand ich dazu folgende Bemerkung: «Vom Gesichtspunkt des Schamanen gibt es zweierlei Träume: gewöhnliche und ungewöhnliche, ‹große› Träume. Ein großer Traum wiederholt sich entweder Nacht für Nacht in unveränderter Form, oder er ist einmalig und so ‹realistisch›, als erlebte man alles im Wachzustand.»

Träume dieser Art, so heißt es in dem Buch weiter, «muß man als unverschlüsselte Botschaften hinnehmen und nicht nach versteckten Symbolismen untersuchen.» Doch es ist hinlänglich bekannt, wie gefährlich es sein kann, Träume zu wörtlich zu verstehen. In Mythen werden jene, die sie richtig interpretieren, reich belohnt; jene, die es nicht tun, können zerstört werden.

Wer aber sagt uns, wann und ob wir auf unsere Träume hören sollen? Ich weiß noch, wie ein tibetischer Lama mich Jahre später sorgfältig befragte, nachdem ich ihm meine Erfahrungen geschildert hatte. «Wann in der Nacht kamen die Träume?» fragte er. (Bei den Tibetern gelten die Stunden vor der Dämmerung als Domäne prophetischer Träume.) Hatte ich die Gestalten tatsächlich gesehen oder nur ihre Stimmen vernommen?

Nach einem zehnminütigen Gespräch blickte der Lama mich beinahe mitleidig an. «Das nächste Mal, wenn Sie diese Art spezieller Träume haben, sollten Sie tun, was Ihnen darin gesagt wird.»

Doch Tibeter sind wie die Völker der alten Welt in vieler Hinsicht besser ausgerüstet, die tückischen Untiefen der Psyche auszuloten. Buddhistische religiöse Übungen beinhalten zum Beispiel die wiederholte Visualisierung von Gottheiten, um den Schüler auf eine direkte Begegnung mit höherer Weisheit vorzubereiten. Es ist eine Möglichkeit, das Unaussprechliche in ein verständliches Gewand zu kleiden – eine Uniform von der Stange sozusagen, mit klarer symbolischer Bedeutung. Begegnungen mit der Psyche könnten auf diese Weise leichter entschlüsselt werden. Unsere Zivilisation hat uns diese uralten Symbole und Praktiken leider genommen, ohne Ersatz zu liefern. «Große Träume» sprechen in einer Sprache zu uns, die wir nicht mehr «übersetzen» können.

Wir haben die Intelligenz traditioneller Kulturen verloren, die aus Aufmerksamkeit, Vertrautheit und Respekt entstand, aus der Kunst, den einen Vogelruf vom anderen zu unterscheiden, zu verstehen, warum das eine «Unkraut» Medizin ist und das andere Gift, zu wissen, welche Träume weise sind. C. G. Jung war davon überzeugt, daß Menschen des westlichen Kulturkreises häufig nicht in der Lage seien, «große Träume» zu deuten ohne Kenntnisse in Mythologie, Brauchtum oder der «Psychologie der Primitiven» zu haben.

Ich erinnere mich, daß ich mitten in meinen eigenen unbeholfenen Versuchen, den Schleier meines Unwissens zu lüften, einen Traum hatte, in dem ich voller Zuversicht ein Seminar am College leitete.

Eine Studentin hob die Hand und fragte, was ich denn täte, wenn ich ein Buch nicht verstünde. «Nun», antwortete ich forsch. «Ich suche jemanden, der es versteht.» Doch als die immer komplizierter werdenden Passagen im «Buch» meiner Psyche sich meinem Verständnis entzogen, konnte ich nicht einmal meinen eigenen, leichtfertig erteilten Rat befolgen. Als eine Therapeutin mir anbot, Termine für mich freizuhalten, um mir bei der Dechiffrierung meiner Träume zu helfen, schlug ich ihr Angebot aus: Sah sie denn nicht, daß ich dringendere Sachen zu tun hatte, als Träume zu deuten?

Ich hätte es damals geleugnet, doch heute vermute ich, daß ich meine Träume nicht «vorgelesen» haben wollte, weil ich nicht wissen wollte, was sie mir zu sagen hatten: Ich wollte nur, daß sie aufhörten. Denn diese «großen Träume» können uns unerbittlich dazu aufrufen, uns Dingen zu stellen, denen wir viel lieber aus dem Weg gehen würden.

Im *Weihnachtslied* versucht Scrooge die Kräfte, die ihn in seine eigene Unterwelt ziehen wollen, als belanglose Einbildungen abzutun: «Du kannst einen unverdauten Bissen Fleisch, ein wenig Senf, eine Käserinde, ein Stückchen halbrohe Kartoffel zum Ursprung haben. Was du auch seist – eher stammst du doch aus der Speisekammer als aus der Grabkammer!» Nachdem der Geist der vergangenen Weihnacht ihn darüber informiert hat, daß er nur zu seinem Wohl gekommen sei, «versicherte Scrooge, er sei ihm dafür sehr verbunden, konnte aber nicht umhin zu denken, daß eine Nacht ungestörter Ruhe diesem Zweck zuträglicher gewesen wäre».

Doch der Geist wiederholt seinen Auftrag noch dringender; «‹Deine Besserung also. Nimm dich in acht!› Er streckte bei diesen Worten seine starke Hand aus ... Dem Griff des Geistes, obwohl er sanft wie der einer Frauenhand war, konnte er nicht widerstehen.»

11 Innere Arbeit: Die Wiederentdeckung des Gefühls

Denn es gibt nichts Verborgenes, das nicht enthüllet wird, und nichts Verdecktes, das nicht aufgedeckt werden wird.

Das Evangelium des Thomas

Im *Weihnachtslied* von Charles Dickens bittet Ebenezer Scrooge, konfrontiert mit den Bildern seiner Einsamkeit, die Geister nur um eine Gnade: Sie mögen ihm versichern, daß er noch die Kraft habe, sich zu ändern. «Warum zeigt ihr mir das, wenn alle Hoffnung geschwunden ist?»

Heilung ist im wesentlichen ein Transformationsprozeß – ein Übergang von Krankheit zu Gesundheit, von Störung zu Integration, vom Zusammenbruch zur Ganzheit. Dieser Prozeß wird durch unseren Organismus in Gang gehalten, der zielbewußt nach Heilung verlangt; von der uns eigenen menschlichen Stärke, die ständig, auch unter den härtesten Bedingungen, nach Verwirklichung strebt; und vom ewigen Strom des Lebens, der sich wie fließendes Wasser seinen Weg um, durch und über alle Hindernisse bahnt, die seinen Lauf hemmen.

Doch Veränderung kann zu einer beängstigenden Vorstellung werden, vor allem wenn Krankheit unser Leben radikal gestört hat. Als Forscher im Rahmen einer Untersuchung eine Gruppe schwerkranker Menschen fragten, was sie wählen würden, wenn beides gleichermaßen wirksam wäre – eine Operation oder eine drastische Neuorientierung ihres Lebens –, entschieden sich nur knapp zwanzig Prozent der Befragten für persönliche Veränderungen.

Krankheit kann manchmal zumindest teilweise auf unseren unbewußten Widerstand gegen Veränderungen zurückgeführt werden – auf jene Gelegenheiten, bei denen wir den «Gehorsam gegenüber dem Bewußtsein» verweigern, um einen Begriff von C. G. Jung zu benutzen, wenn wir die Rufe und Signale der Körper-Geist-Einheit ignorieren, daß etwas nicht in Ordnung ist, wenn wir in selbstzerstörerischen Mustern verharren, obwohl sie in unseren Träumen und durch unser Fleisch schon lange gebrandmarkt wurden.

Doch die Veränderung, die von jenen Menschen verlangt wird, die sich auf den Weg der Heilung begeben, ist weniger ein Sprung ins Ungewisse als vielmehr eine Wiederentdeckung des Bodens, auf dem sie tatsächlich stehen. So wie mittelalterliche Alchimisten zum Ausdruck brachten, daß das übergeordnete Gute selbst in der trägsten Masse eingeschlossen sei und nur auf den rechten Katalysator warte, um zutage zu treten, fanden einige Reisende durch den Katalysator der Krankheit selbst heilende Quellen, die unverhofft nahe lagen: in den verborgenen Kräften des erwachenden Selbst.

Den gesunden Kern finden

Kernpunkt der Geschichte des *Zauberers von Oz* ist natürlich die Tatsache, daß jeder Suchende, ohne es allerdings selbst zu wissen, genau die Eigenschaft bereits besitzt, die er braucht, um Ganzheit zu erlangen: der Löwe den Mut, Dorothy die ihren Zauberschuhen innewohnende Kraft, der Blech-Holzfäller die Herzlichkeit. Da sein Fleisch zu Schrott wurde, verlangt der Blech-Holzfäller sehnlichst nach dem verlorenen Balsam der Emotionen. Dennoch erfahren wir, daß er «Tränen der Sorge und des Bedauerns» vergießt, als er versehentlich auf einen kleinen Käfer tritt. Er besitzt also sehr wohl jenes zarte, «wache Herz», das der tibetische Lama Chögyam Trungpa als das wesentliche Element menschlicher Entwicklung bezeichnet: «wund und weich . . . [und] völlig bloßgelegt. Weder Haut noch anderes Gewebe bedecken es . . . Selbst wenn eine winzig kleine Mücke darauf landet, spürt man die Berührung.»

Aber der Blech-Holzfäller, seinen inneren Eingebungen gegenüber taub, erlebt sich als seelenlosen Automaten: «Ihr Menschen mit einem Herzen habt etwas, das euch führt, ich aber habe kein Herz, und deshalb muß ich sehr vorsichtig sein.» Die Tragödie des Blech-Holzfällers ist nicht, daß er kein Herz *hat,* sondern daß er es nicht mehr zu *spüren* vermag.

Ich habe bereits erwähnt, daß ich den Blech-Holzfäller für eine klassische «krankheitsanfällige Persönlichkeit» halte. Er leidet darunter, daß er die Fähigkeit des Fühlens unterdrückt hat, die in seinem Fall ungewöhnlich intensiv gewesen zu sein scheint. Seine Situation erinnert an den Eindruck Lawrence LeShans, daß Krebspatienten häufig einen «speziellen ‹Funken›, eine enorme Vitalität besitzen..., verbunden mit größtmöglicher emotionaler Kraft». Das ist das Paradox, um das es Alice Miller in ihrem *Drama des begabten Kindes* geht: Kinder, die äußerst «intelligent, munter, aufmerksam, sensibel» sind – jene also, die «besonders gut Gefühle differenzieren können» – sind in höchstem Grade empfänglich für die Bedürfnisse eines gestörten Elternteils und somit in größter Gefahr, sich selbst zu verlieren:

> Dieser Mensch entwickelt eine Haltung, in der er nur das zeigt, was von ihm gewünscht wird, und ganz mit dem Gezeigten verschmilzt. Das «wahre Selbst» kann sich nicht entwickeln und differenzieren, weil es nicht gelebt werden kann. Er kann sich nicht auf seine eigenen Gefühle verlassen, ... hat damit keine Erfahrungen gemacht, kennt seine wahren Bedürfnisse nicht, und ist sich selbst fremd ... Es ist nur zu verständlich, wenn sich diese Patienten über ein Gefühl der Leere beklagen.

Alice Millers Schlußfolgerung erinnert stark an den Zustand der «Leere» des Blech-Holzfällers: «Oft kappen wir zuerst die lebende Wurzel, und dann versuchen wir, ihre natürlichen Funktionen mit künstlichen Mitteln zu ersetzen.»

Die lebende Wurzel unserer menschlichen Stärke ist laut Abraham Maslow «unser eigentliches, biologisch begründetes inneres Wesen». In seinem Buch *Psychologie des Seins* heißt es dazu weiter: «Wird dieser Wesenskern des Menschen verleugnet oder unterdrückt, wird der Betreffende manchmal auf merkwürdige Weise krank, mal unmerklich, mal sofort, mal später... Auch wenn er verleugnet wird, bleibt er unterschwellig erhalten und drängt auf Verwirklichung.» An dieser Stelle bezieht der Autor sich auf psychische Vorgänge, doch die Gesetze der Psyche und die des Körpers haben zuweilen, wie wir gesehen haben, einander überschneidende Zuständigkeitsbereiche. Immer wieder hörte ich von Patienten, wie stark sie in sich den Druck vergessener Emotionen und Wünsche gespürt hätten, selbst als sie gegen die Krankheit ankämpften.

Denn wenn Krankheit zum Teil ein Prozeß fortschreitender Desensibilisierung ist – Verlust des Kontakts zu anderen Lebensenergien –, dann ist die Aufgabe der Heilung das genaue Gegenteil: Physische und emotionale Unempfindlichkeit Schicht für Schicht abzubauen, Blockiertes zu lösen, auf Hinweise der Körper-Geist-Einheit zu reagieren, die Reichtümer der Gefühlswelt einzufordern, unsere niedrigste Integritätsstufe zu finden (lat. *integer* = «unberührt, ungebrochen, ganz, einheitlich»).

Viele Patienten wußten zu berichten, daß sie, nachdem sie sich dem anfänglichen Entsetzen gestellt hätten, in sich eine undefinierbare Stärke entdeckt hätten, als wären plötzlich ohne ihr Zutun Heilkräfte aufgetaucht, die unabhängig von ihrem bewußten Willen existierten. Wie bereits oben erwähnt, kann eine Krise das angeborene Selbstheilungssystem aktivieren, eine ungewöhnliche «Orchestrierung» von Körper und Geist anregen und tranceähnliche Zustände oder psychophysische «Hyper-Erweckung» bewirken. Diese intensiven Erlebniszustände können wie ein Tor sein, wie die Schwelle zu einem Transformationsprozeß.

Der Bergsteiger Rob Schultheiss beschreibt in seinem Buch die unterschiedlichen Bewußtseinszustände, die er nach einem tiefen Sturz während einer Alleinbesteigung des Neva erlebte. Mit gebrochenen Knochen, im Schockzustand, kämpfte er sich vorwärts in Richtung Sicherheit. Überrascht durfte er feststellen, daß er sich in einem «Zustand der Gnade» befand, Körperkraft und Denkvermögen wuchsen: «Ich überquerte verwitternde Felsrinnen, der Halt, den Hände und Füße fanden, verschwand, während ich mich fortbewegte – ein Tanz, in dem ein einziger verpaßter Takt tödlich gewesen wäre... *Was ich hier mache, ist total unmöglich,* dachte ich... Ein kleiner Teil von mir zitterte vor Angst und Müdigkeit, schrie nach Rettung... Der Rest, zuversichtlich, voll verrückter Freude, ergötzte sich an dem animalischen Überlebenstanz... Der Mensch, zu dem ich auf dem Neva wurde, war die beste Version meiner selbst, der Mensch, der ich mein Leben lang schon hätte sein sollen . . . Das glaubte ich, bis in die kleinste Zelle hinein.»

Er berichtet über beeindruckende psychologische Nachwirkungen dieser ganzheitlichen Erfahrung. Schultheiss schaffte es bis zu seinem Zwischenlager und fühlte sich auf merkwürdige Weise erneuert: «Alles lag vor mir. Ich hatte das Gefühl, ich könnte die ganze Welt wie einen goldenen Apfel hochheben. Mein altes Leben, alles, was vor dem Augenblick war, in dem ich den Halt verlor und fiel, war verschwunden. Es war ohnehin nur eine trockene, verschrumpelte Hülse gewesen; ich sah, wie sie davonwehte.»

Seine Schilderung erinnert an den Brief des Paulus an die Philipper, in dem er über *metanoia* («Sinneswandel») schreibt. «Eines aber sage ich: Ich vergesse, was dahinten ist, und strecke mich zu dem, das da vorne ist.» Auch die griechische Medizin vertrat die Ansicht, daß Heilung den Verzicht auf das gewohnte Selbst verlange. Patienten im Asklepios-Tempel zu Trophonius wurden zuerst zu zwei Quellen geführt, Lethe und Mnemosyne. Erstere ermöglichte ihnen, die Muster ihres vorherigen Lebens hinter sich zu lassen, letztere verlieh ihnen die Kraft, sich an neu hinzugewonnene Einsichten erinnern zu können und sie in ihr Leben zu integrieren.

Das Leben, das viele Patienten vor Ausbruch ihrer Krankheit geführt hatten, war geprägt von Kurzschlußhandlungen, mit denen eine gespaltene Psyche, tagtägliche Widersprüche und ein zerrissenes Selbst zusammengehalten wurden. John Studholme sagte: «Ich arbeitete im Garten, eine halbe Stunde später sprach ich Recht, dann joggte ich, dann spielte ich Klavier, knöpfte mir das Hemd zu oder stand unter der Dusche. Doch wenn man mich nach der Farbe der Wände in einem Raum gefragt hätte, in dem ich am Abend zuvor gewesen war, oder nach der Farbe des Kleides, das meine Frau gestern anhatte, oder nach dem Titel des Buchs, das ich gerade las, oder nach meinem Aussehen im Rasierspiegel, hätte ich es nicht beschreiben können.»

Tatsächlich gingen viele Reisende das Problem ihrer Heilung mit demselben übertriebenen Eifer an, der für ihr Leben vor der Krankheit kennzeichnend gewesen war. Arline Erdrich berichtet: «Ich wollte einhundertfünfzigprozentig sein. Ich wollte noch viel mehr unternehmen als je ein Patient in der Geschichte von Lymphom-Erkrankungen. Ich wollte das Haus versorgen, die Kinder beaufsichtigen, in der Gemeinde mitarbeiten *und* gesund werden. Ich veränderte mich eigentlich nicht, ich versuchte so zu bleiben, wie ich war, nur noch besser.»

Das Betreten des magischen Zirkels

Bei vielen Menschen besteht die anfängliche Reaktion auf eine Krankheit darin, sich gierig an ein Leben zu klammern, das ihnen zu entgleiten droht. Vor allem Todeskandidaten, so erfuhr ich von Larry Dossey, haben mitunter das Gefühl, «daß die Zeit zur Neige geht, verspielt wird. Das Zeitgefühl wird intensiver. Momente, die bis dahin unbemerkt verstrichen, werden ausgekostet – doch für gewöhnlich mit der Befürchtung: Bald werden sie vergangen sein, und ich mit ihnen.»

Dr. Dossey vermutet, daß es eine direkte Beziehung gibt zwischen der Art und Weise der zeitlichen Wahrnehmung und der Lebenserwartung eines Patienten: «Man kann geradezu beobachten, wie Patienten nach der Devise leben: ‹Da meine Zeit zu Ende geht, muß ich meinen Körper allmählich abschalten.›» Diese Einengung des Zeitgefühls, die Dr. Dossey als «gefährlichen Pfad für die Leidenden» bezeichnet, wird in einer von Hiobs (7,6–7) Klagen deutlich: «Meine Tage sind leichter dahingeflogen denn eine Weberspule und sind vergangen, daß kein Aufhalten dagewesen ist. Gedenke, daß mein Leben ein Wind ist und meine Augen nicht wieder Gutes sehen werden.»

Larry Dossey empfiehlt Visualisierung, Entspannung, Biofeedback und andere Techniken, von denen bekannt ist, daß sie das Zeitgefühl beeinflussen. Viele Patienten wußten in der Tat von einer Art natürlicher zeitlicher Ausdehnung zu berichten, als rauschten normale Ereignisse nicht einfach vorüber, sondern geschähen «in einem Raum außerhalb der Zeit, der parallel zum Dasein innerhalb der Zeit verläuft», wie C. G. Jung es einmal ausdrückte.

Meine Interviewpartner und ich verglichen eifrig unsere Notizen und waren verblüfft angesichts der Feststellung, daß wir alle, selbst als wir in das schwarze Loch der Krankheit stürzten und nicht sicher sein konnten, wo oder ob wir überhaupt wieder auftauchen würden, gleichwohl das Gefühl gehabt hatten, daß es da noch eine gewisse

Chance für uns gab. Debby Ogg sagt, ihr geistiger Zustand habe sie an das merkwürdige Zwischenspiel erinnert, das sie während der Geburt ihrer Tochter Jenny erlebt hatte. «Es war von unbestimmbarer Länge und zugleich sehr kurz. Es erinnerte mich daran, daß es für mich als Kind bis zum Ortsschild von Worcester, das nur zehn Minuten von unserem Haus entfernt stand, immer wie eine Tagesreise war.»

Auch John Studholme entdeckte, daß sich ganz allmählich eine neue Zeiterfahrung bei ihm einstellte. «Ich begann, mich über mein bloßes ‹Hiersein› zu freuen», sagt er. «Während ich meine kleinen Jungen beim Baseball-Spiel beobachtete, staunte ich über den geistigen Mechanismus meiner Krankheit. Es gab Zeiten, da war ich so langsam, daß ich mich auf jedes einzelne Ereignis ganz intensiv konzentrieren konnte, auf die Fluglinie eines Balles, auf die Bewegung des Schlägers.»

Auch ich kann mich an das gelegentlich aufkommende Gefühl eines zeitlichen Schwebezustands erinnern, das Gefühl einer ungewöhnlichen Schlichtheit des Seins. In diesem Zusammenhang fällt mir ein Traum ein, den ich zu Beginn meiner Reise träumte:

Ein weißer Wurm dreht sich in langsamen Kreisen nach innen ein. Als er mit dem Kopf im Zentrum seiner eigenen Spirale ankommt, schießen leuchtende «Lichtstraßen» nach außen, die in alle Richtungen strahlen. «Du hast auf der Außenhülle deines Daseins gelebt», vernehme ich eine Stimme. «Rückbildung ist nicht schlecht. Der Weg nach außen ist der Weg nach innen.»

Das Bild hatte mich erstaunt und zugleich abgestoßen. Ein Wurm lebt unter der Erde, sieht nie die Sonne. Die kalte, weißliche Färbung seiner Haut, als habe er Ewigkeiten gebraucht, sich in einer lichtlosen Höhle zu entwickeln, verursachte mir Unbehagen. Er schien ein Symbol für Krankheit, Blutleere und Tod. Verwundert hatte mich allerdings die Explosion von Licht; es war so hell gewesen, daß ich glaubte, meine Pupillen könnten beim Aufwachen nur noch stecknadelkopfgroß sein.

Die Botschaft des Traums – «Rückbildung», die ich als «Einkehr» interpretierte – bedeutete eine schreckliche Vorstellung für mich: damit waren Solipsismus, Passivität und Ich-Zentriertheit verbunden – und das zu einem Zeitpunkt, da ich gerade Entscheidendes für die Zukunft tun mußte. Doch letztes Jahr zu Weihnachten, als ich einen alchimistischen Wälzer von Jung durchblätterte, den man mir geschenkt hatte, beschloß ich, mal unter dem Begriff «Wurm» nachzuschlagen. Der Wurm, bestätigte mir der Text, ist ein Bild für die Unterwelt, den alles verschlingenden Tod. Doch Jung wies daraufhin, daß der Wurm auch ein Symbol für Auferstehung ist: Der Legende zufolge tritt, nachdem der mythische Phönix tot ist, verzehrt vom Feuer, «nur die kruden Überreste des Fleisches» zurücklassend, «ein unscheinbarer Wurm» zutage, der «Flügel anlegt und wie neu wird». Dann steigt er, sich als der heilige Vogel zu erkennen gebend, gen Himmel.

Rückbildung ist auch ein medizinischer Terminus für die Regression eines Krebstumors. Interessant ist, daß die Fälle von Tumorregression, die Ainslee Meares in einer Studie beschreibt, allem Anschein nach einer Meditationstechnik zu verdanken waren, die darauf abzielte, eine psychische «Regression herbeizuführen . . ., eine Rückkehr zum Zustand vor Ausbruch der Krebskrankheit . . ., bevor die Dinge aus dem Ruder liefen». Die Autorin stellt die Behauptung auf, daß aufgrund dieser Meditationsübungen die normalen Mechanismen der «Homöostase» oder «Selbstregulierung» des Körpers erneut «ins Spiel kommen» konnten. Dieser Heilungszustand, heißt es dort, ist «eine atavistische Regression auf einen sehr vereinfachten Funktionsmodus. Der Betroffene mag sich seiner Existenz bewußt sein, mehr aber auch nicht» – ein Zustand, den mir viele Reisende beschrieben haben. Ein Heiler formulierte es folgendermaßen: «Heilung ist die Kunst, absolut gar nichts zu tun. Wenn man gelernt hat, nichts zu tun, ist alles möglich.»

Infolge dieser erhöhten inneren Empfänglichkeit schien die Welt für viele Patienten auf geheimnisvolle Weise eine andere spirituelle Färbung anzunehmen. Im Gegensatz zu den Beschreibungen vieler Sterbender, die das Gefühl hatten, in einem gleichgültigen Universum zu treiben, erzählten Reisende häufig, sie hätten sich eher als Bestandteil eines größeren kosmischen Zusammenhangs empfunden. Jemand, der sich mit Mythologie oder Schamanismus beschäftigt, würde diese Wahrnehmung als «Nabel der Welt» bezeichnen, das ruhende Zentrum aller Dinge, eine Wiederverzauberung der Welt. Patienten berichteten von dem Gefühl einer gewissen Zielgerichtetheit im Universum – nicht ein anthropomorpher Gott im Himmel, sondern ein höheres Prinzip, das ihr Leben durchströmte, etwas, das an die *kenosis* mittelalterlicher Mystiker erinnert, die Selbstentäußerung Gottes.

Andere Patienten erlebten einen Zustand des «Schwebens» oder «Tänzelns» – ein Gefühl, das möglicherweise von den körpereigenen Neuropeptiden verursacht wird, die entsprechende Wahrnehmungen bewirken. Eine eher pedantisch wirkende Frau in mittleren Jahren, die Unterleibskrebs im fortgeschrittenen Stadium überlebt hat, erinnert sich: «Ich kam an einen Punkt, an dem die ganze Sache, ja, wie soll ich sagen, ‹psychedelisch› wurde. Es war mitten im November, an einem dieser trüben, kalten, dunklen Tage im Nordosten. Als ich in einer Pfütze auf dem Gehweg das Spiegelbild eines Hydranten sah, war mir auf einmal wie Ostern und Weihnachten gleichzeitig zumute. Das brachte mich zu der Erkenntnis, daß ich stärker am Leben hing, als mir das je bewußt war.» Und von Stund an wurde ihr Leben reicher und froher.

Aus diesem magischen Zirkel heraus betrachtet man alles als Teil eines universalen, zielgerichteten Musters. Wie heißt es doch in einem Gedicht von Alexander Pope:

> *Die Natur an sich ist nichts als Kunst, Euch unbekannt;*
> *Zufall alles, Richtung, die Euch nicht benannt;*
> *Zwietracht alles, unverstand'ne Harmonie;*
> *Wo das Böse ist, fehlt Gutes nie;*
> *Und trotz des Stolzes in der Bosheit sündigen Verstands;*
> *Ist eine Wahrheit klar: was immer ist, es hat zu Recht Bestand.*

Dieser Zustand von Harmonie und Ganzheit, so typisch für einen Mystiker, wurde auch bei Menschen festgestellt, die «gut auf Placebos reagieren» – Menschen, deren Körper auffallend leicht suggestiv zu beeinflussen ist. Einem Forscher zufolge «lassen Menschen, die gut auf Placebos oder Hypnose ansprechen, die störenden Signale von Zweifel und Skepsis gern außer acht». Von diesen empfänglichen Menschen heißt es immer wieder, daß sie die Eigenschaften eines verabreichten Placebos «ausschmückten und sogar neue dazuerfanden».

Bei sehr gut hypnotisierbaren Patienten hat man auch herausgefunden, daß sie sich ungewöhnlich lebhaft an ihre Kindheit erinnern können. Einer Untersuchung zufolge haben sie als Kind wahrscheinlich eher in einer Welt voller Bilder gelebt. Sie haben sich die Fähigkeit bewahrt, in Phantasien zu versinken, in denen sie durchaus riechen, schmecken, hören und fühlen – Phantasien eben, die so lebhaft sind, daß sie häufig sogar körperliche Auswirkungen haben (eine Eigenschaft, die man als «Formänderungsvermögen des Geist-Körpers» bezeichnet).

Sehr gut hypnotisierbare Kinder zeigen im allgemeinen ungewöhnlich starke Geist-Körper-Reaktionen. Unter Einsatz unterschiedlichster Techniken sind sie in der Lage, die Aktivität ihrer T- und B-Lymphozyten entscheidend zu verändern, allergische Reaktionen trotz Injektion von Antigenen zu unterdrücken und selbst Erbkrankheiten wie Ichtyosis (Keratosis) zu besiegen.

Das heilende Kind

Die Direktorin eines Zentrums für Biofeedback und Psychophysiologie in Kansas stellt fest: «Jede Therapeutin, die biofeedback-gestützte Selbstregulierung mit Kindern praktiziert, weiß, daß diese ohne weiteres in der Lage sind, sich selbst die Hände zu wärmen (d. h. den Kreislauf zu aktivieren), durch bloßes Darandenken.» Sie beschreibt den Fall eines Jungen mit Hirntumor, der zuerst lernte, sich die Hände zu wärmen, dann die Füße, dann jeden beliebigen Körperteil, auf den er seine Aufmerksamkeit lenkte. Schließlich konnte er den Pulsschlag und die elektrodermale Reaktion verändern. Das Kind, das man schon aufgegeben hatte, erlebte eine bemerkenswerte, gänzlich unerwartete Genesung. Die Ärztin schreibt dazu: «Von der Entwicklung her sind bewußte und unbewußte Prozesse bei Kindern eng miteinander verbunden ... Kinder sind von Natur aus in der Lage, in der Gegenwart zu leben, im Hier und Jetzt, ihnen fällt es nicht schwer, in einem Zustand zu leben, den Erwachsene sich durch Meditation, Therapie oder andere Bewußtseinsübungen oft erst hart erarbeiten müssen.» Vielleicht können wir anhand der kindlichen Stärken einen roten Faden der Heilung entdecken.

Religiöse Rituale und Heilungsriten in vielen Kulturen gehen davon aus, daß der erste Schritt zur Erneuerung darin besteht, «wieder zu werden wie ein Kind». Im Tempel des Asklepios wurde der Patient «in weißes Leinen gekleidet und wie ein Kind gewickelt». Ein zukünftiger Medizinmann der Sioux wurde auf der Suche nach Transformation in eine «Visionsgrube» hinabgelassen, eingehüllt in eine Sternendecke und verschnürt mit einem Riemen aus Hirschleder – wie ein Wickelkind.

Riten dieser Art bedeuten eine Rückkehr zu den Ursprüngen, zum noch ungeformten Potential der frühen Kindheit, in der noch alles möglich ist. Bei Joseph Campbell heiß es dazu:

«Der erste Schritt der Regeneration ist ... ein Rückzug aus den Verzweiflungen der Wüste draußen in den inneren Bereich des ewigen Friedens. Doch dieser Bereich ist, wie wir aus der Psychoanalyse wissen, eben das kindliche Unbewußte ... Wir tragen es immer in uns. Alle Ungeheuer und heimlichen Helfer unserer Kindheit, deren ganze Magie, sind darin zu Hause. Und was noch wichtiger ist, alle Lebenskräfte, die wir als Erwachsene nie realisieren konnten, jene anderen Teile unserer selbst; denn diese goldene Saat stirbt nicht ab.»

Viele Psychologen hatten den größten Respekt vor der Heilkraft des Rückschritts, wie es in dem Ausdruck «reculer pour mieux sauter» (zurückgehen, um einen Sprung vorwärts zu machen) deutlich wird. Daher ist kaum verwunderlich, daß der erste Geist, der Scrooge besucht, um seine Regeneration zu begleiten, der Geist der vergangenen Weihnacht ist, den Dickens wie folgt beschreibt:

Es war eine seltsame Gestalt, einem Kind ähnlich und doch wieder nicht so sehr einem Kind wie einem alten Mann, gesehen durch irgendein übernatürliches Medium, das ihm den Anschein gab, als sei er weit weggerückt und dadurch zu den Maßen eines Kindes zusammengeschrumpft. Sein Haar, das ihm um den Nacken und über den Rücken hing, war weiß wie vom Alter, und doch zeigte das Gesicht keine einzige Runzel, und die zarteste Farbe überschimmerte die Haut. Die Arme waren sehr lang und muskulös, ebenso die Hände, als ob ihr Griff ungewöhnlich fest sei. Seine Beine und Füße waren fein geformt und wie die oberen Gliedmaßen bloß. Er trug einen Kittel vom reinsten Weiß ...

Dieser Geist ähnelt auf wunderbare Weise Kindheitserinnerungen; denn Kindheit ist niemals nur eine schlichte Erinnerung, sondern lebt in uns fort, alt und dennoch stets in «zartester Farbe»; vom Standpunkt des Erwachsenen aus anscheinend weit zurückliegend und dennoch einen mächtigen, beinahe übernatürlichen Griff auf die Psyche ausübend. Der Geist – seine glatte Haut und das weiße Gewand symbolisieren reine, unverdorbene Direktheit – stößt Scrooge mitten in die Gefühlswelt seiner Kindheit: «Er wurde sich tausendfältiger Düfte bewußt, die in der Luft schwebten, jeder verknüpft mit tausend Gedanken, Hoffnungen, Freuden und Sorgen, die längst vergessen waren ... Die frohen Ausflügler kamen näher; und Scrooge kannte sie alle und nannte jeden mit Namen, als sie bei ihnen waren. Warum freute er sich so unbändig, sie wiederzusehen? Warum leuchtete sein kaltes Auge und schlug sein Herz höher, als sie vorüberbrausten?»

Dieser Art sind die emotionalen und physischen Empfindungen, die die schönsten Erinnerungen an unsere Kindheit begleiten. Unser Blick scheint heller zu werden, während wir die Welt noch einmal durch ungetrübte Linsen betrachten. Eine Woge der Energie, der Lebensfreude, klarer Empfindungen überspült uns; wir haben für einen Augenblick eine zärtlich gehegte, längst abgelegte Haut übergestreift. «Wenn nur ein Teil dieser verlorenen Ganzheit [der Kindheit] ans Tageslicht geholt werden könnte», schreibt Campbell, «müßten wir eine wunderbare Erweiterung unserer Stärken, eine lebhafte Erneuerung des Lebens erfahren.»

Uns drängt sich die Vermutung auf, daß Campbells Beobachtungen eine noch tiefere Wahrheit zugrunde liegen könnte. Mitchell May erzählte mir, daß er nach einer schrecklichen Verletzung am Bein begann, sich Tag für Tag vorzustellen, er spiele Dosenkicken. «Mein ganzer Körper war zur Unbeweglichkeit verdammt, doch ich habe stundenlang versucht, dieses Gefühl aus meiner Kindheit wiederaufleben zu lassen – ich konnte buchstäblich spüren, wie mein Bein ausholte und gegen die Dose trat.»

Über sehr gut hypnotisierbare Patienten heißt es an anderer Stelle: «Wenn sie sich an ihre frühe Kindheit erinnern, hat es den Anschein, als erlebten sie ihre Gedanken und Gefühle erneut mit derselben Intensität wie früher.» Das Kind in uns ist eine lebendige Blaupause für Ganzheit. In einer Zeit größter Niedergeschlagenheit fühlten sich viele Patienten dorthin zurückgezogen, als habe das «Heilungssystem» sich in seiner Weisheit Zugang zur stärksten aller Ressourcen verschafft.

Vielleicht ist das Kind in uns ein latentes «heilendes Selbst», eine Unterpersönlichkeit mit eigenen psychophysischen Wechselwirkungen. Forscher der Körper-Geist-Einheit zeigen neuerdings wieder ein verstärktes Interesse an Menschen, die an einer Multiplen Persönlichkeitsstörung (MPS) leiden und ein erstaunliches Phänomen aufweisen: Ihre verschiedenen Unterpersönlichkeiten haben oft auch unterschiedliche Physiologien. In einer Studie wird ein Fall beschrieben, bei dem die verschiedenen «Egos» eines Patienten während eines Augentests unterschiedlich reagierten. Bei Menschen mit MPS wurde auch eine ungewöhnlich rasche Heilung von Verbrennungen beobachtet.

Forscher am National Institute of Mental Health verglichen die extremen Stimmungsschwankungen, die Unterschiede im Wahrnehmungsstil und die Veränderungen der muskulär-nervlich-hormonellen Strukturen bei «Multiplen» mit den dramatischen, für Kinder typischen Veränderungen, die ihre Emotionen sehr schnell und flexibel unterschiedlichen Situationen anpassen. Menschen, die an MPS erkranken, übertragen die Unbeständigkeit der Kindheit auf das Erwachsenenalter. Die meisten «Multiplen» entwickeln mindestens eine Unterpersönlichkeit, die jünger ist als zwölf Jahre.

Könnte es also sein, daß unsere körperlichen Prozesse – die gewohnten, aufeinander bezogenen Muster unserer Organe und Hormone – auch zeitweise verändert werden, wenn wir «uns wieder wie ein Kind fühlen»? Wenn ja, dann wäre das Kind in uns ein starker Verbündeter auf dem Weg der Heilung. Ob nun eine physiologische Basis dafür existiert oder nicht, viele Patienten schilderten mir das Vergnügen, das es ihnen bereitete, dem fast unwiderstehlichen Drang nachzugeben, sich «kindisch» zu verhalten – manchmal zum ersten Mal in ihrem Erwachsenendasein.

John Davies, ein Aids-Patient, wuchs als Erbe sowohl eines Familienvermögens als auch einer starren, über Generationen hinweg gepflegten militärischen Tradition auf. «Ich habe mein Leben rückwärts gelebt», sagt er. «Ich war zuerst erwachsen – um ein Kind zu sein, mußte ich erst krank werden. Mein ‹Kind› tut, was es will. Es hört nicht auf die Institutionen, auf die Eltern, auf seine Mutter. Es sagt einfach: ‹Nee, ich tue, was ich will.›» John genoß es förmlich, das zum Ausdruck zu bringen, was er nach einer strengen Erziehung wie befreiende Häresie empfand.

John Studholme fühlte sich in «Freud und Leid» seiner Jugend zurückversetzt, um «wertvolle Stücke und Hinweise aufzuheben, um Bruchstücke meiner Tugend wiederzufinden, die abgehackt waren». Er saß während eines Juniorenspiels auf der Tribüne eines Baseballstadions, hatte seine Baseballmütze verkehrt herum aufgesetzt und ein buntes T-Shirt angezogen, das verboten aussah und wunderbar in der Sonne glänzte, und beobachtete seine beiden Jungen mit einem Gefühl tiefster Identifikation: «Während ich sie so beim Spiel betrachtete, erfüllte mich der Wunsch, gesund zu sein, mich so frei bewegen zu können wie meine Kinder. Ich beobachtete Tom beim Abwurf. Er hatte seine Mütze nach hinten geschoben, und als er den Schlagmann zum dritten Mal direkt ‹aus›spielte – wobei er einen Wurf ausführte, den er mir als ‹Entenball› beschrieben hatte –, mußte ich weinen.»

Das verletzte Kind

> Erst eine Kindheit, grenzenlos und ohne
> Verzicht und Ziel. O unbewußte Lust.
> Auf einmal Schrecken, Schranke, Schule, Frohne
> und Absturz in Versuchung und Verlust . . .
>
> Und dann allein im Weiten, Leichten, Kalten
> Doch tief in der errichteten Gestalt
> ein Atemholen nach dem Ersten, Alten . . .
> Da stürzte Gott aus seinem Hinterhalt.
>
> *Rainer Maria Rilke, «Imaginärer Lebenslauf»*

Für die meisten Reisenden bedeutete die Rückkehr in die Gefilde der Kindheit keineswegs nur Unschuld und Freude. Rilkes Vers spricht beide Seiten der Kindheit an: Sie ist sowohl Quelle von Verletzungen, die krank machen können, als auch Hilfsquelle für deren Heilung. So weinte Scrooge, als er sein armes, vergessenes Selbst sah: einen einsamen Jungen, ein unnatürlicher kleiner Erwachsener, der in einem kahlen, düsteren Raum vor einem schwachen Feuer sitzt und liest. «Die Schule ist nicht ganz verwaist», sagte der Geist, «ein Kind, vernachlässigt von seinen Angehörigen, ist darin zurückgeblieben.» Scrooge sagte, er kenne es, und brach in Tränen aus.

Alice Miller weist darauf hin, daß Krankheit «die alten Verletzungen der Kindheit wieder aufreißen» und damit einen Zusammenbruch der normalen Bewältigungsmechanismen des Erwachsenen verursachen kann. Eine Krise kann zu «emotionalem Erwachen gegenüber der Realität der Kindheit» führen – einer Realität, die häufig mit negativen Emotionen befrachtet ist. Doch sie bietet zugleich die Möglichkeit, sich den insgeheim qualvollen Episoden der frühen Kindheit zu stellen und sie vielleicht zu lösen.

Viele Reisende berichteten, daß sie gezwungen waren, mit ungewöhnlich harten Erfahrungen emotionaler Einschüchterung fertig zu werden, mit Inzest und anderen körperlichen Züchtigungen. Szenen von Gewaltanwendung gegenüber Kindern tauchten häufig in den Träumen von Patienten auf. David, ein Krebspatient, hatte zum Beispiel folgenden Alptraum:

Ich stehe in einem Zimmer und schaue aus dem Fenster. Ich sehe einen Polizisten, der mir aus meiner Kindheit bekannt ist. Er beugt sich drohend über meinen jüngsten Sohn [der im Traum etwa fünf Jahre alt ist] und sagt: «Verdammter Lümmel ... ich breche dir sämtliche Knochen!» Er versetzt dem Jungen einen Kinnhaken, hebt ihn dann hoch und schleudert ihn zu Boden. Ich bin angesichts meiner eigenen Gleichgültigkeit, dieses Mangels an emotionaler Reaktion erschüttert. Dann greift der Polizist den Jungen von neuem an. Ich springe aus dem Bett, rufe: «Aufhören!», und erwache.

David befindet sich in einer hilflosen Lage, seine natürliche emotionale Reaktion ist unterdrückt – genau die Position des mißhandelten Kindes gegenüber der Autoritätsfigur des Erwachsenen. Eine ähnliche Gleichgültigkeit und Emotionslosigkeit wurde von vielen Reisenden als Überlebenstaktik beschrieben, der sie sich instinktiv in der Kindheit bedient hatten und deren Konsequenzen jetzt das Erwachsenendasein überschatteten.

Das Ende von Davids Traum zeigt uns jedoch den Beginn seines Kampfes zur Rettung dieses inneren Kindes. Für viele Patienten war es nicht nur wichtig, das verletzte Kind aufzudecken, sondern ihre Ergebenheit vom unterdrückenden Elternteil abzuwenden – hin zu sich selbst. Das kann ein emotionaler Wendepunkt im Heilungsprozeß sein. Dickens zeichnet mit großer psychologischer Exaktheit den inneren Wandel nach, den Scrooge erfährt, als er das einsame Kind beobachtet, das er einst war: «Dann brach er mit einem Stimmungswechsel, der seinem Charakter ganz fremd war, wieder in Mitleid mit seinem früheren Ich aus. ‹Armer Knabe!› rief er und weinte wiederum.»

George Melton, ein Aids-Patient, der sein Leben lang unter Schamgefühlen und Minderwertigkeitskomplexen gelitten hatte, entdeckte im Laufe seiner Krankheit auf ähnliche Weise eine neue Sympathie für sein verletztes Kind-Ich: «Ein Kind, das hinfällt, während es laufen lernt, würde man doch nicht verhauen. Man würde ihm aufhelfen und ihm zeigen, wie es richtig gemacht wird und wie es den nächsten Schritt tun kann. Und ich fing an, mich wie ein Kind zu behandeln. Ich nahm mich buchstäblich selbst unter meine Fittiche.»

Samantha Coles' Kindheit war nach gängigen Normen ein häuslicher Horrortrip. Sie erinnert sich an Schlägereien innerhalb der Familie, die so heftig ausgetragen wurden, daß die Polizei kam, um ihren Vater abzuführen: «Manchmal waren sogar Blutspuren auf dem Boden, aber meine Mutter tat immer so, als wäre nichts geschehen. Wir gingen dann einfach rein, wischten auf und wuschen das Geschirr ab. Keiner wimmerte, keiner sagte was, es gehörte zum ganz normalen Alltag. Kein Wunder, daß ich nie lernte, meinen eigenen emotionalen Reaktionen zu trauen, und nie auf die Idee kam, daß meine Wahrnehmungen richtig sein könnten.»

Was sie als «Geschenk, das mir die Krankheit machte», bezeichnet, war eine neue Fähigkeit, auf das zerstörte und zum Schweigen gebrachte Selbst der Kindheit zu achten, das sie zärtlich hegte und wieder zum Leben erweckte. «Durch Inzest verliert man dieses Kind in sich. Als ich begann, mit ihm zu ‹reden›, fand ich ein wirklich zerstörtes Kind in mir. Ich fertige eine Zeichnung an von einem nackten kleinen Mädchen, das mit Luftballons spielt, und einem bösen Hund, der die Ballons zerbeißt. Ich nannte es ‹Verletzlichkeit›. Tränen stiegen mir in die Augen, denn ich hatte nie gelernt zu spielen, sondern nur, Erfolg zu haben, zu posieren. Ich fühlte mich schuldig, wenn ich nicht arbeitete oder etwas Produktives tat. Ich hatte sogar Schuldgefühle, als ich mich für einen Workshop einschrieb, in dem man spielen lernen konnte!»

Während ihrer Krankheit entdeckte sie, daß dieses Kind mit all seinen Freuden und Leiden immer noch in ihr existierte – nur eingefroren, als warte es in einem Zustand zeitweilig unterbrochener Beseeltheit. Für viele Reisende wurden die tiefen Gefühle, die zunächst von Eltern, dann von der Gesellschaft und schließlich vom eigenen erwachsenen Ich unterdrückt wurden, unverhofft zu dem fruchtbaren Boden, aus dem ihnen Heilung erwuchs.

Die Heilkraft von Wut
und anderen starken Emotionen

Obwohl Ji-on aufgrund ihrer Zen-Praxis mit ausgesprochen freimütiger Selbstprüfung vertraut war, traf sie doch das, was sie in sich selbst entdeckte, unvorbereitet: ein ausgedehntes, unterirdisches Reservoir «blanker Wut». So entschlossen sie aucn war, «alles, was hochkam, herauszulassen», war sie doch «entsetzt» über die mächtigen Wogen negativer Emotionen, die sie zu überschwemmen drohten. «Es war verheerend. Ich brauchte fünf Monate für diesen Teil der Reise. Ich machte mich vertraut mit dem ‹Bereich der Wut› und war schließlich in der Lage zu sehen, inwieweit ich verantwortlich dafür war, daß ich trotz der unhaltbaren Situation im Zentrum geblieben war. Und ich kann mich daran erinnern, daß es Tage gab, an denen ich mich fragte: ‹Wird das alles je ein Ende haben?›

Eines Morgens praktizierte ich nur rund zwanzig Minuten Zazen und forschte sehr tief in diesen quälenden Emotionen nach, wobei ich mir befohlen hatte, keine Korrekturen vorzunehmen. Ich hatte das deutliche Gefühl, eine dünne, gläserne Haut abzulegen. Ich kann mich noch gut an diese merkwürdige Empfindung erinnern – eine zerbrechliche Glashülle schälte sich wie Schlangenhaut von meinem Körper, während ich aufstand. Ich hörte das Klirren, als sie zu Boden fiel. Ich glaube, das war alles, was Wut gespeichert hatte. Danach ging mein Atem tiefer – er reichte bis in die Lungenspitzen, durchlief den ganzen Körper – tiefer, als ich es je erlebt hatte.»

Obwohl der Gedanke, Wut könne dem Heilungsprozeß zuträglich sein, sehr ungewöhnlich erscheint – Liebe und Harmonie sind wohl gültigere Währungen –, kann die Kraft dieser Empfindung reinigend wirken. Im *Zauberer von Oz* fügt die Böse Hexe, nachdem sie Dorothy grausam gefangengesetzt und ihre Freunde zu Krüppeln gemacht hat, den Verletzungen noch Beleidigungen hinzu und plant, einen der verzauberten Silberschuhe des Mädchens zu stehlen. Die Hexe ist «ungemein zufrieden» über den Erfolg ihrer List, denn der Schuh verleiht ihr die Hälfte von Dorothys noch unentdeckter Zauberkraft.

Nun wird Dorothy, die kaum einen Anflug von Ärger während ihrer Mißgeschicke gezeigt hatte, wirklich wütend.

> «Gib mir meinen Schuh zurück!»
> «Auf keinen Fall», erwiderte die Hexe, «denn jetzt ist es mein Schuh und nicht mehr deiner.»
> «Du bist so gemein!» schrie Dorothy. «Du hast kein Recht, mir den Schuh wegzunehmen.»
> «Ich werd' ihn trotzdem behalten», lachte die Hexe sie aus, «und eines Tages bekomme ich den anderen auch noch.»
> Das war zuviel. Dorothy wurde so wütend, daß sie den Wassereimer nahm, der zufällig neben ihr stand, und ihn über der Hexe ausgoß, so daß diese von Kopf bis Fuß naß wurde.
> Im gleichen Moment stieß die Frau einen lauten Entsetzensschrei aus, und während Dorothy sie noch voll Erstaunen anblickte, begann die Hexe zu schrumpfen und zu verfallen.
> «Sieh, was du angerichtet hast!» kreischte sie. «Jetzt muß ich auf der Stelle zerfließen.»

In dieser Parabel hat die Hexe, ein pathologisches Wesen – so verdorrt, daß ihr Blut schon seit Jahren eingetrocknet war –, es fertiggebracht, eine Hälfte von Dorothys Geburtsrecht auf Ganzheit zu stehlen. Das kleine Mädchen weiß weder, wie es die noch schlafenden Kräfte einsetzen kann, die ihm geblieben sind, noch, wie es wiederfinden soll, was es bereits an die Mächte von Krankheit und Tod verloren hat. Erst als es, erregt durch einen einzigen Moment ehrlicher Wut, die Hexe mit den Wassern reiner Emotionen überschüttet, kann es den Zauber brechen und seine endgültige Heilung einleiten.

Einige Psychotherapeuten, die sich auf die Behandlung von Krebskranken spezialisiert haben, betrachten das Äußern von Wut als ganz besondere Tugend. Während meines Aufenthalts in einem alternativen Krebszentrum in Kalifornien wurden wir Patienten – einige noch benebelt von Tabletten und Operation – in einen Raum geführt, in dessen Mitte große Kissen aufgestapelt waren. Die Therapeutin des Zentrums sah uns gespannt an und bat mit scharfer Stimme jeden Teilnehmer der Reihe nach, sich vorzustellen. Karen, eine Ärztin aus Toronto, hatte kaum ein paar Sätze gesprochen, als die Therapeutin sie auch schon barsch unterbrach. «Sie haben uns nicht gesagt, wie Sie zu Ihrer Krankheit stehen.»

«Ich bin traurig darüber», lautete Karens Antwort.

«Traurig», wiederholte die Therapeutin sarkastisch. «Sie ist *traurig* darüber, daß sie krank ist», sagte sie, ohne jemanden direkt anzusprechen. Ihr Ton war einschmeichelnd, und die Unterlippe bebte in vorgetäuschtem Mitleid. Dann wandte sie sich abrupt wieder der Frau zu und fragte: «Und was ist mit . . . *Wut?*»

Karen nickte und folgte ihrem Wink. «Ja, ich nehme an, ich bin wirklich wütend.»

«Sie nehmen es an?»

«Nun ja . . . ich *bin* wütend.»

«Sie sind wütend», sagte die Therapeutin mit einem tiefen, zufriedenen Seufzer. «*Wütend*», wiederholte sie knurrend und knirschte mit den Zähnen. Behende wie eine Katze griff sie nach einem Tennisschläger, legte ihn der Frau auf die Knie und schaute sie unverwandt an.

«Lassen Sie uns einen Teil dieser Wut sehen», forderte sie die Frau feierlich auf, die zurückwich. «Los», sagte sie jetzt bestimmend. «Wollen Sie nicht auf diese Kissen eindreschen?»

«Ja», erwiderte Karen mutig. «Ja, das will ich.» Sie schritt auf den Kissenstapel zu und ließ den Schläger, nachdem sie sich wie eine Golfspielerin in den Hüften gewiegt hatte, mit voller Wucht auf die Kissen niedersausen, so daß Staubpartikelchen aufwirbelten und in der Luft flimmerten. Als die Therapeutin sie weiter anspornte, schlug sie eine Zeitlang wütend auf die Kissen ein, bis sie erschöpft innehielt und sich setzte.

«Fühlen Sie sich jetzt besser?» fragte die Therapeutin, und Karen nickte ein wenig unsicher.

Diese Übung machte die Runde. Ich fand das Ganze lächerlich – es war konstruiert, aufgesetzt, eine erzwungene Konvertierung zum Heilungsevangelium des Zentrums. Krebs als eine Krankheit infolge nichtfreigesetzter Wut oder Klage infolge angestauter Wut. Werde wütend, so hieß es im Katechismus, dann geht's dir besser.

Mir erschien das nicht nur stark vereinfachend, auch der Gedanke, die Reise auf eine so eindimensionale Formel zu reduzieren, war mir zuwider. Dennoch bin ich inzwischen überzeugt, ausgehend von den Aussagen vieler Patienten, die ich seither kennengelernt habe, daß in vielen Fällen, wie William Blake meint, «die Tiger des Zorns weiser sind als die Pferde der Unterwerfung». Viele Patienten haben in sich große Reservoirs angestauter Wut entdeckt, deren unerwartetes Überlaufen eine späterhin heilende Flut anzukündigen schien.

Joy Ballas-Beeson, die sich ihr Leben lang von Autoritätspersonen hatte einschüchtern lassen, erinnert sich an den Tag ihrer Reise – sie war mittlerweile schwer an Arthritis erkrankt –, an dem sie einem Vorgesetzten zum ersten Mal die Stirn bot. Der Mann hatte zu einer Schimpftirade angesetzt, die allmählich immer lauter wurde, bis das ganze Büro in verblüfftem Schweigen zuhörte. Und Joy war selbst überrascht, als sie sich über den Tisch beugte und «ihm mit gleicher Münze zurückgab. Ich war darüber so hin und her gerissen, daß ich danach tatsächlich Ausschlag bekam.»

Ein paar Monate später beschloß Joy, an einem Selbstverteidigungskurs teilzunehmen. «Meine Bewegungsfähigkeit war durch die Arthritis stark eingeschränkt. Ich trug sogar Stützen an den Handgelenken und bat daher meine Übungspartner, etwas Rücksicht zu nehmen. Doch als wir dann anfingen, spürte ich plötzlich einen solchen Adrenalinstoß, daß ich die Kerle fast umbrachte! Verblüfft stellte ich fest, daß ich in dem Augenblick und eine Zeitlang danach keine Schmerzen hatte.

Kurz darauf schlug unser Hausarzt mir vor, ein Bild von jemandem zu zeichnen, auf den ich wütend war. Ich zeichnete meinen früheren Ehemann. Der Arzt sagte: ‹Jetzt trampeln Sie darauf herum.› ‹Sie machen Witze!› entgegnete ich ihm. Ich konnte mich doch kaum rühren! Doch er bestand darauf: ‹Tun Sie es, so gut es eben geht.› Na ja, ich fing an, und ich kann Ihnen sagen, es war so schlimm, daß ich mich fragte, was die Leute im Wartezimmer wohl denken mochten!

Ich schrie und kreischte und stampfte wie der Teufel. Doch danach waren die Schmerzen für eine Weile wie weggeblasen.

Als eine Freundin mir erzählte, sie habe in einem Psychologiekurs erfahren, daß einige Ärzte der Meinung seien, es bestehe eine Verbindung zwischen unterdrückter Wut und Arthritis, hatte ich ihr gesagt: ‹Du bist verrückt, ich bin nicht wütend.› Ich glaube, ich konnte damals nicht einmal spüren, was ich tief in meinem Innern eigentlich fühlte!»

Ähnlich erging es John Davies, einem Aids-Patienten, der das Gefühl hatte, «die Wut, die ich unterdrückt hatte, würde mich töten, wenn ich nichts dagegen unternähme. Ich entdeckte allmählich, daß ich auf meinen Vater und meine Mutter wütend war, weil sie mir immer das Gefühl vermittelt hatten, ich sei eine Last für sie, weil sie immer jemanden damit beauftragten, auf mich aufzupassen, weil sie nie bei Schulveranstaltungen auftauchten oder all die anderen Dinge für mich taten, die so wichtig für ein Kind sind. Ich spürte körperlich, daß ich einen Topf mit kochendem Wasser in mir hatte, der sich immer weiter aufheizte.»

Interessant war, daß John seine Wut mit Hitze in Verbindung brachte: Die physiologische Fieberhitze ist eine Strategie des Körpers, Mikroorganismen abzutöten und vielleicht sogar Krebszellen zu zerstören. Eine Reihe detailliert dokumentierter Fälle spontaner Remissionen traten nach fiebrigen Infektionen auf.

Der Stamm der Kung in der Kalahari-Wüste benutzt den Begriff «siedende Energie», um zu beschreiben, was ihrer Meinung nach eine wesentliche Heilkraft ist. Stammesangehörige berichten, daß ihr Lebensgeist während ritueller Heilungstänze den Körper geradezu anheizt. «Man spürt, wie das Blut heiß wird, als ob es über dem Feuer gekocht würde, und dann beginnt man zu genesen.»

Angehende Heiler der Kung können verschiedene beängstigende physische und emotionale Veränderungen durch die Erhitzung ihres Lebensgeistes erfahren. Doch man sagt ihnen, wenn sie diese schmerzlichen Veränderungen akzeptieren können, statt sich von der Furcht vor ihnen beherrschen zu lassen, dann können sie sie in Hilfsmittel umformen, die ihnen erlauben zu genesen. Bezeichnenderweise sind solche Menschen emotional eher labil. In der Kung-Kultur heißt es, «ihre Herzen gehen schneller auf», sie sind «ausdrucksstärker» oder «leidenschaftlicher». Während des Tanzes müssen die Emotionen des Heilers jederzeit verfügbar sein und in der Lage, Intensität und Inhalt rasch zu verändern.

Vielleicht sind die starken Emotionen, die viele Patienten beschreiben, auch ein Ausbruch der Lebenskraft, der Beginn innerer Bewegung, von der eigentlich alle Traditionen übereinstimmend annehmen, daß sie ein Schlüssel zur Heilung sei. Ein Reisender beschrieb seine «Sitzungen des Loslassens», die er täglich abhalten mußte, nur um mit den Wirbelstürmen der Gefühle fertig zu werden, die ihn plötzlich überkamen. Er wurde überschwemmt von «Wogen bitterer Wut, wilder Trauer und tiefer Trostlosigkeit – Gefühlen, die manchmal an bestimmte Erinnerungen geknüpft waren, doch ebenso häufig auch unspezifisch und allem Anschein nach erstmalig».

Die chinesische Medizintheorie behauptet, eine wesentliche Ursache von Krankheit sei die «Nichtumformung von Emotionen». Akupunkteure sind der Meinung, daß Emotionen in einem gesunden Menschen die Eigenschaft haben, sich zu verändern, ineinander überzugehen, im Körper von Organ zu Organ zu wandern. Der Theorie zufolge entsteht Krankheit, wenn dieser Energiefluß blockiert ist. Das Ziel chinesischer Medizin ist es, solche Blockierungen zu lösen und den freien Fluß der Energie wieder anzuregen.

Debby Ogg verdankt dieser Transformation von Emotionen, nicht der Wut selbst, die Hilfe bei ihrer Heilung. «Ich fing nur mit Wut an», sagt sie. «Später erkannte ich allmählich, daß Wut nur eine Maske war für den extremen Liebesentzug, unter dem ich litt. Meine Verluste begannen, als ich fünf Jahre als war, als meine Eltern starben, und es folgten noch viele weitere. Irgendwie dachte ich, das hätte ich wohl verdient.

Doch unter der Wut lag eigentlich Trauer. Ich wußte nur vorher nie, wie ich dorthin gelangen konnte. Ich sah mir Familiensendungen im Fernsehen an und heulte dabei, aber ich erkannte nicht, daß ich über mein eigenes Leben weinte. Ich hatte Angst, daß ich, wenn ich jemals wirklich loslassen würde, nie mehr aufhören könnte zu weinen. Doch die Krankheit erlaubte irgendwie all diese Gefühle. Ich ging einfach zu meiner Therapeutin, setzte mich hin und heulte. Monatelang.»

Unter den Tränen, sagt Debby, entdeckte sie Liebe, Zärtlichkeit und Daseinsfülle – Gefühle, die ihre innere Abwehr gegen frühe, unerträgliche Leiden nie voll zur Geltung hatten kommen lassen. Für viele Reisende war dies die innere Heilungsarbeit: das Herz schichtweise aufzudecken, auch wenn es schmerzte.

Brian Schultz, der frühere «Blech-Holzfäller», von dem weiter oben die Rede war, sagt: «Erst als ich in der Lage war, starken Emotionen nachzugeben, konnte ich winzige Momente des Durchbruchs erleben, Zeiten, in denen die körperlichen Symptome urplötzlich abklangen. Ich wußte, ich mußte es riskieren, meine Gefühle auszudrücken, doch es war eine Qual, denn meine Familie hatte es nie erlaubt. Selbst wenn ich innerlich vor Wut kochte, durfte ich das nie zeigen, denn sollte auch nur einer merken, daß ich nicht in der besten, fröhlichsten aller Verfassungen war, bedeutete es einen Kampf auf Leben und Tod. Doch ich disziplinierte mich so weit, daß ich meine Gefühle anderen gegenüber bewußt zeigte, ganz gleich wieviel Überwindung mich das kostete. Ich stellte fest, daß ich, auch wenn ich halb verrückt vor Angst war, einen Weg finden konnte, einfach weiterzumachen. Zuerst spürte ich nur Schmerz. Dann Wut. Später dann, darunter, traten Traurigkeit, Schuld, Tränen und schließlich Liebe zutage.»

«Gerade weil die Gefühle eines Kindes stark sind», schreibt Alice Miller, «können sie nicht ohne ernsthafte Konsequenzen unterdrückt werden. Je stärker der Gefangene, um so dicker die Gefängnismauern.» Wegen der unverminderten Kraft ihres Gefühlslebens in früher Kindheit hatten viele Reisende hohe Barrieren gegen Emotionen errichtet – Mauern von Jericho, die, so wurde ihnen allmählich bewußt, fallen mußten, wenn sie gesund werden wollten. Im *Zauberer von Oz* schämt sich der Ängstliche Löwe, weil sein starkes Herz bei Gefahr so wild schlägt. Doch der Zauberer gibt ihm den weisen Rat: «Das Wesen der Feigheit ist, die Wirklichkeit der Furcht nicht zu erkennen. Wahrer Mut besteht darin, sich der Gefahr zu stellen, auch wenn man sich fürchtet.»

Die Geschichte will uns sagen, daß authentisches Empfinden die wahre Grundlage für unsere Ganzheit ist. Unsere Weigerung, zu sein, wie wir wirklich sind, ist es, die uns von unserem gesunden Kern abspaltet. Heilung ist ein Prozeß, in dessen Verlauf wir aufdecken, was wir bereits besitzen, und nicht die bloße Herstellung eines «besseren» Selbst.

Es mag schmerzhaft sein, lange verborgene Gefühle aufzudecken, doch die meisten Reisenden kamen zu dem Schluß, daß die Alternative noch gefährlicher sei. Die Flucht vor starken, «unliebsamen» Emotionen – was unweigerlich eine Flucht vor dem Körper bedeutet, der sie beherbergt – kann sich in der Tat ausgesprochen pathologisch auswirken. Samantha Coles erzählte mir, sie habe die schrecklichen Gefühle, die mit Bestrafung und sexuellem Mißbrauch in ihrer Kindheit zusammenhingen, «in eine kleine Kiste gesteckt. Ich dachte, von dort würden sie keinen Einfluß auf mein übriges Leben ausüben. Doch die Tatsache, daß ich sie von mir abspaltete, schadete mir mehr als alles andere.» Die Patienten, mit denen ich sprach – wie die Reisenden in so vielen Erzählungen und Märchen über Transformation –, mußten sich auf die Suche nach ihrer «lebendigen Wurzel» begeben und sie in einer verwüsteten Landschaft zum Blühen bringen. Diese innere Wurzel der Genesung und die Wurzeln der Krankheit waren oft unentwirrbar miteinander verknüpft, denn die Verletzung, die eine Reise veranlaßt, kann auch deren Ziel sein. Durch Einforderung unserer individuellen emotionalen Entwicklung greifen wir die abgebrochene Geschichte des «heilenden Selbst» wieder auf. Dann beginnen wir, mitten in den schlimmsten Qualen, letztendlich das ungelebte Leben zu leben.

12 Zum Leben erwachen

> Der Held der Mythen ist der Vorkämpfer nicht der
> gewordenen Dinge, sondern der werdenden. Der
> Drache, den er zu töten hat, ist nichts anderes als das
> Ungetüm des Status quo: Haltefest, der die Vergan-
> genheit festhält ... Verwandlung und Fließen, nicht
> stures Beharren ist das Charakteristikum des leben-
> digen Gottes ... Der Heros ist Vorkämpfer des
> schöpferischen Lebens.
>
> *Joseph Campbell, Der Heros in tausend Gestalten*

Der Weg der Heilung besteht aus den Schritten, die wir unternehmen, um unsere eigene Stärke zu entdecken und weiterzuentwickeln
– Schritte, die in allen Lebensbereichen wirksam werden können.
Denn wenn die Wurzeln von Krankheit multifaktoriell sind, dann
muß auch Heilung mannigfaltig sein. Wenn Krankheit uns die Geschichte von Entfremdung erzählt, dann muß das Motiv des Heilungsdramas Nähe sein. Wenn Krankheit in den konzentrischen
Kreisen unseres Daseins widerhallt, muß auch Heilung überall re-
flektiert werden.

Dieses Paradigma war traditionellen Kulturen geläufig, für die,
wie es bei Ivan Illich heißt, «Gesundheitsfürsorge immer ein allum-
fassendes Programm ist: Es beinhaltet essen, trinken, arbeiten, atmen, lieben, politisches Engagement, Körpertraining, singen, träumen, streiten und leiden.» Aus dieser Sicht ist Heilung nicht einfach
eine Reparaturmaßnahme, sondern ein Weg, die Vielfalt der Seele
zum Ausdruck zu bringen.

Als die ägyptische Göttin Isis beschloß, ihren ermordeten, zer-
stückelten Gatten Osiris zu heilen, trug sie seine abgetrennten Kör-

perteile zusammen, die über die ganze Welt verstreut waren, Gliedmaßen, Organe, Kopf, Herz. Auf ähnliche Weise entdecken die Reisenden auf dem Weg der Heilung, daß auch sie die verschiedenen Teile ihrer Psyche wieder zusammenfügen müssen – jene verleugneten Züge ihres Wesens, deren Verlust eine stillschweigende Einschränkung ihrer Persönlichkeit nach sich zog.

Arline Erdrich erinnert sich an eine Szene aus ihrer Kindheit, die geradezu symbolisch für ihren Verlust ist. Es war der Tag, an dem die Mutter ihr die Grünen Schuhe mitbrachte: «Ich hatte als Kind nur sehr wenig anzuziehen, meist abgelegte Kleider von anderen. Meine Mutter dagegen pflegte ausgedehnte Einkaufsbummel zu unternehmen, aber nur für sich. Doch dann kam sie eines Tages nach Hause, und hatte *mir* etwas mitgebracht! Es waren wunderschöne grüne Wildlederschuhe mit Schnürsenkeln und allem Drum und Dran.

Leider hatten sie nicht die richtige Größe – sie waren mir zu klein. Trotzdem sagte ich keinen Ton, weil ich wußte, daß sie mich nur anschreien würde, wenn ich sagte, daß sie drückten, oder sie würde die Schuhe zurückbringen und keine anderen dafür mitbringen. Deshalb trug ich die Grünen Schuhe, auch wenn ich bei jedem Schritt das Gefühl hatte, sterben zu müssen.»

Metaphorisch gesehen hatte Arline die Grünen Schuhe bis zu dem Tag getragen, an dem sie an Krebs erkrankte. Sie hatte sich ständig in emotional verkrampfte Beziehungen gezwängt und ihre kreativen Impulse unterdrückt, da sie Angst vor Liebesentzug hatte.

Arline glaubt wie viele andere, mit denen ich sprach, daß ihre Heilung nicht hätte stattfinden können, hätte sie nicht das Wachstum hin zu ihrer «natürlichen Form» wiederaufgenommen, das ein Leben lang verhindert worden war.

Als ich sie in ihrer New Yorker Dachwohnung besuchte, zeigte Arline mir ein Selbstporträt – die erste Arbeit einer ganzen Serie, der sie den Titel «Amerikanische Balabusta» gab. Sie hatte das Bild vor Ausbruch ihrer Krankheit gemalt. Es erinnerte vom Stil her an Edward Hopper und zeigte eine über ein Bügelbrett gebeugte Frau, die Haare zu einem saloppen Knoten gebunden, geduldig ein weißes Oberhemd bügelnd. «*Balabusta*», erklärte sie mir, «ist Jiddisch und bezeichnet die immer kochende, putzende, Ordnung schaffende

Hausfrau.» Im Hintergrund des Bildes thronen Waschmaschine und Trockner, auf einem Stuhl neben ihr häufen sich Laken, die darauf warten, geplättet zu werden. Das Bild ist eine anschauliche Darstellung häuslicher Fron. In einer Ecke steht eine verlassene Staffelei mit unbemalter Leinwand, beleuchtet nur von einem schwachen Lichtstrahl, der durch ein Kellerfenster dringt.

«Das war meine Geschichte», sagte Arline, obwohl man sich diese lebhafte Frau in der eleganten, blauen Seidenbluse nur schwer in einem derart düsteren Schattendasein vorstellen kann. «Mein Exgatte behauptete immer, Malen sei eine Anklage gegen ihn. ‹Nein›, sagte ich ihm dann, ‹es ist eine Anklage gegen mich.› Was machte ich denn schon? Ich hätte für Galerien malen können – statt dessen bügelte ich seine Oberhemden, weil das meine Art war, ihn zufriedenzustellen. Ich habe ihm nie gesagt, wie unglücklich ich dabei eigentlich war, habe nie Farbe bekannt.»

Als die Krankheit fortschritt, begann Arline jedoch mit einer neuen Serie von Bildern, die von dem inneren Druck eines Menschen zeugten, dessen Dasein mit einemmal auf das Ende ausgerichtet war. Die statischen, figürlichen Motive verschwanden und wurden durch dicke, wirbelnde, energisch ausgeführte Pinselstriche ersetzt. Sie wuchs aus ihrer kleinen Ecke heraus und breitete sich im gesamten Kellerbereich aus, deckte den Boden und alle Geräte mit Plastikplanen ab und spritzte Farbe aus Wassersprühern, um immer wildere, immer abstraktere Bilder zu schaffen.

Als ihr Mann, von ihrem ungebremsten Schaffensdrang aus der Fassung gebracht, sich von ihr abzuwenden begann, wurden ihre Bilder größer, wurden zu heftigen Implosionen leuchtender Farben. Als die Ehe schließlich geschieden wurde, war Arline wieder Malerin, diesmal eine richtige. Als ich sie besuchte, war ihre Dachwohnung voll von ihrem neuesten Projekt, einer Bildserie mannshoher Gemälde des griechischen Buchstabens *Tau* – Symbol für Geist und Leben. Die Grünen Schuhe ihrer Mutter waren nirgends zu sehen.

Eine Jungianerin schrieb, daß bei vielen ihrer Krebspatienten «das kreative Leben keine Erfüllung gefunden hatte . . ., die normale Entfaltung des Individuums war zum Stillstand gekommen». Was ich bei Arline Erdrich und anderen selbst feststellen konnte, war eine Wiederaufnahme dieses kreativen Weges, die Einforderung dessen, was verlorengegangen war oder noch gefunden werden mußte. Mitten in der Phase scheinbarer Auflösung entdeckten einige Patienten die Persönlichkeit, die sie immer hätten sein sollen. «Während der Krankheit kehren manche Menschen zu ihren ursprünglichen Werten zurück, selbst wenn sie bis dato nie danach gelebt haben.» Sie entdecken ihr heilendes Selbst, das sie ein Leben lang in sich getragen haben, ohne es zu wissen.

Im *Zauberer von Oz* erwachen die unerwarteten Kräfte der Pilger erst auf dem gefährlichen Pfad. Als er die «Kalidahs» erblickt, Untiere mit Bärentatzen und Tigerköpfen, sagt der Ängstliche Löwe zu Dorothy: «Stell dich dicht hinter mich, ich werde mit ihnen kämpfen, solange ich noch am Leben bin.» Hier tritt wahrer Mut zutage – *echter* Mut im Gegensatz zu Aufschneiderei –, der ihm seiner Meinung nach fehlt. Auf ähnliche Weise erweist sich Krähenschreck, der sich selbst für hirnlos hält, unter Druck als meisterhafter Stratege. Daß die Verwandlungen der Charaktere uns so viel Freude bereiten, hat einen einfachen Grund: Wir können nicht glauben, daß unsere Stärke so greifbar nahe liegt, daß sie an genau jenen Stellen sitzt, an denen wir uns am meisten verletzt fühlen.

Den Körper wiederentdecken

Lama Chögyam Trungpa zufolge ist die Zerstörung der natürlichen, angeborenen Einheit von Körper und Geist die eigentliche Wurzel sowohl physischer als auch mentaler Pathologie. Wenn wir in die eine Richtung denken, in die andere fühlen und in eine dritte handeln, spiegeln sich die gegenläufigen Kräfte des Ungleichgewichts in unserem Gesundheitszustand wider. «Stimmen Körper und Geist nicht überein, ist unser Geist bisweilen kurz und unser Körper lang, oder umgekehrt.» Desgleichen stellte der griechische Gnostiker Plotin fest, daß Krankheit entsteht, wenn der Körper den Kontakt zur Seele verliert und ihr am Ende «nicht mehr ähnlich sieht». Die Anthropologin Joan Halifax, die selbst ernsthaft erkrankt war und Heilung durch Schamanen und buddhistische Lehrer erfahren hat, fand in der Meditation ein unverzichtbares Werkzeug, um Geist und Fleisch wieder in Einklang zu bringen. Sie schreibt:

Körper und Geist reiten auf der Ebbe und Flut des Atmens. Geist und Körper beginnen einander zu erkennen; sie waren einst Partner gewesen, haben sich aber seit langem schon den Rücken zugekehrt. Der Geist begann, den Körper anzutreiben wie ein Dompteur, der auf das Wohlergehen seiner Schützlinge keine Rücksicht nimmt. Körperliches Verlangen oder körperliche Abscheu begannen Muster der Begierde oder des Widerwillens im Geist zu erzeugen. Die Vereinigung von Körper und Geist ist im Lichte der Konzentration mit dem Faden des Atmens genäht.

Der Kentaur Cheiron, ein Vorläufer westlicher Medizin, ist ein prägnantes Symbol für dieses Prinzip: Mensch (Bewußtsein) und Pferd (Körper) ungeteilt, unauflösbar, glatt und stark zu einem lebendigen Ganzen verwoben. Auf der Tagesordnung der Heilung steht also nicht nur, die Mechanismen des Körpers zu reparieren, sondern auch die Kommunikation zwischen Psyche und Soma wiederherzustellen. Der Zweck der Behandlung ist, die mental-emotionale Sensibilität der Patienten zu erhöhen, ihnen das, was in ihnen vorgeht, bewußt zu machen, damit sie «auf die eigene Haut hören».

«Auf die eigene Haut hören» bedeutete für viele, mit denen ich sprach, den Körper neu kennenzulernen, denn gerade durch den Körper leben wir den Willen und die Absichten der Seele aus. Die Psyche kommt physisch zum Ausdruck. Sie will Teil unseres Körpers sein und Teil unserer konkreten empirischen Existenz.

Der Körper ist unsere eigentliche Gegenwart in dieser Welt, der Raum, den nur wir besetzen können, der Ort, wo der persönlichen Geschichte des Selbst Atem, Zunge, sichtbare Gliedmaßen verliehen werden. Es ist der Körper, der oft sehr laut nach authentischem Sein verlangt, der uns nicht entgegenhält, wie wir uns fühlen *sollten,* sondern wie es uns tatsächlich geht. Unser «Selbstbewußtsein» meldet sich gerade in jenen Augenblicken, da der Mund trocken ist, die Stimme bebt, das Blut ins Gesicht schießt – Augenblicke, in denen unser Körper ein unmißverständliches Zeugnis der seelischen Befindlichkeit ablegt.

Der Körper *ist* gewissermaßen die Seele. Der Körper, das Behältnis der Emotionen, droht immer eine tiefere, spontanere Wahrheit jenseits der Kontrolle durch das Ego auszusprechen. Der Soldat will das Rumoren in seinen Eingeweiden ignorieren, wenn er «nicht den Nerv hat» zu töten. Der überarbeitete Angestellte versucht stur, die

Bitte seines Körpers nach Ruhe zu überhören. Das Kind, das Schmerzen hat, erstickt brennende Traurigkeit und Wut in sich, wenn Vater oder Mutter seine Gefühle mißachtet.

Im *Zauberer von Oz* versucht der Löwe, das ängstliche Zittern des Körpers angesichts einer Gefahr abzustellen. Doch der Zauberer besteht auf der Weisheit des Fleisches: Der Löwe *fühle*, so sagt er, weil er «Lebewesen» sei.

Leben heißt für den Löwen jedoch Widerstreit der Gefühle. Der Zustand des Krankseins ist eine Diktatur, die abweichende Meinungen zu unterdrücken sucht, ob sie nun vom Körper oder der «Schatten»seite der Psyche kommen. Die beiden sind in der Tat zuweilen austauschbar. Ein Psychologe schreibt dazu:

> Der Körper ist insoweit der Schatten, als er die tragische Geschichte darüber «aufbewahrt», wie das spontane Auftreten von Lebensenergie abgetötet und hundertfach abgewiesen wurde – so lange, bis der Körper ein totes Objekt ist ... Er legt Zeugnis ab über unsere vernachlässigte Seite und deckt auf, was wir nicht auszusprechen wagen ... gebündelte Energie, die unerkannt und unangezapft ist, verleugnet und unerreichbar.

Vor allem die «zur Krankheit neigende Persönlichkeit», für die der Körper oft Erzeuger und Sammelbecken gefährlicher Emotionen war, neigt mitunter dazu, den Körper als etwas Fremdes zu betrachten, und versucht, ihn zum Schweigen zu bringen, statt sich die Mühe zu geben, auf das zu hören, was er zu sagen hat. Doch Krankheit treibt uns unweigerlich auf den Körper zu, auf seine Schwächen und seine Stärken. Dr. Jacob Zieghelboim sagt, er habe erkannt, wie sehr er sich daran gewöhnt hatte, «die Hinweise meines Körpers zu übergehen, statt sie zu respektieren. Ich war meinen eigentlichen Grenzen gegenüber blind geworden – den biologischen, psychologischen, emotionalen und spirituellen. Nun fing ich an, sowohl Krankheit als auch Heilung als Möglichkeit zu empfinden, mit den wahren Kräften des Lebens in Berührung zu kommen.»

Eros oder Die «wahren Kräfte des Lebens»

Viele Reisende berichteten, daß die «wahren Kräfte des Lebens» zuweilen die Form starker erotischer Gefühle annahmen. Auch ich war verblüfft, als ich während meiner Krankheit ein fast überwältigendes Gefühl der Erotik verspürte. Ein Patient erzählte mir, er habe sich «wieder wie vierzehn» gefühlt. Ganz ähnlich erging es mir: Plötzlich erlebte ich wieder die feuchten Träume eines Heranwachsenden. Ich war erstaunt über ihre stark sexuelle Bildhaftigkeit und das offene Verlangen, das mich auch im Wachzustand erfaßte.

Eine besondere Ironie liegt darin, daß Patienten in der Regel als «geschlechtslos» betrachtet werden. Krankheit (eine Minderung der Lebenskraft) und Verlangen (ihre Hypertrophie) schließen einander angeblich aus. Doch während Krankheit im herkömmlichen Sinn mit dem Dahinschwinden, der Schwächung und Verschleppung urprünglicher Kräfte in Verbindung gebracht wird, kann sie ebensogut auch ein Ausbrechen, eine Befreiung von Kräften aus dem Körper sein, gerade dann, wenn er zum dunkelsten Kerker geworden ist. Es ist, als ob Krankheit, die unseren Abstieg ins Fleisch erzwingt, auch dessen Stärken aktiviert. In der Sexualität ist, abgesehen von der Krankheit selbst, das Zusammentreffen von Psyche und Soma vielleicht am heftigsten. Unser Körper fühlt sich von Bewußtsein durchflutet, während unser Geist in physischer Erfahrung verankert ist. Wir spüren den Ansturm der Gefühle vom Grunde unseres Seins aus.

Gopi Krishna, ein Heiliger der Hindus, bemerkte verwirrt, als er von der merkwürdigen Krankheit befallen war, die seiner Erleuchtungserfahrung vorausging: «Mir konnte eine verblüffende Entwicklung im Sexualbereich nicht verborgen bleiben ... Der bis dahin Ruhende befindet sich nun in einem Zustand fieberhafter Aktivität ..., als sei er von einem unsichtbaren, aber wirkungsvollen Mechanismus angetrieben, der noch nie in Betrieb war.»

Vielleicht ist der «Mechanismus», den er beschreibt, ein Teil des «Heilungssystems». das manchmal während einer krankheitsbedingten Krise zu erwachen scheint. Arline Erdrich erinnert sich an eine Behandlungsphase, in der sich ihr sexuelles Verlangen dramatisch steigerte: «Ich war wie eine Rasende.» Rückblickend sagt sie: «Ich nehme an, es war teilweise deswegen, weil ich wissen wollte, ob ich noch immer sexuell anziehend wirkte. Aber ich spürte auch so einen unglaublichen Energieschub. Männer reagierten darauf und flirteten mit mir. Ich erlebte ein paar herrliche, leidenschaftliche Affären – einmal sogar, kurz, mit meinem *Arzt.* Einige sagten mir, ich habe eine ganz starke Ausstrahlung. Ich entgegnete dann immer scherzhaft-ironisch: ‹Das kommt von der Bestrahlung!› Doch ich glaube, was man ausstrahlt, ist Leben. Es ist wie ein neues Licht, diese Aura, die einen umgibt.»

Auch Albert Kreinheder spürte eine starke Erregung, ein lange unterdrücktes Verlangen, ein «lustvoller, herzlicher Mensch zu sein, der in seinem Körper lebt». Er schrieb in seiner Zeitschrift: «Tag für Tag fahre ich fort im alten Trott, kümmere mich, passe mich an und mache wenig Aufhebens, trete ab hinter die Kulissen, als wäre ich ein Nichts. Doch da ist Kundalini, in mir eingeschlossen ... Was habe ich schon zu befürchten? Soll ich die Flasche öffnen und es herausfinden? Eines Tages, bevor es für immer verschwunden ist, müssen wir es riskieren. Wir müssen leben, ehe wir sterben!»

Mit Hilfe der Technik der «aktiven Vorstellung» begegnete er einer wunderschönen Frau, «der Frau in mir». Sie wies ihn an, «die Flasche zu öffnen ... Aber frag mich nicht, wie. Spüre die Energie. Laß dich von ihr erregen. Sie ist immer bei dir. Laß sie nicht gehen. Trag sie bei dir. Laß dich von ihr bewegen. Halte sie in Ehren. Liebe sie. Diene ihr. Laß sie in allem, was du tust, zum Ausdruck kommen. Sie ist dein, du lebst mit ihr. Du weißt nicht, wie sie zum Ausdruck kommt, doch du weißt, daß ein Leben ohne sie nichts ist.»

Kreinheders Erotik war in Wirklichkeit das Verlangen, sich das Leben selbst einzuverleiben, «in allem aufzugehen, was in Widerspruch zu meinem bisherigen Leben stand, alles Weibliche, alles Sensible und Emotionale, all diese Dinge, die ich in meiner Überbetonung des Maskulinen und Intellektuellen unbeachtet gelassen hatte». In seinem bisherigen Leben hatte er seine vitalsten Seiten selbst zurückgedrängt. Ihn verlangte nicht nur nach Sex, sondern nach Eros, dem Prinzip der Vereinigung, nach Liebe in ihrer grundlegenden Definition durch Plato: «Der Wunsch und das Streben nach dem Ganzen.»

Das heilende Selbst

Der «Zugang über die Seele» verlangt die Beachtung dessen, was der Dichter William Blake «die vier Wesen» nannte, die einen Menschen ausmachen: Tharmas (das Fleisch), Urizen (der Intellekt), Luvah (das emotionale Leben) und Los (der kreative Geist), oder Körper, Verstand, Herz und Imagination. Sie alle müssen für die Aufgabe der Heilung herangezogen werden – ebenso wie für die Kunst des Lebens.

Vor allem krankheitsanfällige Charaktere haben oft bestimmte Seiten ihres Selbst abgetrennt. Samantha Coles gibt die mißliche Lage auch anderer Reisender wieder, wenn sie schreibt: «Aufgrund dessen, was ich als Kind erleiden mußte, habe ich nie richtig Kontakt zu den analytischen und fühlenden Teilen meiner selbst aufgenommen. Mein Körper war da, doch die emotionale Komponente war woanders.» Das von ihr beschriebene Syndrom ist in der psychologischen Literatur unter dem Begriff «Dissoziation» bekannt. Ein Kind, das einem physischen oder emotionalen Trauma ausgesetzt ist, lernt meistens, jene Seiten seiner physischen und sozialen Welt selektiv «abzuschalten», die ihm schaden könnten – es trennt sie einfach ab.

Dissoziative Persönlichkeiten, deren Defensivreaktion auf Kindheitstraumen durchaus psychisch verformend wirkt, kommen andererseits zuweilen auch unbewußt in den Genuß von Gaben, mit denen die Verletzungen, die sie als Heranwachsende erlitten haben, in gewisser Weise kompensiert werden. Dazu gehört unter anderem die Fähigkeit, sich leichter auf Imagination und Visualisierung einlassen zu können und relativ problemlos einen Zustand «psychischer Absorption» zu erreichen, wie zum Beispiel hypnotische Trance. Diese Eigenschaften sind interessanterweise mit Phänomenen wie der Heilung durch Placebos in Verbindung gebracht worden.

Der bekannteste Fall einer außergewöhnlichen Reaktion auf Placebos ist der eines Patienten, der Ende der fünfziger Jahre aufgezeichnet wurde und dessen Geschichte mittlerweile fester Bestandteil der Geist-Körper-Lehre geworden ist:

Der Patient, ein gewisser «Mr. Wright», kam mit der allgemein gehaltenen Diagnose eines Lymphosarkoms ins Krankenhaus. Hals, Leiste, Brust und Bauch wiesen faustgroße Tumore auf. Sein Brustlymphgang wurde von so vielen großen Tumoren blockiert, daß man jeden zweiten Tag mehrere Liter einer milchigen Flüssigkeit aus seiner Brust entfernen mußte, damit er überhaupt in der Lage war zu atmen. Man gab ihm höchstens noch ein paar Wochen.

Mr. Wright las eines Tages in der Zeitung etwas über eine neue Wunderdroge: Krebiozen. Als er darauf bestand, damit behandelt zu werden, gab der Arzt nach, obwohl er skeptisch war. Zur Überraschung des Arztes schmolzen die Tumore wie Schneebälle auf einem heißen Ofen, und innerhalb von ein paar Tagen waren sie nur noch halb so groß! Mr. Wright verließ das Krankenhaus praktisch symptomfrei. Der Mann, der noch vor wenigen Tagen immer wieder eine Sauerstoffmaske gebraucht hatte, begann sogar, wieder mit dem eigenen Flugzeug zu fliegen.

Als jedoch Zeitungsberichte Zweifel an der Wirksamkeit von Krebiozen äußerten, traten die Symptome bei Mr. Wright bald wieder auf. Diesmal verordneten ihm die Ärzte, wie sie ihm sagten, die doppelte Dosis des «bewährten» Krebiozen. Es war in Wirklichkeit jedoch nur destilliertes Wasser. Seine Tumore schienen erneut auf wunderbare Weise zu verschwinden, und er genas in noch kürzerer Zeit als zuvor. Doch als Krebiozen wenige Tage darauf offiziell als «wertlose Arznei» abgestempelt wurde, ging Mr. Wright wieder ins Krankenhaus, ergab sich seinem Leiden und starb.

Mr. Wrights Einstellung hat seinen Tod gewiß nicht «verursacht». Doch offensichtlich war sein Glaube so stark, daß er die Verwüstungen durch eine fortgeschrittene Krankheit eine Zeitlang einzudämmen vermochte. Wie konnte ein derart unerbittlicher Gesundheitszustand eine beinahe launenhaft anmutende Alchimie erfahren? Den Worten des Arztes zufolge, die leider wenig beachtet wurden, besteht einer der Schlüssel sowohl für die Schwäche als auch für die Stärke der Heilungsreaktion Mr. Wrights im «fließenden Aufbau seines Egos». Das Selbstgefühl des Patienten war ungewöhnlich fließend, nicht abgegrenzt. Seine dissoziative Persönlichkeit machte ihn empfänglicher als andere sowohl für negative als auch für positive Suggestion, was sich wiederum rascher in Veränderungen des körperlichen Zustands niederschlug.

Das extremste Beispiel für den «fließenden Aufbau des Egos» ist die Multiple Persönlichkeitsstörung. Hierbei erfährt die gesamte Identität eine Reihe qualvoller Unterteilungen in «Unterpersönlichkeiten». Doch wie schon weiter oben erwähnt, können «Multiple» auch erstaunliche Fähigkeiten auf dem Körper-Geist-Gebiet aufweisen. Ich habe einmal jemanden kennengelernt, dessen Spaltung so weit ging, daß er für seine verschiedenen Egos Visitenkarten bei sich trug. Aufgeregt teilte er mir mit: «Einige von uns arbeiten sogar an einem Kinderbuch zusammen.» Eine seiner weiblichen Unterpersönlichkeiten – eine begabte Künstlerin, wie er mir sagte – sei für die Illustrationen zuständig, eine andere für den Text und eine dritte sei die Agentin.

Er war ein liebenswerter, schwer einzuordnender Mann, dessen unsteter Blick ein wenig verwirrte. Er behauptete, er sei ein Rätsel für seine Ärzte. Manchmal werde eine seiner Unterpersönlichkeiten krank, die anderen hingegen nicht. Eine von seinen weiblichen Unterpersönlichkeiten sei scheinschwanger gewesen, und man habe ihn mit grotesk aufgedunsenem Bauch ins Krankenhaus eingeliefert. Als eine andere Unterpersönlichkeit die Oberhand gewann, wurde sein/ihr Bauch wieder normal.

Es sind Fälle bekannt, in denen «Multiple» durch «Hinüberwechseln in eine andere Persönlichkeit» spontan allergische Reaktionen abstellen, die Wirkungen starker Drogen aufheben und Symptome von Diabetes, Verbrennungen dritten Grades, Farbenblindheit und sogar Epilepsie und Tumore beseitigen konnten.

Obwohl MPS ein offenkundig «zerrissener» Zustand ist, kann damit vielleicht auch eine merkwürdige Form von Körper-Geist-Integration erzeugt werden. Wie ist das möglich? Cassandra, eine «Multiple», behauptet, ihre ungewöhnlichen Selbstheilungskräfte seien aus einem «Parallelverfahren» entstanden, wie sie es nennt.

Ihren eigenen Worten zufolge sind ihre wechselnden Persönlichkeiten stets wachsam, auch wenn sie gerade nicht den Körper steuern. Sie habe somit die Möglichkeit, in vielen verschiedenen Kanälen gleichzeitig zu «denken». Während normale Menschen die heilenden Vorstellungsübungen nur zwei- oder dreimal täglich ausführten, machte Cassandra sie rund um die Uhr. Sie verfügt sogar über eine Unterpersönlichkeit mit Namen Celeste, die fundierte Kenntnisse in Anatomie und Physiologie besitzt und deren einzige Funktion darin besteht, vierundzwanzig Stunden am Tag zu meditieren und sich das Wohlergehen des Körpers vorzustellen.

Somit kann sich ein gespaltenes Selbst vom Standpunkt der Körper-Geist-Einheit her paradoxerweise als bemerkenswert kongruent erweisen. Cassandras Fall erinnert an die Erfahrungen der Selbstheilerin Alice Hopper Epstein mit ihren vielen Unterpersönlichkeiten («Ich bin Amanda die Baumeisterin. Ich bin stark. Töte den Krebs»), die sie in ihrem Fall ganz bewußt angerufen hat. Sie schreibt in ihrer Autobiographie: «Meine Unterpersönlichkeiten ... waren Ausdruck von Gefühlen und Informationen, die in anderer Form für mich nicht verfügbar waren. Denn jede Unterpersönlichkeit stellte eine sowohl aus Emotion wie Aktion bestehende Kraft dar.»

Je weiter Alice Hopper Epstein auf ihrem Weg der Heilung gelangte, um so mehr Lebensraum gewährte sie ihren Unterpersönlichkeiten. Wie der Schamane oder der Künstler integrierte sie ihr Innenleben kreativ in ihr nach außen hin gerichtetes Leben. Anders als «Multiple», die auf schmerzhafte Weise in einem Zustand der Zerstückelung gefangen sind, begann sie, sich ihrer verschiedenen Seiten zu freuen. Eines Morgens beschloß sie, zu einer ihrer Unterpersönlichkeiten zu werden. «Ich wollte an dem Tag ‹die Kleine› sein, um zu fühlen, wie das war, und um ihr die Freiheit zu geben, nach der sie sich so sehnte. Sie liebte Körperkontakt, daher spielte ich viel mit meinem Hund, der das natürlich genoß. Ich umarmte und drückte meinen Mann voller Übermut und sprach aus, was mir gerade in den Sinn kam. Es war ein Freudenfest für mich. Meine Theorie war, daß sie Zeit haben sollte, sich auszudrücken, bevor wir über ‹Integration› reden konnten. Es war seltsam, denn einerseits wollte sie integriert werden, andererseits war das Wort tabu für sie. Das war verwirrend.»

Damit sind wir beim zentralen Paradoxon von Ganzheit: Die Identität unseres Selbst ist nur Teil einer viel umfassenderen Existenz; wir haben nicht nur ein, sondern viele heilende Egos. Vielleicht enthält ihre Erfahrung auch eine wichtige Erkenntnis: Wenn das steuernde Selbst zeitweise aufgegeben wird, können jene Teile des Selbst, die mehr «vereinigte Kräfte» und «Authentizität» besitzen, auftauchen.

In einer in Holland durchgeführten detaillierten Studie von sieben Fällen spontaner Remission wurde versucht, spezifische psychologische Veränderungen festzustellen, die diesen nahezu «wunder»baren Rückbildungen vorausgingen – das heißt, letztendlich einen geistigen Faktor für die Rückbildung von Tumoren zu finden.

In einem von diesen Fällen handelte es sich um eine Frau mit Brustkrebs im Endstadium, die nur noch etwa vierzig Kilo wog und schon fast im Koma lag. Man hatte sie in ein Pflegeheim gegeben, da ihr Mann sich außerstande fühlte, sie zu versorgen. Doch als sie erkannte, daß man sie an einen Ort gebracht hatte, wo sie sterben sollte, wurde die Frau plötzlich aggressiv und lebensbejahend. Aus einer Dame – ordentlich und wohlerzogen – wurde eine Frau, die fluchte, schmutzige Lieder sang, dreckige Witze erzählte. Drei Wochen ging das so mit ihr – wobei sie immer erst dann loslegte, wenn alle Anwesenden das Zimmer verlassen hatten. Auf unerklärliche Weise begann ihr Tumor sich zurückzubilden. Zehn Jahre später befand die Frau sich in gutem Gesundheitszustand – ordentlich und wohlerzogen, jetzt aber auch handfest und direkt.

In diesen Fällen von Remission wurde eine Eigenschaft festgestellt, die auch andere Forscher kennengelernt haben: eine emotionale «Ambivalenz», die von einem Kollegen mal mit «kontrollierter Feindseligkeit» bezeichnet wurde. Der Psychologe Al Siebert hat beobachtet, daß Menschen, die bestimmte Leiden überwunden haben, allem Anschein nach über eine Persönlichkeit verfügen, die er «biphasisch» oder «paradox» nennt – die also fähig sind, sowohl wütend als auch liebenswert zu sein, egoistisch und selbstlos, selbstbewußt und selbstkritisch zugleich. Ich sprach einmal mit einem Mann, der eine bemerkenswerte spontane Heilung von einer bösartigen Geschwulst erfahren hatte. Er war früher leitender Angestellter in einer Software-Firma in Florida gewesen und hatte sich, wie er mir erzählte, in ständigem Konflikt befunden. Sein Leben lang sei er zwischen der «linken Hirnhälfte» und der «rechten Hirnhälfte» hin und her gesprungen. Er habe stets das Gefühl gehabt, seine intuitive Seite mit strikter, militärischer Präzision auszublenden. Als er erkrankte, begriff er nach und nach, daß nicht die eine «Hirnhälfte» schlecht und die andere gut ist, und wenn man mit Leichtigkeit zwischen ihnen hin und her springen könne, so sagte er mir, würde man nicht «stagnieren».

Auch die Heiler der Kung-Buschmänner sind offenbar in der Lage, viele Persönlichkeitsfacetten zu entwickeln, statt untrennbar mit einer festgelegten Identität verbunden zu sein. Sie sind in gewissem Sinne weniger an den festen Aufbau eines Ego gebunden und eher in der Lage, ein anderes «Selbst» hervorzubringen sowie ein stets wandelbares Spektrum von Gefühlen. Den Ergebnissen zufolge, die Anthropologen aufgrund verschiedener Tests erzielten, haben die Heiler der Kung ein Bild von ihrem Körper, das eher von ihrem eigenen inneren Zustand als von externen anatomischen Kriterien bestimmt ist. Sie betonen die zentrale Bedeutung von fließenden psychischen Prozessen und Übergangsstadien, die die gewöhnlichen anatomischen Grenzen des Körpers überschreiten. Sie finden leichter Zugang zu einem reichen Phantasieleben, sind offener gegenüber ungewohnten, primär intuitiven und emotionalen Reaktionen als gegenüber logischen oder rationalen.

Doch ist die Fähigkeit, heilsame Energien zu aktivieren, nicht auf «Multiple», auf Schamanen und Heilige beschränkt. Wir alle dissoziieren bis zu einem gewissen Grad, ebenso wie wir in hohem Maße zu Bewußtseinsveränderungen in der Lage sind. Der Gedanke, wir besäßen eine unveränderliche Identität, ist, wie sowohl Mystiker als auch Erkenntnispsychologen vielfach bestätigen, eine zweckdienliche Annahme. C. G. Jung ging sogar so weit zu behaupten, daß das Ego selbst nur ein zentraler Komplex ist, der den Körper nicht gänzlich besitzt, sondern eher einen «Brennpunkt» darstellt. Im Prinzip bestünde zwischen dem Komplex des Ego und allen anderen kein Unterschied.

Ein Psychologe behauptet, daß viele, vielleicht sogar die meisten Menschen, eine Art vielschichtiger Existenz führen. Sie leben von einem Wachzustand zum nächsten, von Traum zu Traum, von einer kreativen, künstlerischen, religiösen oder psychotischen Inspiration zur nächsten, von Trancezustand zu Trancezustand und von Tagtraum zu Tagtraum.

Vor allem sein Hinweis auf den Trancezustand erscheint mir interessant. Es ist schon mehrfach festgestellt worden, daß in ernsthaften Streßsituationen spontan Hypnose auftritt. In hypnotisiertem Zustand werden Gedanken so rasch in aktives Handeln, in Empfindungen, Bewegungen oder Visionen umgesetzt, daß der hemmende Einfluß des Intellekts keine Chance hat.

Auch das erinnert wiederum an die Heiler der Kung und ihre noch ungehemmtere «Labilität» von Emotion und Ausagieren. Trance und andere veränderte Bewußtseinszustände sind Heilern und dissoziativen Persönlichkeiten offensichtlich leichter zugänglich – sowie Menschen, die unter dem Druck einer Krankheit stehen. Einigen Theoretikern zufolge ist Trance eigentlich ein Heilungszustand, in dem der Patient seine innere psychische Komplexität neu verteilen und neu zusammensetzen kann. Vielleicht können die «wahren Lebenskräfte» aufgrund dieser neuen Zusammensetzung noch einmal durch uns hindurchfließen und uns auf ungeahnte und unerwartete Weise anregen. Die Vorstellung der Zinacanteco-Indios, daß wir «dreizehn Seelen» haben, die alle gleichermaßen gesund erhalten werden müssen, geht von der Annahme aus, daß es für unsere Komplexität, unsere Vielfalt, unsere ungelösten Probleme und die entstehenden Stärken einen lebenswichtigen Platz in unserem Leben gibt. Das heilende Selbst scheint nicht einzigartig zu sein, sondern stets veränderlich, wechselnd, von Zustand zu Zustand fließend – stets von neuem zum Leben erwachend.

Von diesem Standpunkt aus beginnt Krankheitsanfälligkeit dann, wenn wir Teile unserer selbst abtrennen, die nicht ins Bild passen – jene Persönlichkeitsmerkmale, die zu laut reden, sich zu ungelenk bewegen, zu hell strahlen, zu heftig verlangen. Doch es gibt in der Psyche ein Gesetz der Bewahrung – Energien werden niemals zerstört, sondern lediglich transformiert. Wenn diese Schattenteile nicht mit uns wachsen können, wachsen sie möglicherweise gegen uns – oder sie tauchen, wenn sie die Möglichkeit erhalten, aus dem Schattendasein auf, um zu unserer Genesung beizutragen. Alice Epstein etwa konnte feststellen, daß «Mickey», die Unterpersönlichkeit, die fest entschlossen war, sie zu zerstören, genau diejenige war, die vor allen anderen Liebe brauchte und schließlich die großartigsten Heilungsgeschenke offerierte. Zum Leben erwachen heißt, Züge unserer selbst kennenzulernen, die uns noch unbekannt sind, Züge, die wir noch nicht lieben können. Krankheit kann sie an die Oberfläche katapultieren, denn jeder Teil unserer Persönlichkeit, jede «Seele», sucht ihr eigenes, authentisches Wesen. In einer Krise können dissoziierte Teile unserer selbst um ihre Wiedergeburt kämpfen, darum, so akzeptiert zu werden, wie sie sind, um ihre eigenen bis dato verhinderten Träume und Bestimmungen zu erfüllen.

Im *Zauberer von Oz* war den Reisenden der Zugang zu ihren wirklichen Stärken verwehrt, so daß ihnen nur farblose Imitationen blieben. Die Ersatzvogelscheuche, der Holzfäller, der sich in Stücke schlägt, der Löwe mit dem unechten Gebrüll sind «drei verschiedene Arten, ‹Eunuch› zu schreiben», um die Worte eines Kritikers zu benutzen, drei Kreaturen (stellvertretend für Geist, Emotion und Körper), zur Wirkungslosigkeit verdammt, unfähig, ihr authentisches

Sein in dieser Welt zu erfüllen. Alle trauern innerlich um die abgebrochene Verbindung zu den eigenen wahren Gefühlen. Alle versuchen, die spontanen, abwechslungsreichen Energien des Seins durch eine falsch konstruierte Scheinpersönlichkeit zu ersetzen. Alle erkennen allmählich, daß sie nur dann wieder Ganzheit erlangen, wenn sie die aufrührerischen Gefühle anerkennen, die ihnen so viel Scham einflößen. Das klopfende Herz des Löwen sollte, wie der Zauberer klarstellt, nicht als Kränkung, sondern als deutlicher Hinweis auf Lebendigkeit betrachtet werden. Sein unechtes Gebrüll verdeckt vielleicht nicht seine Feigheit, sondern seinen Mut: Krankheitsanfällige Persönlichkeiten vernachlässigen oft ihre stärksten Seiten und schaffen damit eine schwache Parodie echten Seins. Wir entdecken den Schlüssel für unser authentisches Selbst genau an den Stellen, die wir am liebsten verstecken würden, in unseren Abwehrmasken können wir einen flüchtigen Blick auf verzerrte Bilder unseres wahren Gesichts erhaschen.

13 Das Soziale Gewebe und der Webstuhl des Selbst

Die Bestimmung hat den Helden erreicht und seinen geistigen Schwerpunkt aus dem Umkreis seiner Gruppe in eine unbekannte Zone verlegt.

Joseph Campbell, Der Heros in tausend Gestalten

Die wichtigsten und sehr leicht reißbaren Fäden unseres persönlichen «Daseinsgewebes» sind jene, die uns an andere Menschen binden. Krankheit zerstört radikal alle Muster von Familie, Freundschaft und Gemeinschaft, sie ist eine «Störung in der Truppe», die unvorhersehbare Konsequenzen nach sich zieht. Unsere sozialen Bindungen können enger werden und zu neuer Intimität führen, sie können sich aber auch abnutzen oder vollständig zusammenbrechen.

Wie bereits erwähnt, werden Patienten häufig in einen Prozeß grundlegender persönlicher Veränderung gestoßen. Vielleicht lassen sie schwierigen Gefühlen plötzlich freien Lauf, betrauern Verluste, mit denen sie sich nie abgefunden haben, bestehen auf unterschiedlicher Rollenverteilung innerhalb der Familie. Menschen, die ihnen nahestehen, haben mitunter das Gefühl, sie nicht wiederzuerkennen – vielleicht ein Grund dafür, daß so viele Erzählungen über eine Heilungsreise immer wieder die soziale Ausgrenzung zum Thema haben. Menschen in einer Krise können zuweilen wie Fremde erscheinen. Ihre Umgebung weiß nicht so recht, wohin sie die «neue» Person innerhalb des bestehenden sozialen Gefüges stecken soll. Es kann sein, daß Reisende die soziale Binnenstruktur an sich bedrohen, deren Existenz vielleicht auf der Treue zu einem stillschweigenden Status quo basierte, der die Krankheit gerade provozierte. Die Tatsache, daß die Reisenden sich dabei kaum von ihrem gewohnten Platz in der Ordnung der Dinge entfernt haben, mag anzeigen, auf welch unsicheren Beinen diese stand. Ein soziales Gewebe, an dem über Jahre hinweg eifrig gewoben wurde, kann sich auflösen, wenn ein Mensch, der sich auf dem Weg der Heilung vorwärtskämpft, an einem losen Faden zieht.

Kranke sind gut beraten, sich stärker auf ihre eigenen Bedürfnisse zu konzentrieren, auch wenn die Familie ihr Verhalten als egoistisch empfindet. Es mag sein, daß die stets zuvorkommende Ehefrau sich plötzlich weigert, weiterhin die ergebene Hausfrau und Mutter zu spielen, daß der Vater, der bisher ein Fels in der Brandung war, sich entweder in lange unterdrückte Tränen auflöst oder vor Wut wie ein Vulkan explodiert. Verdeckte Probleme können auf schmerzhafte Weise transparent werden, und ihre Lösung scheint plötzlich für die Genesung unabdingbar. Reisende gelangen möglicherweise zu der Einsicht, daß sie ihren gewohnten Part auf der gesellschaftlichen Bühne nicht länger spielen können, wenn die Fortsetzung ihrer Rolle gleichbedeutend ist mit dem Verzicht auf das Selbst.

Genau dieses Szenarium spielt der aufopfernde George Bailey in *Ist das Leben nicht schön?* durch. Seit seiner Kindheit hat George seine Herzenswünsche stets zugunsten anderer unterdrückt – der Mutter, des Vaters, des Bruders und des Onkels. Demzufolge steht er Familienbanden sehr ambivalent gegenüber. Während seines merkwürdig gestelzten Werbens um Mary, seine Zukünftige, ruft er einmal geradezu verzweifelt aus: «Ich will niemanden heiraten! Ich will tun, was *ich* will!»

Ihre Verbindung, die sie am Ende doch eingehen, wird zu einer nach außen hin idealen Ehe – tugendhafte, wohlerzogene Kinder, eine aufopfernde Frau, ein aufrechter Mann. Doch gleich unter der Oberfläche schlummern die Energien seiner Eigenständigkeit, die George so lange unterdrückt hat. Seine Rolle als Ernährer der Familie, Stütze der Gesellschaft und Wohltäter der Armen hat seine Seele nicht nähren können. Hinter seiner stoischen Haltung der Akzeptanz entwickelt sich eine Depression, verbunden mit einem vollen Reservoir unterdrückter Wut. Als seine unbewußte Strategie der Anpassung – George, der allzeit Gute – versagt und in sich zusammenfällt, ist es nicht weiter verwunderlich, daß er wütend ist und sich kaum beherrschen kann, seinen alkoholsüchtigen «Onkel Billy» zu schlagen, den «dummen Lehrer» seiner Kinder anzuschreien und zornig von seiner Frau wissen will: «Warum müssen wir diese Bälger haben?» Mary, die von seinem inneren Abgrund keine Ahnung hatte, weicht entsetzt zurück. Sie hat nie sehen wollen, was die Aufrechterhaltung seiner sozialen Persönlichkeit ihn gekostet hat, und kann ihm daher auch nicht helfen, als diese schließlich zerbricht. Erst als George' innerer Führer, der Schutzengel Clarence, für ihn eine Reise kreativer Desintegration inszeniert, ist er in der Lage, sein authentisches Selbst zu entdecken.

Ein Riß im Gewebe

Begibt sich jemand auf den Weg der Heilung, kann das nicht nur seinen eigenen Körper betreffen, sondern auch den «gesellschaftlichen Körper» insgesamt. Traditionelle Kulturen wußten um die starken Wechselwirkungen zwischen dem Kranken und der Gesellschaft: Der Gesunde galt als ungebrochene Einheit von Selbst und sozialem Kontext, der Kranke als Symptom eines Ungleichgewichts in der «individuell-kulturell-sozialen Gestalt». Sinnvoll wäre, wenn auch wir erkennen könnten, daß unser Körper, ob gesund oder krank, das Terrain ist, auf dem sich soziale Wahrheiten und soziale Widersprüche manifestieren, so wie der Ort individuellen gesellschaftlichen Widerstands, der Kreativität und des Kampfes.

Doch wir rechnen nicht damit, auf «soziale Widerstände» zu stoßen, wenn wir krank werden. Wir gehen davon aus, daß wir uns im Falle einer Krankheit sehr bald im Zentrum einer trostspendenden Umgebung wiederfinden. Die Familienmitglieder werden sich schützend um das Krankenbett scharen, Freunde tauchen auf und bieten ihre Dienste und ihren Beistand an. Alle, die in der Vergangenheit für uns gesorgt haben, die uns jetzt lieben oder die uns nur Gutes für die Zukunft wünschen, werden bestimmt in der Stunde unserer größten Not kommen und ihre Fürsorge verdoppeln, ja verhundertfachen.

Das ist durchaus manchmal der Fall, und es gibt genug anrührende Geschichten, in denen Familien und zuweilen auch ganze Gemeinden sich zusammenschließen, um einem leidenden Mitglied zu helfen. Doch aus eigener Erfahrung und aufgrund von Erzählungen anderer Patienten kann ich sagen, daß die Realität oft anders aussieht, voll von unverhofften Hindernissen für eine Heilung. Wiederholt verwendeten Reisende das Bild, hilflos in einem merkwürdig verformten sozialen Gewebe zu treiben, abgeschnitten von vertrautem Austausch, unsicher, wie die anderen reagieren würden. Das Buch Hiob zeigt deutlich, wie alt das Problem bereits ist: Hiobs Freunde verweigern ihm nicht nur echten Trost, sondern schmähen ihn auch noch, als er hilflos am Boden liegt. Und wer könnte die Enttäuschung George Baileys vergessen, als Schattenversionen seiner Freunde und der ihm Nahestehenden ihm nicht nur ihre Hilfe versagen, sondern ihn auch noch brutal auf die Straße stoßen.

Dr. Oliver Sacks drückt seine Empfindungen präzise aus, die er eines Tages durchlebte, als er selbst im Krankenhaus lag und beobachtete, wie die Gesunden vor den unsichtbaren Schranken des Königreichs der Kranken zurückschreckten.

Niemals wieder empfand ich Patienten so deutlich als eine abgegrenzte gesellschaftliche Kaste, ihr Ausgestoßensein, ihr Fremdsein, abgelehnt von der Gesellschaft: das Mitleid, der Abscheu, den unsere weißen Krankenhemden verursachten – das Gefühl eines wahren Abgrunds zwischen uns und ihnen, den Höflichkeit und korrekte Umgangsformen nur noch betonten. Ich erkannte, daß auch ich als Gesunder in der Vergangenheit vor Patienten zurückgeschreckt war, ganz unbewußt, ohne auch nur einen einzigen Gedanken daran zu verschwenden.

Diese Reaktion auf Krankheit kommt in traditionellen Kulturen viel seltener vor, in denen Heilung üblicherweise Sache der ganzen Gemeinschaft ist. Doch für die meisten von uns ist Krankheit mehr oder weniger mit dem Beginn radikaler Einsamkeit verbunden. Die Welt sozialer Normen mag nach außen hin intakt erscheinen, doch fühlen wir uns merkwürdig abgeschnitten von ihr. Wir sind plötzlich wie ein Blatt im Wind, das, abgerissen vom gemeinsamen Ast, fortwirbelt. Wir versuchen, mit denen, die uns nahestehen, Kontakt aufzunehmen, in der Hoffnung, sie könnten unsere Last teilen, doch unser Leiden bleibt unser eigenes. Es ist zum Verzweifeln. Ein Patient formulierte es einmal folgendermaßen: «Meine

Freunde und die Familie waren um mich, doch mir war, als wären sie alle Mitglieder eines Klubs, zu dem ich nicht mehr gehörte – des Klubs der Lebenden.»

Krankheit kann auch Primärprobleme anderer zutage fördern und Teile *ihrer* Psyche aufdecken, die in der Regel durch die Patina der Alltagsroutine verdeckt sind. Besonders in Familien, die zu Narzißmus und «wechselseitiger Abhängigkeit» tendieren, müssen sich Patienten zwangsläufig mit den emotionalen Forderungen anderer auseinandersetzen, während ihre eigenen dringenden Bedürfnisse unerfüllt bleiben. Eine Medizinstudentin in San Francisco erzählte mir, daß ihre Mutter, als sie ihr zögernd berichtete, sie habe ein Melanom, wütend geworden sei und sie anklagend angeschrien habe: «Du stirbst und läßt mich allein!»

Plötzlich scheint die Welt auf dem Kopf zu stehen. Jene, auf die wir uns am meisten verlassen haben, verschwinden mitunter oder machen sich rar. Der Schmerz, den wir empfinden, kann mehr bedingte Furcht als unbedingte Liebe hervorrufen. Unsere Bedürfnisse verstärken möglicherweise das schwärende Gefühl des Liebesentzugs in den uns Nahestehenden. Wir strecken die Hand aus, doch wir können nicht sicher sein, ob da jemand ist.

Einsamkeit kann der Heilung durchaus dienlich sein, ein Raum, in dessen dunklen Schlupfwinkeln neue Einsichten heranreifen können. Ein Teil von mir wollte von Helfern und Freunden umgeben sein, von möglichst vielen sogar, während ich mutterseelenallein Mann gegen Mann mit dem Tod kämpfte. Zugleich sehnte ich mich nach Isolation, nach Zeitspannen, in denen ich merkwürdige und rein persönliche Bereiche zu erforschen hoffte. Ich spürte, daß sich in mir Verletzlichkeit und Heiterkeit, Bitterkeit und Furcht zusammenbrauten, so daß ich mir nicht sicher war, ob jemand vom Olymp der Gesunden es verstehen würde. Dennoch war ich nicht bereit, zugunsten des Protektorats für Kranke auf meine Bürgerrechte zu verzichten. «Deine Botschaften waren so widersprüchlich», sagte mir vor kurzem ein Freund. «Wir wußten nie, was du nun eigentlich von uns wolltest.»

Ich wollte einfach nur, daß sie da waren. Statt dessen verschwanden sie aus meinem Blickfeld. Erst als andere Patienten mir ihre Isolation schilderten, hielt ich sie nicht mehr für eine rein individuelle Erfahrung. Ich war in eine fremde Stadt gekommen, in der ich niemanden kannte, war achtzehn Monate lang in eine entfernte Büroecke verbannt worden und hatte versucht, ein wackeliges Unternehmen zu retten. Während ich der Meinung war, ich hätte Beziehungen zu ein paar anderen Chefredakteuren aufgebaut, merkte ich schon bald, daß ich für sie eher ein genervter Angestellter als ein Freund gewesen war. Und es kränkte mich, daß ich Hilfe von Menschen erwartete, denen ich mit meiner Fähigkeit hatte imponieren wollen, alle Probleme mit schlafwandlerischer Sicherheit zu lösen, was sich schließlich als Fehleinschätzung herausgestellt hatte. Es fiel mir schwer zuzugeben, daß ich die tatkräftige Fürsorge meiner Umgebung benötigte – und zwar dringend.

Heute weiß ich definitiv, daß mein Leben, vor allem meine Beziehungen, schon lange vor meiner Krankheit brüchig waren. Ich hatte Botschaften von zunehmend besorgten Freunden, Partnern und Familienmitgliedern ignoriert. Als ich schließlich krank wurde, konnte ihre Frustration darüber, daß ich jahrelang nicht auf sie gehört hatte, eine Bresche in meine Abwehr schlagen. Ich erwartete offene Arme, stieß aber auf Menschen, die mir mit offenem Groll und überfälligem «Hab' ich dir doch immer schon gesagt» entgegentraten. Meine Krankheit wurde letztendlich zu einer Entschuldigung, die nicht akzeptiert wurde. Ein Freund sagte mir später einmal: «Du kamst mir vor wie jemand, der seine eigene Arie singen will und dafür Applaus erwartet, ohne in einen Dialog einzusteigen und auf die Worte anderer zu hören. Du hattest so lange eine selbst inszenierte Opernaufführung gelebt, daß wir es leid waren.»

Die Krankheit eines Menschen kann auch eine unwillkommene Mahnung an andere sein, wie zerbrechlich ihr eigenes Leben im Grunde ist.

Soziale Heilung

Unsere Kultur neigt zu der Annahme, das gewöhnliche soziale Gewebe sei stabil genug, um die Ungeheuerlichkeit von Krankheit auffangen zu können. Doch viele Menschen, die ich befragte, betonten, wie wichtig es für sie war, den erweiterten Familienkreis, Gesprächszirkel und Selbsthilfegruppen zu mobilisieren, die ihnen auf dem Weg der Heilung helfen konnten.

In traditionellen Kulturen wäre individuelle Heilung getrennt vom Leben der Gemeinschaft kaum vorstellbar, da in ihrer Weltanschauung die Krankheit eines Menschen den gesamten sozialen Körper betrifft und daher alle gleichermaßen mitverantwortlich dafür sind, dem Betroffenen zu helfen, wieder gesund zu werden. Angesichts der Tatsache, daß unsere Gesellschaft einen Kranken eher isoliert, versuchten alle Reisenden, diese überlieferte Ordnung kollektiver Fürsorge wiederherzustellen. Für viele von ihnen war es, als wäre ein soziales Gen, das bereits die Kodierung dieser alten Bande trug, plötzlich aktiviert worden.

Carol Boss fand, daß das zwanglose Netzwerk von Freunden, das sich um sie herum gebildet hatte, auf beinahe wunderbare Weise in der Lage war, ihre Krankheit in ihr Leben zu integrieren. Zunächst erlebten alle einen Schock – war Carol doch die letzte, von der man angenommen hatte, daß sie krank werden könnte. Doch irgendwie schienen sich alle um sie herum einem Transformationsrhythmus anzuschließen, als habe Carol unbewußt den Katalysator für ihr latent vorhandenes Verlangen nach Ganzheit geliefert. «Die Menschen, die mich heilen wollten, begannen, sich selbst zu heilen. Die Tatsache, daß ich meine ‹Arbeit› leistete, veranlaßte andere, ihre eigene Arznei zu schlucken, was immer es auch war. Wenn wir krank sind, neigen wir dazu, uns abzukapseln, andere nichts davon wissen zu lassen. Doch ich glaube nicht, daß wir uns in eine Höhle zurückziehen und uns selbst heilen können. Auf rätselhafte Weise ist es eine gemeinschaftliche Erfahrung. Ich glaube, Heilung ist ebenso ansteckend wie eine Infektion.»

Das ist eine interessante Beobachtung, wenn man die Tradition gemeinschaftlicher Heilung bei den Kung betrachtet. Ein Forscher weist darauf hin, daß *num*, die «heilende Kraft», nicht um ihrer selbst willen gesucht wird, nicht nur für das Individuum, sondern zugleich für die Gruppe:

Es gibt nichts, was den Zugang zu *num* behindert. Alle empfangen die Heilung gleichermaßen. *Num* wird in der Gemeinschaft geteilt. Sie soll nicht nur von einer Person gehortet werden. Das ist vielleicht auch gar nicht möglich. *Num* ist unbegrenzt. Sie dehnt sich beim Kochen aus. Die heilende Kraft ist ebensosehr auf die Erleichterung der physischen Krankheit eines Menschen ausgerichtet als auch auf ein besseres Verständnis des Heilers, auf die Konfliktlösung im Dorf und auf den Aufbau einer richtigen Beziehung zu den Göttern und zum Kosmos. Die heilende Kraft kann speziell auf einen dieser Aspekte ausgerichtet sein, doch eigentlich betrifft sie alle.

Deena Metzger zog fast identische Schlüsse über die sozialen Dimensionen von Krankheit und Heilung. In einem Artikel schrieb sie:

> Mir wurde klar, daß Heilung in einem umfassenderen Körper stattfindet, im Körper von Freunden und Nahestehenden, die sich um den Patienten scharen. So wie ein Mensch oft die Krankheit für alle trägt, für die Familie und den engeren Kreis ebenso wie für das Staatswesen, genauso können das Staatswesen, der engere Kreis und die Familie beginnen, den Patienten zu heilen, indem sie sich selbst heilen und der Krankheit zuwenden. Eigentlich existiert nur eine Welt und ein Körper, und Krankheit oder Gesundheit in einem Teil betrifft unmittelbar auch die anderen.

Die Rolle, die ein Individuum in der Gesellschaft spielt, kann sich nachhaltig auf seinen Gesundheitszustand auswirken. Ich war verblüfft, wie viele «Selbstheiler» von Natur aus zu jenen «Gebenden» gehörten, die schließlich Heilberufe ergreifen und sich der Probleme anderer Menschen annehmen, die versuchen, die Welt zu retten. In gestörten Familienverhältnissen leiden solche Menschen oft unter einem krankhaften Bedürfnis, anderen zu helfen, während sie ihre eigenen Bedürfnisse nicht beachten – eine typische Voraussetzung für eine krankheitsanfällige Persönlichkeit.

Es kann sein, daß diese Menschen aufgrund eines zu geringen Selbstwertgefühls oder «schwacher Ego-Abgrenzung» in ihr soziales Engagement gleichsam hineingezogen wurden. Und ganz gewiß liegt über dem Samaritertum oft ein psychischer Schatten – vielleicht hat der öffentliche Heilige privat nur Verachtung für sich übrig, oder der große Wohltäter der Menschheit tyrannisiert seine Familie. Verblüffend war jedoch, wie viele Reisende sich sogar mitten im eigenen Kampf noch als Helfer betätigten.

Evy McDonald war eine klassische Gebernatur, die jahrelang als Schwester und hochrangige Verwaltungsangestellte im Krankenhaus gearbeitet hatte. Im September 1980 stellte man bei ihr eine rasch fortschreitende, unheilbare amyotrophe Lateralsklerose fest, bei der die Körpermuskeln nur so dahinschwinden.

Man gab Evy noch höchstens ein Jahr. Im Rollstuhl sitzend schreibt sie einen Artikel. Plötzlich überkommt sie ein «einziger leidenschaftlicher Wunsch ... In den letzten Monaten meines Lebens wollte ich unbedingte Liebe erfahren.» Da ihr schlaffer Körper mit beängstigender Geschwindigkeit dahinwelkte und sie nicht einmal mehr in der Lage war, sich die Zähne zu putzen, begann sie bei sich selbst. Sie blickte an ihrem Körper herab und stellte fest, daß sie ihn immer schon gehaßt hatte und inzwischen «ekelhaft» und «unerträglich» fand. Sie dachte sich daraufhin eine Reihe radikaler Übungen aus. Sie setzte sich nackt vor den Spiegel und begann zunächst mit kleinen, zaghaften Selbstbeurteilungen – «Ich habe schöne Hände», «Meine Haare sind wirklich hübsch». Auf diese Weise lernte sie allmählich, die «Schüssel Wackelpudding», zu der sie inzwischen geworden war, als «ästhetisch zufriedenstellend, weich, sensibel» zu akzeptieren. Mit dieser Entdeckung der «frischen, neuen Erfahrung des Selbst» begann ihre Krankheit auf mysteriöse Weise ihren Verlauf zu ändern.

Bei Vorträgen betont Evy immer wieder, daß ihre physische Heilung nicht das angestrebte Ergebnis war, sondern eher ein «Nebenprodukt» der tiefgreifenden persönlichen Veränderungen, die sie vornehmen wollte, bevor sie starb. Viele dieser Veränderungen hatten mit ihrer Beziehung zur Welt zu tun. Sie hatte erkannt, daß ihr soziales Selbst und ihr inneres Selbst schon lange durch ein «Leben voller Heuchelei» voneinander getrennt waren: Nach außen hin half sie anderen, aber insgeheim fühlte sie sich in einer Spirale von Wettbewerb und Leistung gefangen. «Ich hatte verkündet, mein Leben dem Dienst am Nächsten widmen zu wollen», berichtete sie nach ihrer unverhofften Genesung vor einer Gruppe von Menschen, die sich in der Gesundheitsfürsorge engagierten. «Aber ich mußte schon bald zugeben, daß das nicht ganz ehrlich war. Ja, ich wurde Krankenschwester und kümmerte mich um andere Menschen, ich war stets freundlich bei meiner Arbeit, aber ich tat alles nur in Erwartung einer Gegenleistung, ... nicht aus Freude am Geben.»

Während ihrer Krankheit hatte sie sich immer wieder eingehämmert: «Du kannst alles leisten, wenn du bereit bist, dir nichts als Verdienst anzurechnen.» Dieser Leitsatz war keine Bitte um ein Wunder, sondern «ein Programm für mich, keine Ansprüche zu stellen, alle meine Masken fallen zu lassen». Sie habe, sagt sie mit ihrer weichen, festen Stimme, den Unterschied kennengelernt zwischen «dem Gefühl, den anderen gefallen zu wollen und ihnen zu helfen, weil man das Bedürfnis nach Anerkennung befriedigen oder einer Pflicht genüge tun will einerseits und dem spontanen Aufwallen von Hilfsbereitschaft, die aus tiefstem Herzen kommt, andererseits». Kein Rollstuhl, keine Behinderung, keine Krankheit, betont sie, kann diesen «Ort des Aufwallens» unzugänglich machen. Gesundheit sei nicht nur Wohlbefinden von Körper und Geist, sondern Wohlbefinden der sozialen Beziehungen.

Krankheit und Gesellschaft

Epidemiologen gehen davon aus, daß unsere derzeitigen «Zivilisationskrankheiten» zumindest teilweise mit dem zusammenhängen, was wir unserer Welt antun.

Die globale Betrachtungsweise von Krankheit fehlt häufig bei der mikroskopischen Suche nach genetischen Einzelursachen und molekularen magischen Kugeln. Die bei uns vorherrschenden medizinisch-wissenschaftlichen Bestrebungen könnte man in gewisser Weise als Versuche betrachten, die menschlichen Komponenten der kommerziellen Maschinerie in einer zunehmend vergifteten Umwelt funktionsfähig zu erhalten, die tatsächlichen Auswirkungen industrieller Entwicklung unter einen diagnostisch-therapeutischen Teppich zu kehren, eine schnelle technologische Lösung für eben jene Krankheiten zu finden, die vor dem ökologischen Mißbrauch von Technologie kaum existierten.

«Wir verhalten uns, als ob wir bei der Betrachtung eines Gens sagen könnten: ‹Aha, dieses Gen verursacht jene Körperschäden›», sagt eine Biologieprofessorin, «obwohl doch die Wechselwirkungen zwischen dem Gen und der Umwelt außerordentlich komplex sind. Damit wird unser Augenmerk von den umweltbedingten Ursachen von Körperschäden abgelenkt – die erschreckend sind und täglich zunehmen – und auf individuelle, genetisch bedingte gerichtet.»

Lange Zeit hielt sich die Theorie, daß Afroamerikaner aufgrund genetischer Voraussetzungen zu sechs bis zehn Prozent häufiger an Krebs erkrankten als Weiße. Der *New York Times* zufolge hat eine neuerliche Überprüfung des Datenmaterials ergeben, daß eine grundlegende Ursache für Krebserkrankungen die *Armut* ist: unterdurchschnittliche Lebensbedingungen (häufig verbunden mit stärkerer Luftverschmutzung und schlechterer Trinkwasserqualität), unzureichende Ernährung und erschwerter Zugang zur Gesundheitsvorsorge.

Aufopferungsvoll und unter erheblichen sozialen Kosten versuchen Ärzte ein einzelnes Menschenleben zu retten, doch im Gegensatz zu schamanischen Heilern befassen sich nur wenige mit der umfassenderen Bedeutung von Krankheit. Wir behandeln Krankheit als persönliche oder bestenfalls noch familiäre Tragödie und schirmen uns dabei wirkungsvoll von der Erkenntnis der größeren Störungsmuster ab. Demzufolge wird eine umfassendere «Kur» – die darin bestehen müßte, ein System zu bremsen, das bereit ist, steigenden Unglückszoll zu zahlen, um eine konsumorientierte Gesellschaft aufrechtzuerhalten – als unpraktikabel und romantisch verschrien.

«Eine fortschrittliche Industriegesellschaft macht krank», schreibt der Philosoph Ivan Illich. «Die Menschen würden sich gegen eine solche Umweltzerstörung auflehnen, wenn die Medizin ihnen nicht erklärte, ihre biologischen Störungen seien ein individueller gesundheitlicher Defekt und kein Defekt der Lebensweise, die ihnen aufgezwungen wird oder die sie sich selbst auferlegen.»

Im Jahre 1993 wurde zum Beispiel der Beweis erbracht, daß gewöhnliche Pestizide wahrscheinlich zu den Faktoren gehören, die den niederschmetternden Anstieg der Brustkrebsrate über drei Jahrzehnte hinweg verursacht haben. Dieselben Chemikalien, die Insekten und Unkraut vernichten, können, wie sich herausgestellt hat, auch den Effekt von Östrogen haben, dem Hormon, das mit erhöhtem Brustkrebsrisiko in Verbindung gebracht wird. Man stellte fest, daß bei Frauen, deren Blut hohe Konzentrationen von DDT-Rückständen enthielt, die Wahrscheinlichkeit, an Brustkrebs zu erkranken, viermal so hoch war. «Die Zahlen sind wirklich alarmierend. Ich kann immer noch nicht glauben, daß das Risiko so hoch ist», sagte eine Ärztin, die die Untersuchung durchgeführt hat.

Wenn die Studien bestätigt werden, hieß es in einem Artikel, «wird zum ersten Mal überhaupt eine direkte umweltbedingte Ursache für Brustkrebs festgestellt, und das Hauptaugenmerk des Kampfes gegen Brustkrebs, der etliche Millionen Dollar verschlingt, könnte sich der Vorsorge zuwenden statt der Diagnose und Behandlung».

Die Quollahuayas in Bolivien verfahren nach einem ausgeklügelten Heilungssystem, das bis auf das Jahr 700 v. Chr. zurückgeht. Sie glauben, ihre Gesundheit sei eng mit der Gesundheit eines nahe gelegenen heiligen Berges verbunden. Da Krankheit für sie eine Folge von Störungen in der Beziehung zwischen dem Land und den Menschen ist, müssen sie sich um den Berg Pachemama wie um ein Lebewesen kümmern. Heiler versammeln sich an bestimmten Punkten, die seinen «Organen» entsprechen, um ihm Medizin zu verabreichen, die seine Gesundheit wiederherstellt.

Uns kommt das eher wie ein wunderlicher Animismus vor. Doch was wäre, wenn auch wir unsere Umwelt wie unseren eigenen Körper betrachteten, wenn wir ihre Krankheiten als die unseren ansähen, ihre Regeneration als unsere Heilung? Würden wir die Lösungsmittel tolerieren, die in unseren Wasser-Arterien flössen, oder die Chemikalien, die den fruchtbaren Lehm unseres Fleisches vergifteten? Würden wir nicht schnellstens die giftigen Abfallhalden beseitigen, die nicht nur schwärende Schanker in unserem Planet-Körper sind, sondern auch Quellen von Karzinogenen, die eines Tages unsere eigenen Knochen auffressen könnten? Mit anderen Worten: Würde die Behandlung der «Krankheiten» der Natur uns nicht alle ein bißchen weniger krank machen?

Wir neigen dazu, die Symptomatik auf breiterer Ebene zu ignorieren, bis sie auf unserer Türschwelle steht, an unserem Tisch sitzt oder sich in unserem Körper einnistet. Auch dann noch werden wir wahrscheinlich Überlegungen über die tiefere Bedeutung aus dem Weg gehen, damit wir die Notwendigkeit durchgreifender sozialer Veränderungen nicht sehen müssen.

Es mag sein, daß wir bisher noch nicht abschätzen können, inwieweit unsere gegenwärtige Gesellschaftsordnung mit Krankheit assoziiert ist. Vielleicht zwängt uns unser heutiges Leben in Schubladen, die für unsere Körper-Geist-Einheit zu klein sind. Der *homo technologicus* ist nur ein winziger Schritt auf dem langen evolutionären Marsch unserer Spezies. Neuere Studien haben gezeigt, daß unsere

Körper-Geist-Einheit noch immer am besten für eine Jäger- und Sammler-Ernährung geeignet ist, für ein Leben in einer «beziehungsreichen» Gemeinschaft, in Einklang mit den Jahreszeiten und bestimmten Tagesabläufen. Die «Arbeitswoche» unserer Vorfahren wird auf nur zwanzig Stunden geschätzt; den Rest der Zeit verbrachte man wahrscheinlich so, wie es auch bei heutigen Stammeskulturen noch üblich ist: mit Unterhaltung, Reparaturarbeiten, Singen, Tanzen, Zeremonien und Spiel.

In einem 1967 erschienenen Senatsbericht sagten Wirtschaftswissenschaftler voraus, daß die wöchentliche Arbeitszeit etwa im Jahre 1985 – infolge arbeitsplatzerhaltender Maßnahmen und besserer postindustrieller Technologien – auf zweiundzwanzig Stunden reduziert sein werde. Die moderne Menschheit würde wieder im Garten Eden leben. Aber die durchschnittliche Wochenarbeitszeit in den USA beträgt zur Zeit siebenundvierzig Stunden (in manchen Berufen achtzig Stunden und mehr). «Streß ist zu einem der ernstesten Gesundheitsprobleme der Neuzeit geworden», hieß es in einem Bericht der International Labor Organisation der UNO aus dem Jahre 1993. Unser Arbeitstag erlaubt keine Pausen (die wir als unproduktiv betrachten), obwohl der menschliche Biorhythmus täglich bestimmte Ruhezeiten braucht. Ist es nicht bezeichnend, daß wir beim Ritual der täglichen Nachrichtensendung am Ende eines Arbeitstages obendrein fast ausschließlich mit Werbung für Mittel gegen Magenbeschwerden und Kopfschmerzen bombardiert werden?

Der schamanische Heiler Ikuko Osumi aus Japan behauptet, eine der häufigsten Ursachen von Krankheit sei «zunehmende Müdigkeit infolge von Überbeanspruchung der Nerven und Körperfunktionen, von unklugen Lebens- und Arbeitsweisen». Doch unserer Gesellschaft scheint es an Zeit und Raum zu fehlen, die Körper-Geist-Einheit gebührend zu pflegen. Die Japaner verweisen auf eine neue, tödliche Krankheit, die sie «Eilkrankheit» nennen. Ein erfolgreicher amerikanischer Architekt, der kürzlich in einem Artikel einer Medizinzeitschrift zitiert wurde, sagte nachdenklich: «Die Technologie erhöht den Herzschlag. Das Tempo ist inzwischen so hoch, daß ich mir vorkomme wie ein Soldat, der Kanonenkugeln ausweicht.» Es erübrigt sich, auf die Verbindung zwischen diesem hohen Streßniveau und dem außergewöhnlich hohen Ausstoß von Kortisol und anderen Hormonen hinzuweisen, die an der Entstehung von Krankheiten beteiligt sind. Noch im Jahre 1922 gab Emily Post den Rat, die angemessene Trauerzeit für eine Witwe in reifen Jahren solle drei Jahre betragen. Fünfzig Jahre später riet Amy Vanderbilt den Hinterbliebenen, ihre normale Beschäftigung innerhalb etwa einer Woche wiederaufzunehmen, obwohl neuere Studien zeigen, daß die Immunabwehr bei Witwen bis zu einem Jahr nach dem Tod des Partners geschwächt ist.

Menschliche Gemeinschaften schaffen mit ihren Erziehungsmethoden die Persönlichkeitstypen, die im Sinne ihrer Werteskala am besten «funktionieren». In unserer Kultur wird das narzißtisch gekränkte Kind zu einem Erwachsenen, der bereit ist, Liebe gegen hypertrophische Muster von Arbeit, Konsum und materiellem Besitz einzutauschen. Der Blech-Holzfäller, der mit seiner scharfen Axt versucht, sauber und stark zu schlagen, hackt sich am Ende unter dem Zauber der Hexe die eigenen Gliedmaßen ab und ersetzt sie durch Metall; die Anpassung an die industrielle Megamaschine ist so perfekt, daß er selbst zu einer Maschine wird.

Und so hören wir von der Familie über die Schule und Firma bis hin zum Krankenhaus die alte, überzeugend vorgebrachte Leier von der Selbstaufgabe. Der «Verlust der Seele» ist allgemein verbreitet, belegt durch alles mögliche, was wir tun. Mißbrauch der Natur, ausbeuterische Beziehungen, Arbeitssucht, Völlerei und Gier nach Unterhaltungskonserven – bei dem Versuch, die Leere im Innern auszufüllen.

Prokrustes, eine Gestalt aus der griechischen Mythologie, empfing Besucher auf seiner Insel stets mit ausgesuchter Gastfreundschaft, bewirtete sie mit berauschenden Getränken und üppigen Festmahlen. Doch sobald es Nacht wurde, forderte er einen grausamen Preis: Er legte seine unglückseligen Gäste einen nach dem anderen auf ein Eisenbett. Waren sie zu groß, schnitt er ihnen die Gliedmaßen ab, die überstanden; waren sie zu klein, streckte er sie gewaltsam, bis sie paßten. Die prokrusteische Natur des Lebens im 20. Jahrhundert bedarf keiner weiteren Bestätigung als unserer «Zivilisationskrankheiten», mit denen wir bezahlen, was wir im Namen eines besseren Lebens aufgebaut haben – und was wir weiterhin betreiben, aufrechterhalten und verbrauchen.

14 Rückkehr – Schätze aus der Dunkelheit

> Rückkehr: Nach einer Zeit des Verfalls kommt der Wendepunkt. Das starke Licht, das verbannt worden war, kehrt zurück. Es gibt Bewegung, doch sie wurde nicht gewaltsam erzwungen.
>
> *I-Ging*

> Die Rückkehr und Wiedervereinigung mit der Gesellschaft, die für den ununterbrochenen Zufluß geistiger Energie in die Welt unerläßlich und, vom Standpunkt der Gemeinschaft, die Rechtfertigung für die lange Abkehr ist, dürfte dem Helden selbst als die schwerste Anforderung von allen erscheinen.
>
> *Joseph Campbell, Der Heros in tausend Gestalten*

Der Mensch, der sich auf den Weg der Heilung begibt, ist ein anderer als der, der zurückkehrt. Er hat Schreckliches durchgemacht – manchmal auch Wunderbares –, das man nur schwer mitteilen kann, selbst denen, die einem nahestehen. Er weiß nun, wo die Stärken und Schwächen des Körpers liegen, hat Erfahrungen gemacht, die sich Gesunde gar nicht vorstellen können. Deshalb kann der Wiedereintritt in die Gesellschaft, ins «normale Leben», zu einer riskanten Übergangssituation werden.

«Unspektakuläre Genesung!» rief Dr. Oliver Sacks aus. «Was für ein verdammter Unsinn! Die Genesung war eine ‹Pilgerreise› . . . Jedes Stadium, jede Station war eine völlig neue Ankunft, die einen Neubeginn, eine Wiedergeburt oder einen Anfang bedeutete. Man mußte stets aufs neue anfangen, neu geboren werden.»

Die Heldin aus dem *Zauberer von Oz* bewältigt ihre Rückreise aus dem Lande Oz nicht einfach mit einem Hackenschlag ihrer Zauberschuhe, sondern sie muß eine Reihe bedrohlicher Grenzgebiete überwinden. Sie muß sich einen Weg durch das Porzellanfigurenland bahnen, in dem Milchmädchen aus Porzellan Kühe aus Porzellan melken, und eine Porzellanprinzessin erklärt ihr mit niedlicher Stimme, wie sehr sich ihr Volk davor fürchtet, auf Kaminsimsen, Anrichten oder Regalen zu landen. Dorothy muß vorsichtig durch dieses heimelige Reich schreiten, damit sie seine Bewohner nicht verletzt. «Sie sind alle so zerbrechlich!» ruft sie.

Genauso muß das gewohnte Leben mitunter Patienten vorkommen, wenn sie zu ihren Freunden, ihren Lebensgefährten und Kollegen zurückkehren und Geschichten – sowie Narben – mitbringen, die eine oberflächliche Unterhaltung unmöglich machen. Bei Arline Erdrich heißt es dazu: «Ich betrachte meinen Körper als einen Wagen, der eine Delle hatte und dann leidlich repariert wurde. Er läuft immer noch hervorragend. Aber es ist erstaunlich, wie schwer es manchen Leuten fällt, damit zurechtzukommen. Ich hatte mich mit einem wirklich gutaussehenden Mann, einem Piloten von der Air Force, verabredet, der ziemlich hinter mir her war. Aber als er mich zum ersten Mal unbekleidet sah, stand er plötzlich auf, ging unter die Dusche und zog sich wieder an. Ich werde nie vergessen, wie er auf der Bettkante saß und die Krawatte rauf und runter schob – dieser sonst so coole Typ war plötzlich zu einem nervösen Trottel geworden. Es war, als hätte er Angst, sich durch die Berührung einer Frau, die den Tod vor Augen gehabt hatte, zu kontaminieren.»

Das Dunkel vor dem Morgengrauen

Bevor Dorothy das Porzellanfigurenland erreicht, muß sie zunächst durch einen dunklen Wald voller Kampfbäume, die ihre Äste ausstrecken und sie zu verschlingen drohen. Auf ähnliche Weise hatten viele der von mir interviewten Patienten den Eindruck, vor ihrer Genesung durch einen finsteren Gang laufen zu müssen: eine ultimative Konfrontation mit der Zerstörung. Die mittelalterliche Mythologie bezeichnete diese Krisensituation als «das Gefährliche Schloß»; der heilige Johannes vom Kreuz nannte es «die dunkle Nacht der Seele».

Das Thema der Finsternis vor dem Morgengrauen ist ein zentraler Topos der Initiationsreise: Der Heros, schreibt Joseph Campbell, muß «am tiefsten Punkt des mythologischen Kreises ankommen und sich einer ungeheuerlichen Prüfung unterziehen, bevor er schließlich aus dem Reich der Schrecken wiederauftauchen kann».

Diesen Nadir können wir auf unserem Weg der Heilung jederzeit erreichen, häufig dann, wenn wir es am wenigsten erwarten. Das sind Augenblicke, in denen uns hart erkämpfter Boden unter den Füßen wegbricht, die Sonne verschwindet, die lange, mühselige Reise plötzlich in einer Sackgasse endet. Es sieht so aus, als wäre die Besserung nur eingetreten, damit wir erneut in den ursprünglichen Abgrund unserer Leiden zurücksinken – tiefer noch als je zuvor, denn nachdem wir einmal aus einer hart erkämpften Position gestoßen wurden, scheint alle Hoffnung vergebens, und das Universum ist ein liebloses Vakuum, dem das Überleben des einzelnen gleichgültig ist.

In der *Bhagavad-gītā* hat der Held Arjuna in der dunklen Stunde vor seiner siegreichen Schlacht eine Vision des Gottes Vishnu, der seine «mit Reißzähnen ausgestatteten, schrecklichen Mäuler feurig aufreißt, Freund und Feind gleichermaßen plündert und alle Welt verschlingt». Das menschliche Leben, teilt die Gottheit dem verzagten Krieger mit, ist dazu bestimmt, nicht von Dauer zu sein. Menschen könnten nur dann die Fülle des Lebens genießen, wenn sie die Erkenntnis erlangten, daß sie «bereits erschlagen» sind.

Ebenso muß Scrooge, bevor die Weihnachtsglocken seine Wiedergeburt einläuten, seinen letzten, schrecklichsten nächtlichen Besucher empfangen, ein «ernstes, schweigendes Gespenst, Gestalt und Antlitz verhüllt, das wie ein Nebel über den Boden auf ihn zuschwebte . . ., eingehüllt in ein tiefschwarzes Gewand». Der geisterhafte Vorbote des Todes zwingt Scrooge mit anzusehen, wie seine weltlichen Güter – die eigentlichen Stützen seiner früheren Identität – geplündert werden, bis hin zu «einem Paar Manschettenknöpfen und einer Zuckerzange». Die Zeugnisse des Erfolgs, an denen Scrooge so zäh festgehalten hatte, werden als Trödelware bloßgestellt, die auf einen Stapel «alter Lumpen, Flaschen, Knochen und schmieriger Abfälle» geworfen werden.

Das ist «der stinkende Morast und tiefste Herzensgraben», wie Yeats ihn nennt, der Totenplatz, an dem Tantra-Yogis über die endgültige Leere des egozentrischen Daseins meditieren, der Ort schamanischer Zerstückelung, an dem der Neophyt die abgetragene Hülle des alten Selbst verliert, der seelenprüfende, reinigende Schmelztiegel von Hesekiel («Häuft die Knochen auf, und ich werde sie im Feuer verbrennen»): Vor der Wiedergeburt muß Verzicht stattfinden, die Erkenntnis, daß die alte Adaption des Selbst die Schwelle nicht überschreiten kann.

Ich fragte einmal einen buddhistischen Mönch, ob er sich vor dem Tod fürchte. «Warum sollte ich?» fragte er und lächelte. «Ich bereite mich schon seit sechzig Jahren darauf vor!» Der Tod sei im ganzen Leben präsent, erklärte er. Wenn man einen Freund verliert oder einen liebgewonnenen Besitz, wenn ein Arbeitsverhältnis endet oder unser Glaube eine grundsätzliche Erschütterung erfährt, schmilzt unser «festes» Identitätsgefühl wie Schnee an der Sonne. Statt jedoch verzweifelt an dem klebenzubleiben, was wir ohnehin nicht halten können, sollten wir versuchen loszulassen, denn Schmerz, Verlust und Leere bringen die Möglichkeit der Erneuerung mit sich.

Der Wendepunkt

Paradoxerweise kann gerade der Augenblick der vollständigen Niederlage zum traditionellen Wendepunkt auf unserer Reise werden. Es ist der Augenblick, in dem alle bewußten Strategeme versagt haben, in dem das Ego aufgibt und tiefer gehende Lebenskräfte auftauchen. Der heilige Johannes vom Kreuz weist bei der Beschreibung der «dunklen Nacht der Seele» darauf hin, daß erst in dem Augenblick, da Hiob «nackt und bloß auf einem Misthaufen lag, verlassen und sogar gequält von den Freunden, erfüllt von Schmerz und Bitterkeit, als die Erde voller Würmer war, es dem Höchsten Gott gefiel, herniederzukommen und mit ihm von Angesicht zu Angesicht zu sprechen . . . so, wie er es zur Zeit seines Wohlstandes nie getan hatte.»

Dr. Oliver Sacks fand, daß er sich in dem Augenblick, da er zerbrochen war, versunken in den lichtlosen Tiefen seiner eigenen Psyche, «auf wunderbare Weise zu verändern begann – diese Absage an Aktivität zuzulassen, sie willkommen zu heißen . . . Die Parole damals lautete ‹Hab Geduld – harre aus . . . warte, sei ruhig . . . Tue nichts, denke nicht!» Für Sacks war dieser Augenblick der Wendepunkt:

> Die Grundfesten meiner inneren Welt waren erschüttert – nein, völlig zerstört worden. Ich hatte «die Beleidigung der Vernunft» und die Demütigung des Geistes erlebt. Mit dem Zerreißen meines Körpergewebes, meiner Wahrnehmungen, der natürlichen Einheit von Körper und Seele, Körper und Geist war ich in einen Abgrund gefallen. Und ich war von Mächten, die meinen Verstand und mein Begriffsvermögen überstiegen, aus diesem Abgrund geborgen, wiedergeboren und ermutigt worden.

Aus Verzweiflung wird Freude; aus großer Dunkelheit besonders helles Licht. Die Erfahrung, sagt Sacks, «demütigte mich schrecklich, nahm mir alle Hoffnung, doch dann kehrte sie zärtlich und leise tausendfach zu mir zurück, transformiert, verwandelt». Die Rückkehr, ob sie nun Tage oder Jahre dauerte, ist häufig nicht durch bloße Wiederherstellung von Verlorenem gekennzeichnet, sondern durch eine gewisse Vervielfachung von Gaben. Als Hiob aus seiner privaten Hölle wiederauftaucht, sind auch jene, die ihm während seiner mühevollen Arbeit nicht zur Seite standen, plötzlich wieder da. «Und es kamen zu ihm alle seine Brüder und alle seine Schwestern und alle, die ihn vormals kannten . . . kehrten sich zu ihm und trösteten ihn . . . und ein jeglicher gab ihm einen schönen Groschen und ein goldenes Stirnband.» Zehn Kinder wurden ihm danach noch geboren, und seine Herden gediehen. Der Herr «segnete hernach Hiob mehr denn zuvor». In *Ist das Leben nicht schön?* kehrt George Bailey aus der Unterwelt zurück und wird von Familie und Gemeinschaft mit Liebe überschüttet sowie mit reichlich «goldenen Stirnbändern» – Spenden, die Freunde und Familienmitglieder in einen Korb schütten –, um die üblen Pläne des Mr. Potter für immer zu vereiteln. Die Tiere im *Zauberer von Oz* erhalten nicht nur das erhabene Geschenk innerer Ganzheit, sondern sie alle werden in den Stand eines Herrschers über ein Reich erhoben.

Im *Weihnachtslied* läuft Scrooge, als er aus der Geisterwelt zurückkehrt, ans Fenster, steckt seinen Kopf hinaus und entdeckt einen Reichtum, der seiner endlosen Rechnerei entgangen war: «Klar, hell, heiter, anregend kalt war es; so kalt, daß das Blut zu tanzen beginnen wollte; goldenes Sonnenlicht; himmlischer Himmel; köstlich frische Luft, frohe Glockentöne! O herrlich, herrlich!»

Für Scrooge war die Schiefertafel durch eine klassische geistige Metanoia blankgeputzt worden, durch einen tiefgreifenden Herzenswandel. Einerseits hat er sein längst vergessenes Selbst wieder eingefordert, andererseits ist eine neue, großherzige Persönlichkeit auf der Reise geboren worden: «Ich weiß nicht, was für einen Tag im Monat wir heute haben! Ich weiß nicht, wie lange ich unter den Geistern geweilt habe. Ich weiß überhaupt nichts mehr. Ich bin einfach wie ein Säugling. Einerlei! Macht nichts! Ich wollte, ich wäre einer. Hallo! Hopp! Hallo!»

Vor ein paar Jahren durfte ich an der Zeremonie einer Sekte teilnehmen, deren Rituale tief in der Joruba-Kultur Afrikas verwurzelt sind. Es war ein wilder, wirbelnder Tanz, in dem die Initiierten direkt mit den Geistern ihrer Urahnen zusammentreffen und in die Anderwelt getragen werden. Ein Neuling, der eine rote Blüte über dem Kopf hielt, strahlte wie ein Obsidian, und seine entrückten Augen leuchteten. Er wurde sacht in ein Hinterzimmer geleitet. Man sagte mir, ein künftiger Priester tauche oft, nachdem er von den Göttern ergriffen wurde, als kleines Kind wieder auf und müsse noch Wochen später angekleidet und gefüttert werden. Er müsse wieder sprechen lernen, und man müsse ihm zeigen, wie man sich in der Gemeinschaft verhält. Auf diese Weise wird Wiedergeburt augenscheinlich, die Umformung, nach der der Betreffende noch einmal aufwachsen, ein neues Leben beginnen und ein neues Selbst schaffen kann.

Heilung hört nie auf

Lame Deer, der große Schamane der Lakota-Indianer, bemerkte einmal: «Der Prozeß des Findens hat mein Leben lang gedauert.» Joan Halifax stellt fest: «Mit dem einen Übergangsritus und der einen Erfahrung von Tod und Wiedergeburt ist es keineswegs getan.» Niro Asistent, dessen HIV-Antikörper 1985 von einer positiven in eine negative Reaktion umschlugen (ein äußerst seltenes medizinisches Phänomen, genannt Serokonversion), sagte es noch schlichter: «Heilung hört nie auf. Meine Symptome sind weg, aber jetzt heile ich einen wichtigen emotionalen Teil meiner selbst. Und ich weiß nicht, was ich als nächstes gesund mache. Für mich bedeutet Heilung inzwischen nicht einfach gesund zu werden, sondern ein Maximum an persönlicher Stärke zu erreichen. Habe ich es physisch geschafft, dann fange ich immer wieder mit etwas anderem an. Es ist ein ständiger Wachstumsprozeß.»

Wenn die Reisenden bei ihrer Rückkehr einmal die Schwelle überschritten haben, steht ihnen häufig bereits ein neuer Kampf bevor – die Heilung eines ganzen Lebensmusters. Es ist, als bestehe die Körper-Geist-Einheit, nachdem sie sich auf Heilung festgelegt hat, nun darauf, daß alle Pathologien überprüft werden. Wenn das alte Selbst nicht gewissermaßen abstirbt, kann die Krebserkankung, selbst wenn sie auf struktureller Ebene geheilt wird, im eigentlichen Sinn bestehen bleiben und in anderer Form, zu einem anderen Zeitpunkt und an anderer Stelle erneut zum Ausbruch kommen. Von entscheidender Bedeutung ist, wie die Menschen ihr Leben neu ausrichten, ohne in Gewohnheiten, Beziehungen und Haltungen zu verfallen, die zu ihrer Erkrankung beigetragen haben. Viele Reisende zogen den Schluß, daß Wohlbefinden eine kontinuierliche Herstellung des Gleichgewichts erfordert. Diese Ansicht wird von traditionellen Kulturen geteilt. Der Tanz der Kung in der Kalahari-Wüste ist Teil ihrer unaufhörlichen Bemühungen, den Ausbruch von Krankheiten, die ihrer Ansicht nach in jedem Menschen schlummern, zu verhindern.

Nach zweimonatiger Unterbrechung kehrte Alice Epstein wieder zur Psychotherapie zurück, «nicht weil ich dringende Probleme zu besprechen hatte, sondern weil ich den Eindruck hatte, noch nicht gesund zu sein, zumindest noch nicht ganz. Ich wußte, daß ich Gefahr lief, einer neuen Krankheit zu erliegen, wenn ich letzte Handreichungen außer acht ließe. Ich mußte neue Tendenzen zur Selbstzerstörung im Keim ersticken.»

Den Zweck der Seele leben

In einem Kommentar wird der dunkle Wald, den Dorothy im *Zauberer von Oz* durchwandern muß, mit dem finsteren Wald des 13. Gesangs in Dantes *Inferno* verglichen, in dem Selbstmörder in Bäume ohne Früchte verwandelt worden sind, von Harpien gequält, die an ihren Gliedmaßen nagen – Symbole eines Zerrbilds des Lebens, das aus der Zurückweisung der eigenen kreativen Kräfte resultiert. Ein Psychologe, der die Fälle von elf «unheilbar» kranken Patienten untersucht hat, die wider Erwarten gesund wurden, sagt, daß alle während ihrer Krankheit gelernt hätten, «der Stimme ihres Herzens zu folgen. Auf diese Art zu leben war so zufriedenstellend, daß sie nicht in alte Verhaltensmuster zurückfielen, nachdem sie genesen waren.» Ein ehemaliger Patient kündigte seine Stelle als Vertreter bei einem enzyklopädischen Verlag, um Jazzmusiker zu werden. Ein anderer zog aus der hektischen Stadt aufs Land. Im Grunde genommen hörten sie auf, anderen gefallen zu wollen, und begannen, nach ihren eigenen inneren Geboten zu leben.

Auch C. G. Jung litt verschiedentlich an Krankheiten, die sein Leben verwandelten. In seinem Buch *Erinnerungen, Träume, Gedanken* schrieb er: «Erst nach meiner Krankheit verstand ich, wie wichtig es ist, das eigene Schicksal zu bejahen.» Diese Periode kennzeichnete auch den Beginn seiner kreativsten Arbeit, wie es auch bei anderen Patienten der Fall war.

Einige erzählten mir, sie seien aus der Krankheit mit dem dringlichen Gefühl einer persönlichen Bestimmung zurückgekehrt. Nachdem Alice Epstein während einer Meditation «überwältigende Liebe» erfahren hatte, war sie besessen von dem Gedanken, sie sei gerettet worden, um eine wichtige Aufgabe in der Welt zu übernehmen, und werde noch eine richtungweisende Botschaft über ihre Zukunft empfangen. Doch die Antwort, die sie suchte, erhielt sie nie. Statt dessen befand sie sich im Wartezustand, auf dem Gipfel eines Berges stehend, mit dem Herzen nach ihrem Pfad suchend, und arbeitete ehrenamtlich für die Audubon-Gesellschaft. Nachdem sie sich überlegt hatte, Heilerin zu werden, erkannte sie, daß sie am besten durch ihr Beispiel Heilung bringen konnte, nicht durch Intervention: Es sei für ihre eigene Gesundheit wichtig gewesen, ihr extremes Einfühlungsvermögen in andere einzuschränken. Am Schluß ihres Buches begann sie gerade, nach einer «lohnenden Perspektive» für den Rest ihres Lebens zu suchen.

Jay Simoneaux wurde tatsächlich eine Zeitlang Heiler. «Ich beriet Krebskranke, Aids-Patienten. Ich konnte andere dazu bewegen, ihren eigenen Prozeß zu beginnen, zu visualisieren und ihren inneren Bildern dorthin zu folgen, wohin sie führen. Doch ich sah ein, daß es meine Kräfte überstieg, mich jedermanns Problemen anzunehmen, Menschen so nahezukommen und sie dann manchmal sterben zu sehen. Ich spürte, daß ich allmählich dichtmachte.»

Statt dessen begann Jay in der Schreinerwerkstatt eines Freundes zu arbeiten. Schon bald stellte er fest, daß er sich jeden Tag darauf freute, zur Arbeit zu gehen. «Das Problem für mich war, nach all den Jahren, in denen ich mich mit dem Bewußtsein und der flüchtigen Natur von Realität beschäftigt hatte, die greifbare Welt tatsächlich zu meistern und mir fachliches Können anzueignen. Wenn ich heute zufällig kranken Menschen begegne, arbeite ich zwar auch mit ihnen, doch ich treibe mich hauptsächlich erst mal im Baugewerbe herum.»

Allein die Entdeckung des eigenen authentischen Seins wirkte sich auf die Umgebung vieler Reisender unmittelbar aus, zuweilen wurde sogar gesellschaftlicher Wandel angeregt. Vielleicht hat der verletzte Mensch einen Teil der kollektiven Pathologie gewissermaßen in sich aufgenommen. Sein Heilungsprozeß wiederum kann sich über sein individuelles Dasein hinaus auf eine größere Gemeinschaft ausweiten. Arnold Mindell stellt in seinem Buch die Überlegung an, daß Krankheit eine Bresche schlagen könne, durch die unerwartete Botschaften an die Gesellschaft im ganzen übermittelt werden können:

«Der Kranke muß wissen, daß die Umformung seiner selbst ihn unweigerlich an verinnerlichte kulturelle Grenzen stoßen läßt. Wenn diese Transformation gelingen soll, muß er den Status quo seiner Umwelt ebenfalls stören. Der Mensch muß inmitten seines Individuationsprozesses wissen, daß wahrscheinlich eine neue Art von Schmerz auftreten wird, wenn seine Symptome verschwinden: der Konflikt mit der Geschichte der Welt, deren Bestandteil er einmal war.»

Kranke, die zurückkehren, haben mitunter das Gefühl, sie hätten Gaben mitgebracht, aber vielleicht erkennen sie auch, daß sie den

Status quo empfindlich beeinträchtigen. Sie entdecken oft, daß sie nicht einfach zur Tagesordnung übergehen können, denn sie haben sich zu sehr verändert. Sie richten sich weniger nach der Zustimmung von außen, sondern nach inneren Signalen. Als Scrooge von seiner Heilungsreise zurückkehrt, «lachten manche Leute, als sie diese Veränderung an ihm wahrnahmen, aber er ließ sie lachen und kehrte sich nicht daran; denn er war klug genug, um zu wissen, daß auf diesem Erdball niemals etwas Gutes geschehen ist, ohne daß nicht gewisse Leute zu Anfang darüber gelacht hätten.»

Den Weg der Heilung gehen

Was all jenen, die sich auf den Weg der Heilung begeben hatten, blieb, war die Suche nach einem Sinn. In gewisser Weise bedeutet Sinn bereits Heilung. Am Ende der Reise nahm der Zauberer Krähenschreck den Kopf ab und ersetzte das Stroh durch eine Mischung aus Mehl, Nägeln und Nadeln («das beweist, daß er jetzt einen scharfen Verstand hat», folgerte der Löwe). Der Zauberer nimmt eine Blechschere zur Hand, schneidet ein kleines, viereckiges Loch in die Brust des Blech-Holzfällers und setzt ihm ein «hübsches Herz ein, das ganz aus Seide genäht und mit Sägemehl ausgestopft ist». Der Ängstliche Löwe bekommt aus einer eckigen grünen Flasche ein Elixier, das ihm Mut verleihen soll. Der Zauberer verabreicht starke Metaphern als Medizin. Wie in einem schamanischen Initiationsritual wird das zerstückelte Selbst in einer symbolischen «Operation» wiederhergestellt, die darauf abzielt, die Transformation des Bewußtseins zu beenden. In den Initiationsvisionen der Dajak-Schamanen auf Borneo wird ihnen das Gehirn gereinigt und wieder in den Kopf eingesetzt, damit sie in der Lage sind, Einsicht in Heilungsvorgänge zu bekommen. Man streut ihnen Goldstaub in die Augen, der ihnen die Kraft verleihen soll, Seelen zu erkennen, die abwandern könnten. Das Herz wird mit Pfeilen durchbohrt, um die Fähigkeit des Mitgefühls mit Kranken und Leidenden zu erhöhen.

Der Blech-Holzfäller berichtet Dorothy, daß sein neues Herz ein «freundlicheres und zärtlicheres Herz war als das, was er besessen hatte, als er noch aus Fleisch und Blut bestand». Doch worin liegt der eigentliche Sinn dieses merkwürdigen Ersatzes natürlicher Körperteile durch heilige Totems? Vielleicht wird damit zugleich symbolisiert, daß der Körper nun die Kunstprodukte des Geistes in sich birgt, daß das Fleisch in die Seelenarbeit verstrickt worden ist. Ganz unbemerkt ist das automatische Leben zum Stillstand gekommen. Auf der Reise zurück in die Vitalität hat eine permanente Veränderung der Körper-Geist-Einheit stattgefunden, die nicht mehr rückgängig gemacht werden kann.

Alle, die mir ihre Geschichte erzählten, mußten diese Reise, so schrecklich sie auch gewesen sein mochte, einfach würdigen. Keiner wollte so leichtfertig sein zu behaupten, daß er sie nicht um nahezu jeden Preis hätte vermeiden wollen. Doch alle wollten auch auf keinen Fall die hart erkämpfte Wegstrecke vergessen, die sie zurückgelegt hatten. Alle versicherten mir, daß sie nicht so wären wie jetzt, wenn sie diesen Weg nicht gegangen wären. Im *Zauberer von Oz* erschrickt Dorothy, als sie erkennt, daß sie die ganze Zeit schon die Macht hatte, nach Kansas zurückzukehren, wenn sie nur die Hacken zusammengeschlagen hätte. Doch ihre Wegbegleiter – Symbole für Geist, Herz, Körper – wenden ein, daß sie dann nie ihre Stärken entdeckt hätten:

> «Aber dann hätte ich nie meinen wunderbaren Verstand bekommen!» rief Krähenschreck entsetzt. «Ich hätte vielleicht mein ganzes Leben im Kornfeld verbringen müssen.»
> «Und ich hätte mein gutes Herz nicht», sagte der Blech-Holzfäller. «Vielleicht stünde ich immer noch im Wald und rostete bis ans Ende aller Tage vor mich hin.»
> «Und ich wäre für immer ein Feigling geblieben», erklärte der Löwe, «und kein Tier im Wald hätte ein gutes Wort für mich gehabt.»

Die Entstehung eines Ganzen aus der Zerstörung ist kein Geheimnis der Natur, selbst in der unbeseelten Welt. Auch leblose kristalline Strukturen brechen zuweilen auseinander, wenn eine zu hohe Energie durch sie hindurchströmt, um dann wieder zusammenzukommen. Der belgische Physiker Ilya Prigogine erhielt den Nobelpreis für seine Entdeckung, daß dann, wenn Kristalle erhöhter Energie ausgesetzt sind und sich in einen scheinbaren Wirrwarr chaotischer Elemente auflösen, eine neue Struktur entsteht – fast wie Phönix aus der Asche –, eine Struktur, die sich den größeren Energiefluß zunutze machen kann, der sie beinahe zerstört hätte. Marilyn Ferguson beschreibt diese Wiedergeburt mit Worten, die an den Heilungsprozeß selbst erinnern: «Die Elemente des alten Musters kommen auf neue Weise miteinander in Berührung und stellen neue Verbindungen her. Die Teile bilden zusammen ein neues Ganzes. Das System entweicht in eine höhere Ordnung.»

Menschen, die den starken Energien von Krankheit und Heilung ausgesetzt waren, die Qualen der Zerstörung und der Neubildung erlitten haben, erwecken zuweilen auch den Eindruck, «in eine höhere Ordnung entwichen» zu sein. Doch sie sind nicht etwa in ätherisches Licht getaucht, sondern kamen auf einen festen Boden des Seins, der «höhere Authentizität» besitzt, wie es Alice Epstein ausdrückt. Ein solcher Ort hat nicht viel übrig für schnelle Antworten oder für Visionen von einem Leben ohne Mehrdeutigkeit. In der Zeit nach ihrer Heilung schreibt Alice: «Statt Menschen in gute und böse einzuteilen, hatte ich gelernt, daß in jedem von uns beides liegt.»

Mark Pelgrin erzählte, seine Frau habe einen letzten Traum geträumt, kurz bevor ihre Reise durch das Leben zu Ende war: Sie saß auf einer kleinen Insel im weiten Meer neben einem dunkelhäutigen Mann, der Fasern miteinander verflocht. Der Mann wandte sich ihr zu und sagte eindringlich: «Das Dunkle und das Helle muß miteinander verflochten werden.» Oliver Sacks, der «helle Freude» und «die Fröhlichkeit und Unschuld eines Neugeborenen» erlebte, als er genas, war entsetzt, «nach den erhabenen, lyrischen Gefühlen, zu denen ich mich bekannte . . ., plötzliche Anwandlungen von Verdrießlichkeit zu spüren». Auch Sacks gelangte zu der Einsicht, daß Ganzheit ein Geflecht aus dunkel und hell ist: «Wie kann ich denn behaupten, daß meine Güte und meine erhabenen Gefühle mein ‹wahres Ich› ausmachen, und mein Groll und meine Boshaftigkeit nur ‹Krankheit› sind?»

Mitten im Chaos ausgesprochen störender Erfahrungen werden paradoxe Wahrheiten zu Geboten. An der Stelle, an der alles auseinanderfällt, kann ein größeres Zentrum liegen. Im Kampf gegen Krankheit, Unfähigkeit, sogar gegen den Tod erfordern grundlegende Existenzfragen plötzlich eine persönliche Lösung. Hier müssen die Gesetze gewöhnlicher Logik außer Kraft gesetzt werden: Die häßlichste Gestalt, die wir uns vorstellen können, kann einen goldenen Schlüssel im Maul tragen. Die Frucht, die auf den Boden fällt, kann eine noch reichhaltigere Ernte heranreifen lassen.

Jeder von uns ist unweigerlich an einer Wegkreuzung im Leben dazu aufgerufen, die elementarste aller Aufgaben zu erfüllen: die eigene Stärke zum Ausdruck zu bringen. Vielleicht ist das große Wissen, das Reisende aus den Drachenreichen der Krankheit mitbringen, die Erkenntnis, daß die Arbeit an der Ganzheit gerade erst begonnen hat. Ich bete für mich, für alle, die den Weg der Heilung beschreiten müssen, sie mögen den Willen und die Bereitschaft mitbringen, stets den nächsten Schritt zu tun.

Epilog: Neu geboren

Wähle das Leben statt jener Prismen ohne
Tiefe, auch wenn ihre Farben reiner sind,
Statt dieser immer verborgenen Stunde, statt
der schrecklichen Träger kalter Flammen ...
Wähle dieses Herz mit seinem Sicherheitsvorteil ...
Seinen Narben von Fluchten, Wähle ...
Das Leben im Hier und nur im Hier ...

André Breton

Sieben Jahre sind vergangen, seit ich zum zweiten Mal auf die Welt kam; beinahe als Totgeburt, denn es gab Dinge, die eine Zeitlang in mir abgestorben schienen – Funken der Freude, die Fähigkeit zu lieben, die Motilität der Vorstellung.

Aber das Leben nimmt unnachgiebig und unsentimental die Verfolgung auf. Es bringt seine ureigensten Themen ins Gespräch. Es dringt ins Herz – mal zart, mal so deutlich und gleißend hell, daß es Schatten und Perspektiven gleichermaßen verschluckt. Die stille, kleine Stimme, wie mein Bibellehrer sie zu nennen pflegte – als ob Gott jetzt nur noch den Heimchenschrei des Gewissens zustande brächte, nicht das kräftige Gebrüll eines Löwen. Als wäre die ursprüngliche, zerklüftete Landschaft der Seele für Sonntagsfahrer sorgfältig gepflastert worden. Als wären die Ahnen leichtgläubige, zitternde Kinder gewesen, ihr Reich aus Visionen zu Ruinen verfallen und im Sande versunken, ihre Welt der Wunder und Schrecken niedergerissen, mit einem Etikett versehen und in den Kellergewölben eines Museums verstaut worden.

Als spielten Träume keine Rolle.

In *Perceval oder die Geschichte vom Gral*, dem letzten Artusroman Chrétien de Troyes' aus dem 12. Jahrhundert, macht sich der fahrende Ritter Perceval auf die Suche nach der wertvollsten Reliquie des Christentums, dem Heiligen Gral. Eines Tages, als bei Sonnenuntergang noch kein Quartier in Sicht ist, trifft er einen Fischer, der ihn zu einer Burg führt, in der man ihn wohl aufnehmen würde.

Als er die Burg erreicht, ist Perceval überrascht, denselben Fischer im Gewand eines Königs anzutreffen, müßig vor einem großen, warmen Kamin ruhend. Obwohl der Fischerkönig eine schreckliche Wunde am Oberschenkel hat, die ihm nicht erlaubt, sich zu erheben, erweist er sich als großzügiger Gastgeber und schenkt Perceval ein Schwert in einer mit venetianischer Goldstickerei verzierten Scheide. Außerdem bietet er ihm bei einem üppigen Bankett den Platz neben sich an.

Während der junge Ritter an diesem Festmahl teilnimmt, geschieht vor seinen Augen ein Wunder nach dem anderen. Ein Knappe geht mit einer weißen Lanze an ihm vorüber, von deren Spitze Blut tropft. Ein Edelfräulein mit einem funkelnden Gral in der Hand taucht auf und verläßt den Raum mit atemberaubender Anmut.

Um nicht unhöflich zu sein, erkundigt sich Perceval beim Fischerkönig jedoch nicht nach diesen rätselhaften Erscheinungen und nimmt sich vor, am nächsten Morgen einen der Knappen danach zu fragen. Er wünscht dem König eine gute Nacht, stapft in sein Quartier und sinkt sofort in tiefen Schlaf. Doch als er aufwacht, findet Perceval die Burg verlassen vor. Er reitet über die Zugbrücke, um die Bewohner zu suchen, da er annimmt, sie seien in den Wald gegangen, um die königlichen Tierfallen und Netze zu versorgen, doch er findet niemanden. Als er sich umschaut, verschwindet die verlassene Burg in der Ferne.

Er reitet weiter in den Wald hinein und trifft auf ein junges Mädchen. Er beschreibt ihr atemlos die merkwürdigen Ereignisse der vergangenen Nacht. Die junge Frau, die Perceval ausfragt wie eine Analytikerin, die etwas über einen Traum erfahren will, sagt ihm, daß der Fischerkönig ihm gewiß eine große Ehre erwiesen habe, als er ihn an seine Seite bat. Als sie von der weißen, blutenden Lanze erfährt, will sie wissen, ob Perceval nach dem Grund gefragt habe.

«Ich habe kein Wort darüber verloren», erwidert er. Die Frau blickt nachdenklich, als Perceval ihr von dem Erscheinen des Grals erzählt. Sie bestätigt ihm, daß dies die echte, begehrte Reliquie gewesen sei. Als sie feststellt, daß er auch an dieser Stelle nicht nachgefragt hat, kann sie nicht länger an sich halten.

«Gott steh mir bei!» bricht es aus ihr heraus. «So höre nun, daß du schlecht gehandelt hast!»

Sie erklärt dem verblüfften jungen Mann, er hätte den leidenden König geheilt, wenn er ihn nur gefragt hätte, *wem* der Gral diene und *warum* die Lanze blute. Dann wäre der Fischerkönig gesund geworden und hätte seine Gliedmaßen wieder gebrauchen können, um über sein Land zu herrschen, und viel Gutes wäre von ihm gekommen. Doch weil Perceval es an der erforderlichen Neugier hatte fehlen lassen, müßten nun der Fischerkönig und das Land verdorrt und unfruchtbar bleiben.

Die Nacht, die Perceval in der Burg verbrachte, könnte man als einen «großen Traum» betrachten, als eine Reise durch die Anderwelt. Der Fischerkönig ist Fährmann der Seele, ein verletzter Heiler, der die Wasser der Psyche befährt, um in ihren fruchtbaren Tiefen Nahrung zu finden. Percevals Versäumnis ist klar: Er ergreift nicht die Initiative, er befragt nicht seine Psyche, als sie sich in aller Pracht vor ihm ausbreitet. Bei einem heiligen Festmahl, als er die Bedeutung der Verletzung und die ihrer Heilung erfahren könnte, stellt er nicht eine einzige eindringliche Frage. Perceval, der tapfere Rittersmann, der sich nie gedrückt hat, wenn es um die Rettung einer Edelfrau oder den Kampf mit einem Drachen ging, versagt, als er sich unmittelbar mit seinem Innenleben auseinandersetzen soll.

Das Muster ist nur allzu vertraut. Ich glaube, daß ich ins Krankenhaus ging, um den Fragen aus dem Weg zu gehen, die meine Träume mir gestellt hatten. Ich bin inzwischen zu der Überzeugung gelangt, daß es ohne einen Prozeß innerer Befragung schwierig, wenn nicht sogar unmöglich ist, den Gral der inneren Ganzheit zu finden. Ohne nach der Quelle unserer immer noch blutenden Wunden zu suchen, ohne dem uns eigenen reinsten Licht zu dienen, können wir nicht an unserer Bestimmung teilhaben, und unsere Felder im tiefsten Innern bleiben unbestellt.

So anschaulich die verblüffende Kraft der visionären Welt auch in Erzählungen wie der von Perceval dargestellt wird – wie übrigens in allen Geschichten über Initiation –, sind sie gleichwohl nicht unbedingt das Kernstück des Heilungspfades. Auch in Kulturen, in denen

Visionen respektiert werden, muß es immer noch jemanden geben, der den Kaffee aufsetzt, wie es ein befreundeter Anthropologe kürzlich ausdrückte. Der Schamane sei häufig ein Lehrling, ein Bauer oder Jäger, nicht einer, der ständig mit dem Kopf an die Wolken stoße.

Perceval macht seinen Fehler später wieder gut, nicht etwa durch ausgezeichnete Leistungen, sondern durch ein Leben in Demut und Gebet, in den Niederungen hochgeistiger Tätigkeit. Auch ich habe feststellen müssen, daß Heilung Knochenarbeit ist, die mehr mit weltlichen Dingen als mit Charisma zu tun hat, eher mit dem manchmal nervtötenden steten Tropfen auf einen Stein als mit der großartigen Befreiung des Schwertes Excalibur. Ich versuche mich stets daran zu erinnern, daß es nichts gibt, was nicht zum Weg der Heilung gehört. Tägliches Körpertraining, keine Kraftakte, Beständigkeit, nicht Krise. Die Aufgabe, Ganzheit zu erlangen, sagen die Buddhisten, ist eine Sache langer, schwerer Mühen, um eine entsprechende qualitative Veränderung zu erzielen – Handarbeit, die eine merkwürdige Alchimie bewirken kann. Vor kurzem las ich in einem jener Bücher, die gelegentlich der Inspiration dienen können: «Den Geist eines Menschen kann man vielleicht mit einem Garten vergleichen. Wenn man nichts aussät, was Nutzen bringt, dann wächst dort eine Unmenge unnützen Unkrauts, das nur seinesgleichen hervorbringen wird.» Ich brauche diese schlichten, unfehlbaren Wahrheiten, diese Lesebücher für Abc-Schützen des spirituellen Lebens.

In der Zwischenzeit bin ich nach außen hin langsamer geworden. In den sieben Jahren nach meiner Operation habe ich ein Leben gelebt, das früher undenkbar für mich gewesen wäre. Ich stelle morgens das Telefon ab, lasse nur selten das Frühstück ausfallen, verpasse bisweilen den Redaktionsschluß oder lege sogar die Arbeit nieder, wenn sie beginnt, mir zuviel zu nehmen oder mich von denen, die ich liebe, zu weit zu entfernen. Ich will immer noch viel erreichen, doch mein früherer Ehrgeiz kommt mir vor, als wäre ich im Rampenlicht auf der Stelle getreten. Meine Karriere, früher einer meiner Fixsterne, scheint mir jetzt nicht mehr wichtig. «Wohin du auch gehst, da bist du.» Wohin glaubte ich denn zu gehen?

Vor kurzem war ich zu einer kleinen Party zu Ehren einer berühmten Schauspielerin eingeladen. Ich war selbst überrascht, als ich absagte: Worüber um alles in der Welt, dachte ich, sollte ich mit ihr reden? Und in meinen inzwischen nur noch selten auftretenden Träumen werden mir Bestätigungen zuteil wie jene Signale, die Radioteleskope gelegentlich von fernen Pulsaren empfangen:

> *Der Bluessänger Muddy Waters hat mir eine Mundharmonika geschenkt, die genauso ist wie seine, doch sie benötigt eine winzige Batterie, damit man den vollen Klang erzielt.*
> *Ich habe die kleinste Villa in einem Villenviertel, doch man sagt mir: «Die Inneneinrichtung ist das, was zählt.»*
> *Ich habe von meinem Großvater «die zweitbeste Gitarre der Welt» geerbt, und langsam, zögernd noch, bringe ich mir das Gitarrenspiel bei.*

Die Träume spiegeln eine Unterhaltung wider, die ich einmal mit einem Lehrer koreanischer Kampfkunst geführt habe. Nachdem er mich im Bruchteil einer Sekunde eingeschätzt hatte, sagte er kurz: «Sie gehören zu den Menschen, die immer an erster Stelle stehen müssen.» Ich lächelte, denn ich hielt seine Feststellung für ein Kompliment. «Nein!» schimpfte er fast. «Wenn Sie nicht wieder krank werden wollen, sollten Sie lieber lernen, an zweiter Stelle zu stehen!»

Zugegebenermaßen versetzte mir der zweite Platz natürlich einen Stich. Während meiner sich über Jahre hinziehenden Heilungsreise hat ein langjähriger Freund und Mitarbeiter drei akademische Auszeichnungen erhalten. Andere Kollegen haben wichtige Bücher geschrieben, erfolgreiche Zeitschriften herausgegeben. Erstaunlich viele Bekannte aus meiner Medienzeit haben die nationale Auszeichnung erhalten, die für mich immer das höchste der Gefühle bedeutet hatte. Wenn ich früher ihre Namen gedruckt gesehen hätte, wäre ich vor Neid schier geplatzt, aber diese Empfindungen sind heute merkwürdig abgestumpft, wenn nicht gar völlig verschwunden. C. G. Jung hat einmal gesagt, daß er nur dann echte Erlebnisse hatte, wenn «die unzerstörbare Welt in diese Übergangswelt einbrach». Auf eine Art und Weise, die ich nicht zu beherrschen vermag, geht es mir ebenso.

Diese Einstellung hat ihren Preis. Für empfindlich lange Zeitspannen gehörte ich zu den Neuen Armen dieser Gesellschaft. Doch auch dafür gab es einen Ausgleich. Einige Jahre lebte ich bei Freunden, die mir ein Zimmer mit Blick auf die Berge zur Verfügung stellten. Die Miete war nicht hoch, und ich hatte den zusätzlichen Vorteil einer jederzeit verfügbaren, heiteren Unterhaltung, wenn mir die Decke auf den Kopf fallen wollte. Ich hatte kein Auto und ging täglich mehrere Kilometer zu Fuß, atmete einigermaßen saubere Luft und begegnete Nachbarn. Ich kann mir auch heute noch nicht viele Ferngespräche leisten, daher sind meine Beziehungen vor allem auf den Wohnort beschränkt, von Haus zu Haus.

Ich glaube, mein Chirurg hatte unrecht, als er sagte, meine Krankheit sei kein spirituelles Problem. Doch auch ich war im Unrecht, als ich annahm, mein Weg der Heilung wäre mit einer Operation zu Ende oder er wäre geebnet worden, wenn ein Wunder statt der Medizin mich vom Krebs geheilt hätte.

Ich stehe gelegentlich noch in Verbindung mit denen, die mir auf meiner Reise begegneten. Einige sind inzwischen gestorben, bei anderen trat die Krankheit erneut auf. Wie auch immer die Behandlung oder Nichtbehandlung aussehen mag, die Dauer einer Remission ist nicht vorhersehbar, sie kann fünf Jahre, zehn Jahre oder ein Leben lang anhalten. Was mich betrifft, so stellte sich mein Gral als Trickbecher heraus – ein Tröpfelglas, das sich wie durch ein Wunder immer wieder füllt, zum Teil mit Hilfe einer Arznei, die man jederzeit nachkaufen kann. Der Zeitpunkt, an dem ich täglich meine Tablette nehme, ist ein privates Autodafé, ein Akt, der besagt, daß ich mit allem, was ich habe, leben kann, und für das, was ich nicht habe, lohnt es sich nicht zu leben. Glaube besteht letzten Endes auch darin, das zu essen, was auf dem Teller liegt; er ist nur unsere ungeschickte menschliche Bereitschaft, die Unausweichlichkeit von Veränderung und Jahreszeiten zu akzeptieren. Glaube ist eine alltägliche Erscheinung. Manchmal klingt er wie ein eiserner Gong, der Kompromisse umstößt, die Nachbarschaft aufweckt und uns auffordert mitzukommen, ohne uns richtig zu verabschieden, ohne Vorbereitung und nur mit blindem, grundlosem Vertrauen. Dann wieder ist er wie ein kleiner Zweig, dessen Kratzen wir beim Einschlafen am Fenster zu hören glauben. Es ist der Augenblick, den Yeats wie folgt beschreibt: «Man hebt ein Stück Papier hoch und entdeckt sowohl die menschlichen Eingeweide als auch die Sterne am Himmel.»

Ich bin mir sicher, daß jeder von uns an den Punkt gelangt, an dem er auf das trifft, wovor er sich am meisten fürchtet. Dann, so heißt es in einem römischen Sprichwort, *Fata volentem ducunt, trahunt nolentem* («Die Geschicke führen alle, die guten Willens sind; jene, die nicht wollen, schleifen sie mit sich»). Daher versuche ich, die höhere Form der Treue zu üben, den Gehorsam gegenüber dem Bewußtsein. Ich habe mir den Rat eines brasilianischen Freundes zu Herzen genommen, der mir sagte: «Das einzige, was du tun mußt, ist, dein Leben von innen nach außen zu leben – überlaß den Papierkram dem Universum.»

Und wirklich, inzwischen haben sich unerwartete Möglichkeiten ergeben. Im letzten Jahr bat man mich, eine Rundfunksendung zum Thema Umwelt zu schreiben, von der die Produzenten mit einiger Übertreibung behaupteten, sie werde etwa eine Milliarde Zuhörer haben. Die Show war, wie alle Shows, flüchtig; sie kam und ging. Doch ich war froh, daß wir beschlossen hatten, die Botschaft von Kindern übermitteln zu lassen: Ich schrieb in ihren Worten, zum Herzschlag meines eigenen kindlichen Gemüts.

Am Tag nach meiner Operation schrieb Susan mir, sie habe geträumt, daß ich mich einer größeren Herzoperation unterzogen hätte. Meine Chirurgen hätten ein stark klopfendes Organ herausgenommen, ihm «etwas Schwarzes» entnommen und es wieder eingesetzt. Dabei hätten sie gesagt: «Das ist ein gutes Herz.» Ich ertappe mich bei der Hoffnung, sie möge recht haben, denn eine bessere Heilung kann es nicht geben. Wenn ich die kristallklaren Traumreiche vermisse, die mich gefesselt hatten, denke ich an die Warnung des Apostels Paulus, den schillernden Seifenblasen der anderen Welt nicht zu sehr zu trauen: «Wenn ich mit der Zungenfertigkeit von Mensch und Engel spreche, aber keine Liebe in mir habe, bin ich nicht mehr als ein scheppernder Blechbläser oder eine schmetternde Zimbel. Wenn ich die Gabe habe, in die Zukunft zu sehen, ... aber keine Liebe in mir trage, wird überhaupt nichts aus mir ... Denn die Liebe ist das eine, was immer noch besteht, wenn alles andere gefallen ist.»

Susan jedoch – das war einmal. Ich lese die Briefe, die sie mir nach Boston geschrieben hat, immer wieder und erkenne plötzlich die Einsamkeit zwischen den Zeilen, in denen sie mir Anekdoten und aufmunternde Worte zukommen ließ, und ein Verlangen, daß letztendlich so sehr mein eigenes ist, daß ich zuweilen versucht bin, sie zurückzuschicken und selbst zu unterschreiben. Doch die Regeln sind klar: Keine Post an die Vergangenheit.

Sie unterrichtet wieder an einer Schule. Wenn wir uns zum Mittagessen treffen, erzählt sie mir von Dante und Derrida, ein ernstes, leichtes Strahlen in den Augen. Sie trägt eine Mönchskutte, sammelt Bilder mit dem Verkündigungsthema und liest gelegentlich öffentlich aus ironischen Gedichten über schlimme Freunde. «Du Trottel», schrieb sie vor einiger Zeit auf einer Karte. «Ich wußte immer, daß es endlos dauern würde, dich von der Realität der Liebe zu überzeugen.»

Meine Tochter Leah faßte es freundlicher in ein Gedicht, das ich mir über den Schreibtisch hängen sollte: «Wenn du keine Liebe im Leben hast, dann wird die Stille des Lebens erschallen.» Doch in der Stille kann ich hören: Ich hatte die Liebe mehr benutzt als gegeben, noch ein Gral, der immer schwieriger zu packen war, je näher er kam.

Als ich mit dem Psychiater R. D. Laing ein paar Jahre vor seinem Tod in London sprach, hatte er bereits, wie er mir sagte, die schwere Last des Nachdenkens über die Liebe erledigt.

«Jeder von uns ist für jeden anders», hatte er mir damals gesagt. «Das müssen wir als erstes einsehen. Doch nicht alles ist Staub und Asche. Das Paradoxe ist, daß wir echte Gemeinschaft entdecken, wenn wir vollkommen auf Gemeinsamkeiten verzichten. Wenn man das natürlich auf eine Romanze anwendet, werfen die meisten Menschen das Handtuch.»

Einstweilen habe ich es geworfen. Da ich im Augenblick keine Romanze erlebe, habe ich versucht, gewissenhafter an Freundschaften zu arbeiten. Ich habe ein paar alte wiederaufleben lassen, ein paar neue aufgebaut. Früher waren meine Freundschaften eher funktional, auf die Arbeit bezogen, spröde und gingen daher leicht zu Bruch. Heute ziehe ich es vor, mit meinen Freunden zusammenzusein und Dinge zu tun, die in keiner Weise das Bruttosozialprodukt oder den weltweiten Informationsfluß steigern oder die nun unbedingt meinen Quotienten existentieller Einsamkeit verringern.

Ich stelle fest, daß ich weniger von anderen verlange. Ich erwarte mehr von mir selbst, vermute ich. Ich versuche daran zu denken, was ich tun kann, um die Menschen zu unterstützen, die mir nahestehen, statt sie zu bitten, mich auf ihren Schultern zu tragen, um ihnen dann die Aussicht zu beschreiben. Es ist ein sorgfältiger, handwerklicher Prozeß, diese Herstellung von Beziehungen, erbaut aus winzigen Steinen der Großzügigkeit und Einschränkung.

Ich bemühe mich vor allen darum, mich mit Urteilen zurückzuhalten, obwohl es schwerfällt, gerade diese Gewohnheit abzulegen. Ich bin von Natur aus Redakteur. Ich bin stolz auf mein Gespür für die feinen Unterschiede. Doch ich weiß auch, daß Urteil sich auf Urteil häuft wie winzige Meerestierchen, die ein Korallenriff bilden, bis eines Tages ein verknöcherter Hügel im Meer auftaucht – die Insel, die niemand wird, weil er nicht weise genug ist, wie John Donne vom Krankenbett aus sagte. Ich versuche, den Menschen ihre sogenannten Unzulänglichkeiten zu lassen, weil ich erkannt habe, daß dies Irrwege zu ihrem eigenen lebendigen Mysterium sein können.

Das tue ich nicht etwa, weil ich ein so netter Kerl bin: Ich tue es für meine Gesundheit. Ich weiß, daß ich die Gleichung, vor der ich stand – Verändere dich oder stirb –, immer noch zu lösen habe. Es gibt einen Teil in mir, der sein Recht, auch das zu sagen, was ich nicht unbedingt hören will, bis auf den Tod verteidigen wird. Ich habe den Auftrag, so ehrlich zu sein, wie es mir eben möglich ist – ganz gleich, wie stark sich das auf meine Beziehungen, meine Finanzen oder meinen Seelenfrieden auswirken mag – und zu wissen, daß ein Zuwenig tödlich sein kann. Neben Leahs Gedicht habe ich W. H. Audens scharfsinnige Beobachtung gehängt:

Wir wären lieber ruiniert als verändert;
Wir würden lieber sterben vor Angst,
Als zum Kreuz des Augenblicks emporzusteigen
Und unsere Illusionen sterben zu lassen.

Die Erfahrungen, die mir in den letzten Jahren zuteil wurden, haben mein Leben fein säuberlich in zwei Hälften zerlegt – wie einen Apfel, der der Länge nach zerteilt wird. Gestern noch war ich jung und segelte vor dem Wind meiner Zwanziger. Heute kenne ich die hölzernen, eher erdgebundenen Klänge des Alters, der Zeit, die Macht der Grenzen. Ich nehme endgültige Gestalt an: Ich habe eine neue weiße Stirnlocke, das traditionelle Aushängeschild eines Mannes, der hie und da im Leben zu Tode erschrocken war.

Literaturverzeichnis

Achterberg, Jeanne: *Gedanken heilen.* Reinbek: Rowohlt, 1990.
–: *Die Frau als Heilerin.* München: Goldmann, 1994.
Achterberg, J./Lawlis, G. F.: *Imagery and Disease: A Diagnostic Tool.* Champaign, Ill.: Institute for Personality and Ability Testing, 1985.
–: *Bridges of the Bodymind.* Champaign, Ill.: Institute of Personality and Ability Testing, 1980.
Baum, L. Frank: *Der Zauberer von Oz.* Würzburg: Arena, 1994.
Bettelheim, Bruno: *Die Symbolischen Wunden.* Frankfurt a. M.: Fischer, ²1990.
Birnbaum, Raoul: *Der Heilende Buddha.* München: Goldmann, 1990.
Borysenko, Joan: *Feuer in der Seele.* Freiburg: Hermann Bauer, 1995.
–: *Gesundheit ist lernbar.* München: Knaur, 1991.
–: *Ich bin, wie ich bin.* Bern/München/Wien: Scherz, 1992.
Bradshaw, John: *Wenn Scham krank macht.* München: Knaur, 1993.
Bryant, Barry: *Cancer and Consciousness.* Boston: Sigo Press, 1990.
Campbell, Joseph: *Der Heros in tausend Gestalten.* Frankfurt a. M.: Suhrkamp, 1978.
Chopa, Dr. Deepak: *Die unendliche Kraft in uns.* München: BLV, 1992.
Clifford, Terry: *Tibetische Heilkunst.* Berlin: Ullstein, 1990.
Cousins, Norman: *Head First: The Biology of Hope.* New York: E. P. Dutton, 1989.
De la Pena, Augustin M.: *The Psychobiology of Cancer: Automatization and Boredom in Health and Disease.* New York: Praeger Press, 1983.
Dhonden, Dr. Yeshi: *Health Through Balance: An Introduction to Tibetan Medicine.* New York: Snow Lion Publications, 1986.
Dickens, Charles: «Ein Weihnachtslied in Prosa» in: *Weihnachtserzählungen.* Zürich: Winkler, ⁶1989.
Doore, Gary, ed. and comp.: *Shaman's Path: Healing, Personal Growth and Empowerment.* Boston: Shambhala Publications, 1988.

Dossey, Larry: *Wahre Gesundheit finden.* München: Knaur, 1991.

Eliade, Mircea: *Das Mysterium der Wiedergeburt.* Frankfurt a. M.: Insel, 1988.

Epstein, Alice Hopper: *Alice – Mein Sieg über den Krebs.* München: Knaur, 1992.

Ferguson, Marilyn: *Die Sanfte Verschwörung.* Basel: Sphinx, 1982.

Foss, Laurence/Rothenberg, Kenneth: *The Second Medical Revolution: From Biomedicine to Infomedicine.* Boston: Shambhala Publications, 1987.

Foucault, Michel: *Die Geburt der Klinik. Eine Archäologie des ärztlichen Blicks.* Frankfurt a. M.: Fischer, [3]1993.

–: *Wahnsinn und Gesellschaft.* Frankfurt a. M.: Suhrkamp, 1973.

Frank, Arthur W.: *Mit dem Willen des Körpers.* Hamburg: Hoffmann und Campe, 1991.

von Franz, Marie-Louise: *Traum und Tod.* München: Knaur, 1990.

Freud, Sigmund: *Die Traumdeutung.* Frankfurt a. M.: Fischer, 1991.

Grossinger, Richard: *Wege des Heilens.* München: Kösel, 1982.

Halifax, Joan: *Die andere Wirklichkeit der Schamanen.* Bern/München/Wien: O. W. Barth, 1984.

–: *Schamanen. Zauberer, Medizinmänner, Heiler.* Frankfurt a. M.: Insel, 1983.

Harner, Michael: *Der Weg des Schamanen.* Genf/München: Ariston, 1994.

Hillman, James: *Die Heilung erfinden.* Zürich: Schweizer Spiegel, 1986.

Hirshberg, Caryle/O'Regan, Brendan: *Spontaneous Remission: An Annotated Bibliography.* Sausalito: Institute of Noetic Sciences, 1993.

Illich, Ivan: *Die Nemesis der Medizin.* Reinbck: Rowohlt, 1981.

James, William: *Die Vielfalt religiöser Erfahrung.* Solothurn/Düsseldorf: Walter, 1979.

Jung, C. G.: *Erinnerungen, Träume, Gedanken.* Aufgez. u. hrsg. v. Jaffé, Aniela. Solothurn/Düsseldorf: Walter, 1987.

–: *Antwort auf Hiob.* München: dtv, 1990.

–: *Traum und Traumdeutung.* München: dtv, 1990.

–: *Archetypen.* München: dtv, 1990.

–: *Wirklichkeit der Seele.* München: dtv, 1990.

Kabat-Zinn, Jon: *Gesund durch Meditation.* Bern/München/Wien: O. W. Barth, 1994.

–: *Stark aus eigener Kraft.* Bern/München/Wien: O. W. Barth, 1995.

Kalweit, Holger: *Die Welt der Schamanen.* Frankfurt a. M.: Fischer, 1988.

Kaptchuk, Ted J.: *Das große Buch der chinesischen Medizin*. Bern/ München/Wien: O. W. Barth, 1990.

Kee, Howard Clark: *Medicine, Miracle and Magic in New Testament Times*. Cambridge: Cambridge University Press, 1986.

Kreinheder, Albert: *Body and Soul: The Other Side of Illness*. Toronto: Inner City Books, 1991.

Krishna, Gopi: *Kundalini*. Bern/München/Wien: O. W. Barth, 1983.

Kübler-Ross, Elisabeth: *Über den Tod und das Leben danach*. Neuwied: Die Silberschnur, [10]1989.

Laing, R. D.: *Das geteilte Selbst*. Köln: Kiepenheuer & Witsch, 1994.

LeShan, Lawrence: *Psychotherapie gegen den Krebs*. Stuttgart: Klett-Cotta, [6]1993.

Levine, Stephen: *Sein lassen. Heilung im Leben und im Sterben*. Bielefeld: Bodewig und Kamphausen, 1992.

Locke, Steven/Colligan, Douglas: *The Healer Within: The New Medicine of Mind and Body*. New York: New American Library, 1986.

Locke, Steven E.: *Psychological and Behavioral Treatments for Disorders Associated with the Immune System: An Annotated Bibliography*. New York: Institute for the Advancement of Health, 1986.

Maslow, Abraham: *Psychologie des Seins*. Frankfurt a. M.: Fischer, [4]1992.

Miller, Alice: *Das Drama des begabten Kindes und die Suche nach dem wahren Selbst*. Frankfurt a. M.: Suhrkamp, 1994.

–: *Du sollst nicht merken. Variationen über das Paradies-Thema*. Frankfurt a. M.: Suhrkamp, 1981.

Murphy, Michael: *Der QuantenMensch. Ein Blick in die Entfaltung des menschlichen Potentials im 21. Jahrhundert*. Wessobrunn: Integral. Volkar-Magnum, 1994.

Ornstein, Robert/Sobel, David: *Gesundheit durch Lebensfreude*. München: Hugendubel, 1994.

Payer, Lynn: *Andere Länder, andere Leiden*. Frankfurt a. M.: Campus, 1993.

Ribi, Alfred: *Was tun mit unseren Komplexen?* München: Kösel, 1989.

Ring, Kenneth: *Den Tod erfahren – das Leben gewinnen*. Bern/München/Wien: Scherz, 1985.

Roud, Paul C.: *Diagnose: Unheilbar, Therapie: Weiterleben*. Stuttgart: Kreuz, 1992.

Sacks, Oliver W.: *Awakenings – Zeit des Erwachens*. Reinbek: Rowohlt, 1995.

–: *Der Tag, an dem mein Bein fortging*. Reinbek: Rowohlt, 1991.

Sanford, John A.: *Healing and Wholeness*. New York: Paulist Press, 1977.

Siegel, Bernie S.: *Liebe, Medizin und Wunder*. Düsseldorf: Econ, 1991.

–: *Mit der Seele heilen. Gesundheit durch inneren Dialog*. Düsseldorf: Econ, 1993.

Simonton, Carl. O./Matthews-Simonton, Stephanie/Creighton, James L.: *Wieder gesund werden*. Reinbek: Rowohlt, 1992.

Sontag, Susan: *Krankheit als Metapher*. Frankfurt a. M.: Fischer, 1993.

Talbot, Michael: *Das holographische Universum*. München: Knaur, 1994.

Trungpa, Chögyam: *Das Buch vom meditativen Leben*. Reinbek: Rowohlt, 1991.

Zweig, Connie/Abrams, Jeremiah: *Die Schattenseite der Seele*. Bern/München/Wien: Scherz, 1993.

Personen- und Sachregister